教育部人文社会科学研究青年基金项目（18YJC860012）

浙江理工大学人文社会科学著作出版资助（2019年度）

"互联网＋"时代的健康互助

——艾滋病患者的网络行为研究

胡雨濛　著

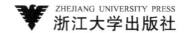

ZHEJIANG UNIVERSITY PRESS
浙江大学出版社

图书在版编目(CIP)数据

"互联网＋"时代的健康互助:艾滋病患者的网络行为研究 / 胡雨濛著. —杭州:浙江大学出版社,2020.12
ISBN 978-7-308-20448-4

Ⅰ.①互… Ⅱ.①胡… Ⅲ.①互联网络－应用－获得性免疫缺陷综合征－防治－研究 Ⅳ.①R512.91－39

中国版本图书馆 CIP 数据核字(2020)第 153217 号

"互联网＋"时代的健康互助——艾滋病患者的网络行为研究
胡雨濛　著

责任编辑	傅百荣
责任校对	严　莹
封面设计	周　灵
出版发行	浙江大学出版社
	(杭州市天目山路 148 号　邮政编码 310007)
	(网址:http://www.zjupress.com)
排　　版	杭州星云光电图文制作有限公司
印　　刷	广东虎彩云印刷有限公司绍兴分公司
开　　本	710mm×1000mm　1/16
印　　张	15.75
字　　数	283 千
版 印 次	2020 年 12 月第 1 版　2020 年 12 月第 1 次印刷
书　　号	ISBN 978-7-308-20448-4
定　　价	62.00 元

前　言

　　艾滋病是在一个充满政治和文化意味的生活世界中被谈论的。伴随各种权力的博弈，关于艾滋病的话语不断发生流变。科学话语、民族国家话语、稳定话语、现代性话语、公共话语等纷纷参与建构艾滋病相关的表述模式，奠定了变动不居的"话语规范"与"话语倾向"。

　　本书首先站在建构论的立场，对以政治话语、媒介话语和学术话语为代表的艾滋病主流话语进行实证的考古学研究，揭示意识形态、经济利益、文化习俗、社会结构等多种力量在艾滋病言说中的对峙与合谋。研究发现，早期的主流话语是充满偏见的，艾滋病被建构为资本主义的指示物，成为道德沦丧的代名词；随着时间的推移，至少在制度层面，主流话语走出了道德谴责的范式，以平等的视角、理性的态度和关爱的基调讨论艾滋病问题。

　　然而，在现实社会中，制度的善意迟迟无法得到日常化的表达。艾滋病依然是一种充满隐喻的特殊疾病；感染者仍然需要掩藏自己的病情，承担污名、遭受排斥。在传统语境下，艾滋群体作为"他者"，很少有"自我表述"的渠道。网络的出现改变了这一话语控制的图景，被边缘化的感染者得到了一定的话语生产与实践的赋权。本书通过对一个艾滋病虚拟社区"知艾家园"的网络民族志的探究，描述感染者群体的在线话语行为，研究他们如何在现有的文化脉络中进行身份联结，从而"同病相怜"并"休戚与共"。

　　Fairclough 规划了"文本—话语实践—社会实践"的三维话语分析模式，本书采用这一研究路径，对论坛中的私人话语/互动话语/公共话语进行讨论。虽然感染者参与论坛的初衷大多是基于个体境遇的表述和求助，并不都带有鲜明的抗争意图，但当他们展开病痛叙事、对话互助和身份认同时，就已经在改变原有的话语边界，构建符合自身利益的艾滋病话语体系了。

　　以病情表露和疾病叙事为代表的私人话语看似缺乏公共性，却具有里程碑意义，它表明了感染者在网络匿名和身体缺席的庇佑下，开始敢于在公共场合发出"另类声音"，坦率地描述病情和行为，表达忏悔与恐慌，并将患病体验融入日常生活中,反映他们与疾病以及不体面的身份抗争的过程。

互动话语彰显了在线互助的力量,弥补了感染者在现实社会中断裂的社会关系网络。由于同病相怜,群体之间能更好地完成信息交流、情感互通,得到友伴体验;他们还会因受助而对社区心存好感,转而回报其他求助者,使"利他行为"得以传递。不过,研究也揭示了此类在线互动的一个问题:泛滥的情感支持消解了论坛的专业性与成员的效能感。

公共话语方面,感染者在论坛中呈现了他们所感受到的多重压制力量:学理层面的入侵隐喻和污染隐喻,认知层面的工具污名和符号污名,行为层面的生理排斥和道德排斥。但他们没有束手就擒,而是努力营造出一个公共的、去道德的,甚至诗意的艾滋病话语体系。研究发现,一方面,感染者以"慢性病"框架、命定叙事、亚文化论辩等方式争夺话语边界;另一方面,他们着重刻画了未被疾病击垮的英雄形象,用文学创作的形式构造抗争空间。以至于,有时论坛还呈现出"公共领域"的潜力,感染者就公共问题展开言说,迈出了从关心私人健康到放眼公共健康的一步。

目　　录

第一章 绪 论

艾滋病是一个沉重的话题,但本书不是关于苦难的研究。

什么是艾滋病? 按照现代医学的观点,艾滋病是人类免疫缺陷病毒(human immunodeficiency virus,HIV)侵入人体,造成对$CD_4$①细胞的侵蚀,进而破坏人体免疫系统,导致各种复合感染的综合征。然而,现实语境下被谈论的艾滋病却附带了更多意味,关于传染性,关于与"越轨"有关的种种联想,关于其对个体、家庭和社会的污损。

据中国疾病预防控制中心报告,截至 2018 年 9 月 30 日,全国现报告存活艾滋病(acquired immune deficiency syndrome,AIDS)患者/HIV 感染者 849602 例,其中 AIDS 患者 352371 例,HIV 感染者 497231 例(NCAIDS 等,2018)。不过实际情况是,除了少数几个艾滋病界的"名人"外,这个庞大的群体几乎隐形了:他们的声音为主流话语所遮蔽,他们的故事为国家防控体系下的疫情报告所替代,他们的抗争诉求为道德审判所抹杀。

直到网络的出现,改变了这一话语控制的图景。直接促使笔者开始这项研究的,是一位化名为"黎家明"的感染者,他的作品《最后的宣战》据称是其感染HIV 后的经历和体会,最初发表于文学网站"榕树下",后来被广泛转载。其实,这篇纪实文学是否是真人真事已经不重要了,至少,它展现出了互联网的这样一个前景:赋予一群原本失声的群体以说话的权利。不管是为了释放郁闷,同病相怜,还是为了改变社会,他们都在努力地呈现自我,进行话语实践。一群为主流社会所陌生的人逐渐走到台前。

那么,他们在哪里说? 他们在说什么? 他们的话语会对自己、病友、网络社区,乃至现实社会产生什么影响呢? 研究从这里开始。

---

① CD_4 为 $CD_4{}^+$ T 淋巴细胞的俗称,下同。

第一节　从医学和传播学的交叉领域找问题

阿拉伯谚语说:"拥有健康的人拥有希望;拥有希望的人拥有一切。"但是,本书要考察的这类人,并不属于这个充满希望的群体。他们的身体很脆弱,因为免疫的防线正在被病毒慢慢攻破,在医学发达的今天,依然没有特效药来帮助他们重建体魄,若干年后,他们有可能死于各种痛苦的并发症;更糟糕的是,他们承受着其他疾病,甚至绝症,都不用承受的污名和排斥。有时候,我们没有办法分辨病痛的折磨和社会的压力,究竟哪个才是真正摧毁他们的致命一击。

本书研究的就是这样一群人:艾滋病患者和艾滋病病毒感染者[①]。

Sontag(2003)在《疾病的隐喻》中谈到,疾病可以表现为"军事的隐喻":"把那些特别可怕的疾病看作是外来的'他者',像现代战争中的敌人一样;把疾病妖魔化,就不可避免地发生这样的转变,即把错误归咎于患者,而不管患者本人是否是疾病的牺牲品"(p.88),使得患者认定"自己对患上疾病负有责任"(p.44)。

在这样一种社会语境下,感染者遭受污蔑、刁难,甚至众叛亲离;他们是不幸者、受难者,但很难被纯粹地同情、毫无芥蒂地援助。或多或少,外界对这个群体会加以一个极具嘲讽的评价:自作自受——对疾病的怜悯和对"越轨"的嫌恶交织在一起。

疾病是一种不平等的社会身份话语,人们可能会因为患病而改变自我的身份建构。感染者在进行社会交往和群体认同时困难重重。很多时候,他们出于羞耻感和自我保护而对自己的病情三缄其口;但这也意味着,他们拒绝了一切病友交流、医疗援助、心理救助和社会支持。

这个群体分散在不同的社区中,虽然在有的地理空间内比较密集[②]。有部分学者已经开始对现实空间中艾滋病互助小组进行人类学研究,但这些社区都不足以完全代表感染者群体,至少,它无法囊括那些在现实社会中不公开艾滋病患者身份的人群。

如果想在一个相对集中的空间中研究这个群体,虚拟社区是一个好的选

---

　　①　下文将艾滋病患者和艾滋病病毒感染者统称为感染者。
　　②　如河南省上蔡县文楼村,曾因大批村民卖血感染艾滋病,引发社会关注,被称为"艾滋村"。

择——虽然这个群体也无法完全代表感染者群体,但它多少能够关注到过往研究中遗漏的部分对象——他们原本散落和隐匿在各个城市中、各个社区内,只有网络有这种力量让他们自发地聚集到一起。

尽管网络是一个可以让身体"隐退"幕后的媒介技术,但是在网络上却存在大量和身体有关的内容,"健康与疾病"正是其中之一。网络提供了交流和支持的平台,让陌生人有可能因为相同的健康问题而汇聚,其匿名性又让感染者可以放下顾虑进行自我表述和互动。艾滋病论坛,就是一个能够联结艾滋病患者群体的虚拟社区,让在现实社会中保持沉默的感染者可能在论坛中建立紧密的关系。

当把研究视野聚焦在艾滋病论坛时,有一瞬间笔者被蜂拥而至的理论概念和研究尺度迷乱了思绪:艾滋病本身就是一个涉及多学科、多维度的话题,既创造了丰富的研究空间,又使得对其进行理论建构千头万绪;更何况,虚拟社区仍是一个方兴未艾、充满意蕴的话题,充斥着社会资本、公共领域等远未有定论的辩争。由这两个维度交叉形成的艾滋病论坛,关涉多重概念的建构。

本书将以图1.1所示的研究框架为主轴,自健康传播始——对这个概念谱系上的几个研究话题进行文献综述;以艾滋病为核心的话题逻辑和以网络与虚拟社区为核心的空间逻辑在脉络建构的每个层次上发挥着独特的影响力。从研究视角出发,表露、社会支持和社会排斥这三个相互关联的理论又成为研究的工具逻辑。

一、话题逻辑与空间逻辑

在当下的学术场域中,以艾滋病论坛为对象的文献数量较少,但这并非意味着相关资料的缺乏。实际上,如果我们将研究视角稍稍上升,就能找到丰富的研究成果。这里,不妨从健康传播——一个从未进入过传播学研究的内核,却始终不曾被淡忘的领域——说起。

(一)健康传播

人们对健康的研究兴趣是天然的,因为它关涉每一个个体,这种既关乎自我又关乎全人类的话题,无疑对学者具有莫大的感召力。古往今来,几乎每个人都会对健康有自己的理解,往往是感性的、融合个人经验的、满怀情感和希冀的;世界卫生组织用一个比较全面、简洁的判断句进行了定义:"健康不仅仅是没有躯体的缺陷和疾病,还要有完好的生理、心理状态和社会适应能力"(史军,2010,p.35)。

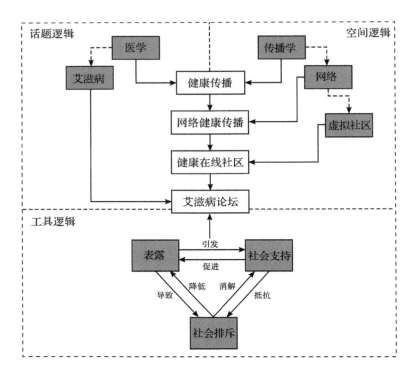

图 1.1　研究框架

与健康相对的是疾病。Parsons 说,疾病是健康欠缺的状态,是"对个人希望完成任务和角色的能力的干扰"(Wolinsky,1999,p. 125);Lyons 等(1994,p. 5)把慢性病和残疾定义为"能够导致身体功能以及与工作、休闲、家庭和友情有关的社会角色活动受到中等到严重限制的状态"。以上可以被认为是功能论的理解路径。如果从偏向感受的角度出发,那么疾病是一种身体意识的觉醒和"出场","在身体的一切功能正常时,它就似乎是不存在的;在功能失调的时候,它会强烈地抓住我们的注意力"(Leder,1990,p. 4)。

健康并不只属于医学范畴。事实上,几乎任何学科都可以在健康研究和健康事业中大有作为,传播学作为一个关联社会的学科自然也被寄予厚望。从本质上说,健康传播包括的内容十分广泛,不管是作为患者、家属、医务工作者还是一般公民,在日常生活中往往已经有意无意地参与健康互动,如与朋友谈论健康作息安排、阅读健康杂志、看养生节目、在线搜索疾病信息等。其中,"传媒论坛(报纸、杂志、电影、电视、广播和互联网)更是刺激了社会不同组成部分之间的对话,⋯⋯公众就与健康相关的事务展开争论,例如艾滋病患者的权利与公众健康保护之间的矛盾,关于干细胞研究的承诺和问题等"(Martin 等,2004,p. 18)。

Rogers 对健康传播进行了定义和自我修正,"健康传播是一种将医学研究成果转化为大众的健康知识,并通过态度和行为的改变,以降低疾病的患病率和死亡率、有效提高一个社区或国家生活质量和健康水准为目的的行为"(Rogers,1994);"凡是人类传播的类型涉及健康的内容,就是健康传播"(Rogers,1996)。在 Rogers 看来,健康传播包括四个维度:自我传播、人际传播、组织传播和大众传播。

其中,人际传播和大众传播是研究较广的两个层次。人际传播方面,Burgoon(1992)认为健康传播是患者和医疗提供者之间的互动关系和诊疗室里无数的人际传播活动;大众传播方面,Jackson(1992)认为健康传播应以大众传媒为渠道来传递与健康相关的信息,其中包括健康营销和健康政策制定。对此,徐美苓(2007)总结认为,健康传播是多层次的,既有个人行为,也有系统行为。

张自力(2005)在对健康传播的研究话题进行综述时,提出了研究的九个方向,包括:大众健康传播媒介与效果研究,组织健康传播研究,以"医患关系"为核心的人际健康传播研究,健康教育与健康促进研究,健康传播的外部环境研究,健康传播与文化研究,艾滋病、安乐死、同性恋、器官移植等特殊议题的研究,健康传播史的研究,突发公共卫生事件研究。"这些综合的研究内容汇集在一起,勾勒出一幅大致的'健康传播研究地图'"(张自力,2005,p. 47)。

按照以上维度,健康传播研究和应用不胜枚举。1971 年"斯坦福心脏病预防计划"被认为是健康传播研究的起始。随后,在美国基于"反毒品运动""药物滥用预防计划""艾滋病民意测验"等项目的研究盈千累万。在中国,2003 年以前,只有零星的传播学者致力于健康传播研究[①]。韩纲(2004)通过文献回顾指出传播学者在健康传播研究中"缺席"的现象。直到 2003 年"非典"暴发,健康传播逐渐成为国内传播学者的研究热点,议题主要集中在讨论突发公共卫生事件、艾滋病、环境污染、精神疾病的媒介效果方面。

(二)网络健康传播

当网络技术席卷而来,并造成社会文化心理的调适性变化时,健康传播也开始走入网络健康传播的洪流。这并非只意味着传播平台的转变,网络的特质带

---

① 如王怡红《传播学中的一个边缘课题》(1996),张自力《论健康传播兼及对中国大陆健康传播的展望》(2001)等。

来了一系列变革,包括促进健康认知、消解医生权威、改变医患关系、影响日常健康叙事等。

如果依旧从功能论的视角来认识网络健康传播,那么它归根结底是一个健康教育的工具。Evers(2006,p.2)对这一观点的表述最为直白:"网络健康传播是用来提高健康及其服务的互联网技术的使用";类似的定义如:网络健康传播是指"个体通过电子设备、传播技术来传递健康信息和接受与健康相关的指导和建议"(Institute of Medicine,2002,p.204)。

关于网络健康的研究,出现了两个比较明显的分支:一为健康信息的网络搜索;二为通过网络平台的健康互动。

几乎人人都有在互联网上搜索健康信息的体验。打开搜索引擎,输入一种常见病,例如"感冒",或是输入一种症状,例如"头疼",人们会发现自己顷刻就置身于健康信息的海洋里。曾经,准确而时新的信息为医生所独占,现在,每个人都能从互联网检索中唾手可得,医生不再享有获取知识的特权。

这可以说是一次挑战医学权威的革命。按照传统的医学惯例,医生可以像家长一样地决定"是否坦率地告诉患者致命的诊断结果"(Martin 等,2004,p.269);而且在做解释时,医生会频繁地使用令人迷惑的语言,摒弃清晰明了的解释。面临这种困境,以往的患者只能从医学书籍中查找资料,直到互联网赋予了他们更广阔的反抗空间:人们可以向网络寻求帮助,在海量的健康信息中自行选择和解码。"人们关于医学的知识越来越丰富,虽然他们并不认为自己是医生,但他们确实相信,他们能够理解和应用医学知识"(Cockerham,2012,p.135)。

关于在线搜索健康信息的人数,不同的研究者对不同国家地区进行了多次统计;虽然基于研究样本的差别,报告的数据有所出入,并且存在较大的地域差异,但总体而言搜索人数呈逐渐递增的趋势。2002 年,美国皮尤研究中心(Pew Research Center)项目组报告有 62％的网民会在线搜索与健康相关的信息(Macias 等,2005);2004 年,调查显示这一比例上升到 80％(Fox,2005)。

在考察具体的影响因素时,大多数学者关注到了人口统计学这一变量,多项研究也依此展开。研究发现,年轻人、女性、高收入群体更愿意利用网络获取健康信息(Czaja 等,2003;Cotton & Gupta,2004;Peñapurcell,2008)。此外,个体在当下对健康信息的需求程度——主要由健康状况等情境决定——则被认为是直接的影响因素。多位学者的研究共同显示:患有慢性疾病的人群会更主动地在线搜索健康信息。这是因为他们能从健康信息中获得更多的收益(Bundorf 等,2006),并需要借此来与医生更好地交流(Abrahamson 等,2008),从而消解疾病所带来的不确定性,维持生活质量(Ayers & Kronenfeld,2007)。

当然,正如"互联网是双刃剑"的比喻一般,研究者并非盲目地对网络健康大唱颂歌;有许多清醒的学者开始满怀忧虑地思考根植于网络技术中的问题,"患者拥有较多的知识并不等于拥有了更好的知识"(陈小申,2009,p. 201),铺天盖地的信息令人压抑,甚至带来混乱。

首当其冲的是健康信息可信度的问题。大部分网络医学信息的生产和引用处于无序状态,缺乏把关,搜索者无法判断他所接触到的说辞是否可以信赖;所以很多时候,沉迷于网络搜索中的外行人会一头雾水,因为有时通过网络我们得到了自相矛盾的资料,或者短期内"专家"的健康建议会发生转变。

有些搜索者深受不准确信息的危害,"其中存在的主要风险,是健康的消费者都转向网络,再不求助于他们的医生"(Kiley,2003,p. 181)。Kiley(2003,pp. 200-201)提到,一次世界范围的对声称具有神奇治疗功效信息的网站进行联合搜查发现了 1400 多个令人怀疑的网站①。

此外,也有学者关注了在线搜索健康信息的其他问题。如过多健康信息可能带来的健康焦虑,Tian 和 Robinson(2009)的研究指出:尽管人们借助互联网获取健康信息时往往具有较强的目的性,但互联网丰富的超链接使得人们会在无意中获取额外的健康信息;很难说这些不在预料中的信息是否会加剧疑病症患者的恐慌;Katz 和 Rice(2001)则关注了网络健康传播的隐私问题,以及随着电子媒介的发展可能出现的一些无法预知的问题。

如果说搜索健康信息是一种个体的网络使用,那么通过网络进行涉及健康议题的互动则更多的是一种交互行为。这种健康的"在线"形式,有学者将之称为"向陌生人求助"(黄佩,2010,pp. 236-239)。虽然在中国,互联网的大范围普及是 2000 年以后的事,但是早在 20 世纪 90 年代,几名学生的一次"向世界求助"的尝试就曾让国人见识到了网络健康传播的神奇。1995 年,清华大学的朱令同学身上出现了一些奇怪的症状,次年病情恶化,生命危在旦夕,国内医生无法确诊。朱令的同学将她的病症译成英文,通过网络向世界发信,许多回信者提出"铊中毒"的见解,并建议用"普鲁士蓝"解毒。这次成功的网上救助活动,似乎预示着网络健康传播在中国的光明前景。

---

① 如有网站推销声称可以杀死癌细胞的苦杏仁苷——动物实验和人的临床试验均表明,杏仁没有抗癌作用;有网站宣传癌症治疗设备"频谱治疗仪"——没有任何医学文章谈及频谱治疗仪有治愈癌症的功效。

目前比较常见的网络健康互动包括网上咨询和参与健康论坛。"网络传播改变了健康传播的空间结构,出现了所谓的虚拟社区、虚拟医院、虚拟医生,使人们拥有自主与能动的健康传播参与权和选择权"(陈小申,2009,p.200)。其中,网络医疗咨询"主要通过健康网站上的相关栏目实现,……人们只要坐在家里轻点鼠标键盘,就可以实现寻医问药的目的"(张自力,2009,p.281);健康论坛则是个体通过参与在线支持群体的方式来与网络虚拟群体的成员进行沟通与交流——这一点将在"健康在线社区"部分详细讨论。

总之,虽然存在种种问题,网络媒体仍可以为健康传播提供有利的技术条件和心理支持。正因为此,研究者意识到互联网尽管不是唯一的健康传播渠道,但其潜力可以使它成为健康传播途径中的一个重要选择。

（三）虚拟社区

虚拟社区是本书的研究对象活动的场所。要真正理解社区成员的行为,就要先储备有关空间模式和特征的理论基础,获得独特的空间体验。这方面,对虚拟社区的考察成果丰硕,为本书提供了启发。

在 Tönnies(1999)看来,社区是一个依靠情感、传统与血缘关系维系的有机群体,体现的是一种私人性和排他性的生活;而社会则是依靠契约关系维持的机械组合群体,体现的是一种公共生活。从这一界定中,我们似乎能透过社区看到一种守望相助的、富有人情味的、温情脉脉的社会关系。可见,在 Tönnies 所表达的意义里,社区的概念更多的是带着对现代社会异质性的批判,和对传统社会亲密关系的怀念,而社区作为同一地区空间的特征其实是被弱化了。其后的研究者却将社区概念从"人类社会生活的共同体"演变成"人类社会生活的地域性共同体",强调了地理的规约。

之后的学者虽然几度尝试"社区解放"的概念建构,试图冲破地域束缚,但是毕竟,通信技术的限制给跨地域的联系制造了相当大的麻烦,"社区解放"一直只能停留在理论建构和小范围的实践层面,直到互联网技术的发展。

互联网的崛起,形塑了一种新的人类互动方式,以"身体的缺席"和"匿名"之名,催生了虚拟社区,从而使"社区解放"拥有了可靠的实践路径。

虚拟社区概念一般认为是由 Rheingold(2000)提出来的,他将虚拟社区描述成与现实社区一样毁誉参半且真实可及的共同体:虚拟社区是网络上许多人讨论公共议题、表达情感和建立网上人际关系后形成的一种社会性的集聚,需要具有表达的自由、缺乏集中的控制、多对多的传播、成员出于自愿的行为四个要素。

其他研究者大多从成员参与的动因,如共同的兴趣或价值观等方面对虚拟社区进行界定。杜骏飞(2004,p. 73)提出"虚拟社区并非是一种物理的组织形态,而是由具有共同兴趣及需要的人们组成,成员可能散布于各地,以旨趣认同的形式在线聚合的网络共同体";周若辉(2008,p. 170)强调"虚拟社区的最大作用是依靠网络的力量把有共同兴趣、爱好、要求、价值观的人'粘'到一起"。

探讨虚拟社区的特点时,匿名和弱关系连接成为重点关注的维度,而两者都可以成为乐观者和悲观者为自己辩护的有力武器。

匿名是在身体不在场的网络环境中的互动特征。人们可以隐匿全部或部分的实体身份,在虚拟社区中重新塑造自己的身份认同。一些研究者认为,"这是一种充满自足、自信和自由的虚拟人际生活"(杜骏飞、巢乃鹏,2003,p. 52)。因为匿名能够消除现实社会交往的隔阂和障碍,"人们可以发现进行在线讨论比个人现场参与引起的焦虑要少,因为没有直接的面对面冲突的风险"(Tonn 等,2001,pp. 203-204);此外,匿名还"拉平了所有参与者在现实社会中的差异,使人与人之间的互动与交流具有了形式上的平等性和自由性"(屈勇,2008,p. 49),从而,虚拟社区"有助于将社会关系扩展到日常生活中可能会有意避免的面向,……会激发女性或其他弱势群体的社会互动,扩展他们的社会关系网络"(黄少华,2008,p. 34)。然而,这种被乐观者认为是保护性的网络特点,却成为悲观者的攻击靶子。一些学者强调,因为身体不在场和匿名,虚拟社区只能是一种没有人情味的、无责任感的社会关系,因为网络互动不能替代现实接触时的那种感官上的体验。

弱纽带是分析虚拟社区的另一个维度。Wellman(1982)提出,弱纽带和强纽带在社会交往中存在关键区别,互联网的社会联系是一种弱纽带;这对应了 Schement 所说的首要关系和次级关系,互联网社区"是由次级关系构成的",人们只能在"单一或很少几个维度上"彼此了解(Schement,1995;转引自 Bollier & Firestone,1995,p. 10)。部分学者乐观地看待这种弱纽带特征。正如 Katz 和 Rice(2007)所说:"与强势的家庭纽带相比,在线社区所建立的'弱势纽带'可能提供更好的、不同种类的资源。例如,一些在线社区是为各种晚期病患或严重病患所建立的,在这些社区里,患者可以得到一些既匿名又客观的资源"(p. 151);彭兰(2009)从另一个角度说明了问题:"由于网络中人们选择社区的范围更广,个体在网络中寻找到具有归属感的社区的机会也增加了,从而使高频率的网络社区互动更易实现"(p. 23)。但更多的学者忧心忡忡,"在虚拟社区中哪里会存在义务和责任并不总是明朗的",缺乏首要关系能引发"轻率的、不负责任的,甚至反社会的行为"(Bellamy & Taylor,1988,p.95);因此,Bukatman(2000)认为应该用"网络主题乐园"的概念来取代虚拟社区的概念;因为在线社群只是受某种共同的兴趣或主题吸引而群聚的团体,团体成员之间未必能够建立和分享感情。王依玲(2011)通过对中国沿海发达城市网民的实证研究证实了网络社区归属感不强,认知和行动均停留在"浅层认知"和"浅层参与"层面。

另外,虚拟社区中的利他行为也是本研究所关注的现象之一。刘鹤玲(2008)认为,利他主义"是指把社会利益放在个人利益之上,为了他人和社会牺牲自己利益,是善的伦理学理论"(pp.92-93),"孔德创造利他主义一词,正是为了颂扬为他人做出牺牲的崇高精神和高尚品德,并以此作为人类行为方式的准则和判断人性善恶标准的伦理学说"(p.92)。随着互联网的发展,人们开始寻求网络支持,网络利他行为成为虚拟社区研究的考量对象。有研究者认为虚拟社区中的利他行为即"由于兴趣或业缘汇集于社区的成员互动频繁且有的放矢,或主动提供有益信息,或积极回复答疑"(安晓璐,2005,p.44)。

（四）健康在线社区

随着虚拟社区视域的呈现,本书的研究视野从网络健康传播推进到健康在线社区。

早在20世纪50年代,Rogers(1957)就隐约提到了病友互助的社会支持:无论是正式还是非正式的帮助,共情性都是互动的必要要素。病友之间的交流让患者感受到自己并不孤独,世界上还有许多和自己有同样困扰的人。

病友的联结说到底是基于共同遭遇的联结,一方面相互提供与疾病、治疗相关的信息,另一方面能产生同病相怜之感,互慰伤痛。然而,传统的病友联系往往是有限的、小范围的:他们或相识于求医途中、候诊室内,匆匆交换联系方式之后形成一对一的个体互动;或被一些官方组织(如医院、政府机构、公益型非政府组织等)集结而成,参与交流时多少带有顾虑和尴尬,有些人还抱有身份泄露的担忧。

网络社会的崛起似乎与病友组织的发展存在天然的契合性。Castells(2000)认为,互联网为那些在现实社会中受到压迫的人提供了公开表达自己的机会;虚拟社区可能会变成"一场反霸权运动,在社会上处于边缘化的群体能够在互联网上找到表达的空间,与有着相同目的的人自由言谈,休戚与共"(Lindlof & Shatzer,1998,p.174)。

互联网建构了这样一个交流和支持的平台,让陌生人有可能因为相同的健康问题走到一起,从而催生出健康在线社区——"Web2.0 时代医疗服务创新的典型方式"(Nambisan,2011)。社区中的成员尽管大多在现实生活中互不相识,但因为存在较大的共性而互相吸引。正如 Lamberg(2003)指出的:对于尚未有完全的治疗方法、又难以启齿的健康问题来说,在线交流的匿名性能够免除面对面沟通的尴尬,从而引发当事人更多的自我揭露,内容更趋于真实,有相同境遇的人之间能够建立更紧密的关系。Davidson 等(2000)通过对美国 20 种主要疾病患者群体的访谈发现:"在线社区在将遭受罕见或者慢性疾病折磨的人聚在一起方面尤其有用,因为在物理空间上的聚会将遇到很多实际的障碍;以虚拟的方式实现互助对那些行动不便的患者非常有吸引力"(p. 207)。

在线患者社区的实际效果是显而易见的。学者对各种晚期病患或严重病患所在的在线社区进行研究,发现了一些令人鼓舞的结果——包括削减了医疗保健开支等(Hawkins 等,1997);此外,于个人而言,效果更多地体现在对健康状况的影响和心理感受层面:患者在线社区能通过以患者为中心的知识管理改善慢性病患者的健康结局(Winkelman & Choo,2003);参与在线社区的交流给乳腺癌患者带来了心理收益,并因此改善他们的生命质量(Rodgers & Chen,2005);乳腺癌术后患者参与在线社区讨论的实验组比没有参与在线社区讨论的对照组对疾病的不确定性感知会更低,同时对治疗效果更满意(胡雁 等,2010)。

国外健康在线社区经过十多年的发展,涌现了一大批不同应用模式的交流网站。吕英杰(2013)介绍了部分国外健康在线社区,包括为患者提供健康可视化跟踪服务的医疗网站[①]、强调社交功能并以突出情感交流为特色的综合性医疗社区[②]、专注于某一特殊领域的在线健康平台[③]、针对某一特定疾病的社交网站[④]。

在中国,健康在线社区具有更深刻的现实的意义,由于人口众多,医疗资源相对匮乏,医生很难承担心理辅导和社会支持工作。患者通过与其他病友的交流互动,能获得补偿的心灵抚慰和情感宣泄。

内容分析发现,健康在线社区的互动主要分为两种类型:一种是与社会情感相关的帖子,如建立友谊、给予鼓励;另一种是任务/需求导向型的帖子,如提供

---

①　如 Patients Like Me。

②　如 Daily Strength。

③　如讨论用药效果的 Ask A Patient,讨论各种治疗方案效果的 Cure Together。

④　如糖尿病交流平台 Tudiabetes,乳腺癌交流平台 Breast Cancer。

帮助、提供治疗方案(Finn,1999)。Buis 和 Whittenn(2011)通过对不同的健康在线社区的比较研究发现,在高生还率疾病的在线社区中,更多的是信息支持;在低生还率的在线社区中,更多的是情感支持。也有研究者发现人口因素会对社区的互动类型产生影响,如通过对乳腺癌(女性患者为主)和前列腺癌(男性患者)两个在线社区的统计研究,发现女性在健康在线社区中有更多的情感表达(Blank 等,2010)。

(五)艾滋病

艾滋病是一种 HIV 攻击导致人体免疫系统渐进毁损的临床状态。然而,当大部分人还对这一疾病缺乏起码的认知时,社会却已经形成了一系列对艾滋病的形象产制、话语建构和文化心理。

艾滋病具有如此高的关注度,以至于在谈论健康或医学时,很多人都将之作为单独的一个议题。艾滋病研究的流行是由几个方面共同决定的:一则,这一疾病从出现之日起,从未淡化出公众的视野;二则,这一疾病具有高致死性,并且目前还没有一种药物或方法能够完全治愈它;三则,艾滋病的传播途径建构了被污名化的感染者群体,如同性恋者、性工作者、吸毒者、卖血者等,同时也与身份研究和亚文化研究交织;四则,艾滋病的流行与社会的政治、经济、文化因素息息相关,同时也会对个体、群体、组织、社会产生毁灭性的影响。当这一切叠加重合,共同加诸一个疾病之上时,发酵出艾滋病议题无限的讨论空间。"自从进入人类认识领域之日起,它就成为各种价值观念、权力关系、话语表达、社会机制等综合作用的结果。……它不仅与个体的行为方式直接相关,还反映一定的社会制度和结构安排;它不仅将非主流的生活方式展示在公众的视野之内,而且折射并激发了人们思想中的价值追求,并在很大程度上使得处于'悬置'状态的价值冲突'公开化'了"(张晓虎,2013,p.2)。

"艾滋病的流行不仅仅是一个作用于社会的问题,更是一个源于社会的问题,源于制度的、组织的、文化背景的、社会环境的、思想信仰的各种因素"(陈琦,2009,p.8)。早期的学者重点关注艾滋病传播的社会流行病学分析和与结构性社会力量之间的关系(Campbell,1999)。随后,对艾滋病相关各类人群的田野研究成为热点,研究者常常走进艾滋病"他者"的世界中去,参与观察感染者和高风险人群面临的种种现实问题。毕竟,感染者是承载疾病的主体,离开具体的个人来谈论艾滋病等于抛下了鲜活的研究材料。高耀洁(2005)走访了河南农村艾滋病患者,以白描的手法刻画了他们的基本生存状态;向德平和程玲(2007)调查了艾滋病自助小组的发展状况,认为这种自助小组对消除社会歧视、提升个人能力、获取社会资源具有重要影响力;徐晓军(2010)观察了艾滋病患者在患病后所遭遇的一系列以乡村关系为主体的社会关系的变化。

在对个体的研究中,有一类研究对象尤其突出:在现代社会语境下,我们可以将这些对象统称为亚文化群体——虽然当这样指称的时候,就已经暗含了意识形态的话语建构。Morris(1998,p.40)认为,"文化环境直接影响着感染者的生活",当某一类群体被归为亚文化群体时,也就意味着他们将承受一些额外的污名和歧视。

男同性恋群体首当其冲。"早期媒体报道涉及的艾滋病形象始终是有害的同性恋行为,因此传媒鼓励大家把艾滋病看成是应该疏远的和不会影响到'我们'的"(McAllister,1992,p.213)。艾滋病话语把男同性恋人群表述成为"桥梁人群";不过同时,艾滋病话语并非总是压迫性的,男同性恋者也在利用艾滋病话语运作自己的权利。

商业性行为者也逃不开艾滋病高危人群的指称。当这样一个身份加诸性工作者身上时,意味着他们一旦感染,属于咎由自取。Sontag(2003,p.102)说过:"艾滋病的性传播途径,比其他传播途径蒙受着更严厉的指责。"性工作者把自己置身于感染艾滋病病毒的风险之中,他们的行为不仅不健康,还是"放纵",甚至是"犯罪"。刘永青(2010)对国内女性性工作者的艾滋病防治干预工作进行研究,发现在当前语境中有一个前提不言自明:"如果性工作者不淫乱、不诱惑,男性都可以维持自己的贞洁,艾滋病也就会远离男性。"(p.150)

有偿血液交易人群是中国语境下比较特殊的一个艾滋病高风险群体。从1985年我国发现首例艾滋病患者以来,艾滋病一直处于散发阶段,直到1995年"HIV的感染人数从之前的每年几百例突增至1567例,……有相当数量来自河南部分农村在1995年以前的卖血人群"(彭现美,2004,p.59)。一些学者关注到了这个群体,并从个案研究出发进行了深入的讨论。刘畅(2008)分析了艾滋病患者最初进入卖血场域的缘由和过程;邵京(2005)通过调查因有偿血液交易而感染的人群,探讨中国经济改革所带来的社会文化变更;行红芳(2007)的类似调查发现"艾滋病患者在特定地域的集中成为影响污名的一个重要因素,导致地域污名化"(p.41)。

在血液传播途径中,静脉吸毒、共用针具是艾滋病的感染因素之一。吸毒是一件不光彩的事,尤其在我国,这种看法有着深刻的社会历史根源。"人们已经很难从理性的角度来看待吸毒人群,吸毒者不仅仅是'坏人'或'人渣',更是自我堕落与道德败坏的人"(李继群,2010,p. 115)。Knowlton 等(2004)研究了吸毒感染者的社会支持状况,发现感染者有更多边缘性联系。孙咏莉(2007)通过对社区、针具交换站、医院和戒毒所内吸毒人员和艾滋病病毒感染者生活场景的参与观察和深度访谈,展现了这些人群特有的文化面貌。

（六）艾滋病论坛

当前研究集中讨论了利用互联网进行艾滋病健康干预的可行性。如 Rana 等(2016)证实移动医疗技术对提高感染者治疗依从性的效果;Baelden 等(2012)认为感染者能够通过在线分享经验和观点获得更多的艾滋病信息资源与咨询服务,从而提高疾病适应力。

多项研究考察了不同文化语境下感染者的网络使用情况。Mo 和 Coulson (2008)通过分析艾滋病网络支持的内容发现,网络主要给感染者提供了五种形式的社会支持,按比例从高到低依次为信息支持、情感支持、自尊支持、社会网络支持、工具支持。Coursaris 和 Liu(2009)进行了类似研究,对某一艾滋病自助团体论坛进行为期一年的跟踪,抽取 5000 条信息进行内容分析,得出了相似的结论;Horvath 等(2012)研究表明,感染者使用在线健康网站的目的包括与他人社交和获取艾滋病相关信息;Gaysynsky 等(2015)发现 Facebook 可以为感染者提供积极的社会互动;Zhang 等人(2018)认为:新媒体是一个潜在但未得到充分开发的艾滋病保健和关怀场所。

部分研究谈到了在线互动和社会支持能引发亲社会行为。如 Young 和 Rice (2011)发现在线社交网络的干预可以减少感染者的危险行为;Flickinger 等 (2017)认为感染者能从在线参与中获得成就感。

在中文网站的语境中,也有少量关于艾滋病论坛的研究。俞文敏等(2010)对不同病种网民的健康知识需求进行在线调查,发现艾滋病论坛的人气远远高于其他慢性病,这主要是由病种的性质、患者的年龄构成、网络良好的虚拟性和互动性等因素造成的;Zhuang 和 Bresnahan(2012)选取三大中文网络论坛,对语料库中 275 项关于艾滋病话题的讨论进行编码,发现"参与者公开透露他们对艾滋病患者的恐惧和偏见"(p. 227);白冠男和钮文异(2012)对"艾滋病吧"的帖子进行内容分析,发现社区成员的发帖主题按频率高低依次为咨询类、抒发情感类、提供知识类、社会支持类、广告类、违法倾向类。

二、工具逻辑

如果从艾滋病论坛的私人话语、互动话语和公共话语三个维度来分析论坛内的言谈与活动,"表露""社会支持""社会排斥"三个来源于心理学和社会学的理论分别适用于三个章节。值得注意的是,三个理论并非是孤立的,相反,不管是从逻辑层面还是学理层面而言,三者都是相关联的。表露一方面会导致社会排斥,另一方面却又能引发补偿的社会支持;社会支持涵盖广泛,社会资本、自助小组等都可以在这个维度内找到特定的空间,社会支持一方面影响了表露的程度,另一方面能够抵抗社会排斥的负面效应;社会排斥容纳了疾病隐喻、污名、歧视等概念,它可能造成表露程度的降低,同时消解了社会支持。本书将从以下三个方面分别入手,建构适合艾滋病论坛研究的理论架构。

(一)表露

自从自我表露(self-disclosure)概念在心理学层面被提出以来,社会学立刻予以借用,并逐渐波及传播学之中。在 Jourard(1971)看来,自我表露就是告诉另外一个人关于自己的信息,真诚地与他人分享自己个人的、私密的想法与感觉的过程。其后的界定(如 Cozby,1973;Derlega 等,1979;Laurenceau 等,1998;李林英、徐会昌,2003)虽然表述不同,但实质都大同小异。

表露的益处与风险如影随形。当人们决定是否表露时,没有一个清晰明了的规则可以适用,往往需要三思而行。

对个人经历和遭遇的表露能够增进心理健康。Pennebaker(1995)研究了旧金山大地震和海湾战争等危机情境中情绪表达的作用,发现把创伤或情绪经历表达出来,如写作、认罪、祷告等,有助于减轻由压力导致的生理和心理伤害。此外,近年来的研究更多地针对有生理疾病的个体,发现表露对改善疾病具有正面作用。Taylor 等(2000)研究发现,情绪乐观的患者能够更好地正视自己的疾病并积极接受治疗;Rosenberg 等(2003)通过对前列腺癌患者研究,发现进行表露的试验组在身体症状和健康保健方面得到了明显改善。

当然,自我表露并非有百利而无一弊。有时候,人们会发现表露让自己失去吸引力,损失一些社会支持(Hargie & Dickson,2004)。此时就需要通过隐藏秘密来维护私人空间。

艾滋病的表露研究可能是针对表露与隐藏研究的最好范例。在被确诊之后,感染者除了恐惧疾病和可能带来的污名之外,还要开始苦恼是否表露、向谁表露、何时表露和如何表露。表露的对象常常包括:婚姻家庭成员、核心家庭成员、大家庭成员、临时性伙伴、共用注射器伙伴、朋友、雇主、同事、医务人员、媒体等(Greene & Serovich,1996)。Simoni 等(1995)对 65 位感染艾滋病的妇女进行调查,发现对爱人和朋友的表露频率最高,其次为对直系家庭成员,对远房亲属的表露频率相对较小。

传统的、常规的表露需要遵照一种循序渐进的过程。起先人们倾向于对彼此的表露进行"交换",一旦建立起良好的关系,严格的"交换"便较少发生了(Altman & Taylor,1973);再如,一般正向自我表露在交往初期较多,随着关系的深入,负向的自我表露可能会增加(Schwartz & Kline,2002)。但是网络平台的表露似乎并不那么循规蹈矩,在很多场合下,人们一开始就直奔主题,表露最私密的、负向的信息。

从表面上看,在线表露只是更换了表露的场所。然而,网络的匿名性、身体不在场导致的非语言线索缺失等都会对表露产生影响。Parks 和 Floyd(1996)认为,彼此存在于网络上的友谊,其坦诚表露会比在面对面传播时多。

感染者通常被认为是"二等公民"、被"边缘化"的人,这些心理伤害会使得他们不愿意表露自己的感染信息(Schuklenk,2003)。因此,在真实社区中进行艾滋病田野研究的学者常常发现探讨表露问题是棘手的,访谈不能针对隐藏展开,因为研究对象都是某种意义上的公开者。但是,在虚拟社区中研究这一问题就容易得多,因为网络上已知的感染者有可能是真实社会里的完全隐藏者,对其心理的探知优势是得天独厚的。

(二)社会支持

Cobb(1976)将社会支持定义为个体所感受到的来自其所在的社会网络成员的关心、尊重和重视的一种行为或信息;与之类似的定义如张文宏、阮丹青(1999,p.12)将其界定为"人们从社会中所得到的、来自他人的各种帮助"。可见,社会支持包含两层关系:一为社会关系,即对自己重要的人;二为获得的各类情感体验和帮助。

也有一些学者从功能论角度,尤其是促进心理健康角度来看待社会支持。Cohen 和 Mckay(1984)认为,社会支持是指保护人们免受压力事件影响的有益人际交往;李强(1998,p.67)认为,"社会支持是一个人通过社会联系所获得的能减轻心理应激反应、缓解精神紧张状态、提高社会适应能力的影响"。

Barrera 和 Ainlay(1983)将社会支持按功能分为六类,包括物质的帮助、行为的援助、亲密的互动、指导、反馈和积极的社会交往;Cohen 和 Wills(1985)则根据所提供资源的不同性质将社会支持分为四类:情感支持、信息支持、友谊支持和工具性支持;Wellman 和 Wortley(1989)用因子分析法,将社会支持分为情感支持、小宗服务、大宗服务、经济支持和陪伴支持五项。从支持的主客观角度出发,周林刚(2005)把社会支持分为客观的支持,包括物质支持、网络支持,和主观的、体验到的支持。

社会支持之所以如此受到各学科研究者的推崇,在于其对个体身心不容忽视的影响力。分类来看,信息支持给人们提供有效的资料;工具支持为人们提供实际的帮助;情感支持让人们获得安全感和归属感;评价支持为人们提供关于自我的正面信息,强化自我价值。从直接影响方面看,社会支持有助于保持或增强身心健康,"对心理压力有很好的缓解作用"(张羽、邢占军,2007,p. 1437);从间接影响的方面看,社会支持充当着压力环境与身心健康之间的缓冲器。

当社会支持被应用于疾病领域时,它的效果可以更清楚地显现。Berkman和Glass(2000)研究了心脏病患者存活状态与社会支持之间的关系,发现当排除了临床危重程度、年龄、社会经济状况和抑郁症等因素的影响后,社会支持的种类越多,死亡率越低。这种支持的提供者可以是家人和朋友,也可以是不牢固的关系——那些与我们没有长期持续进展关系的人,如熟人、护理者、同事。Croog等(1972)在对心肌梗死患者的研究中发现,提供帮助最多的是亲属,其次是邻居或朋友,最后才是专业机构以及医生;这与 Lackey 的研究发现略有不同,Lackey(2008)发现,患者的三大求助来源分别为社区、家庭、医生。

对患者而言,每种类型的支持都是有益的,并且可能在不同阶段占据主导作用。个体刚得知患上绝症时,可能最需要情感支持;随着他慢慢接受了这个事实,开始需要信息的支持来决定治疗方案;在治疗阶段,一些实在的工具支持更能给以巨大的帮助。在此基础上,Martin 等(2004)提出支持的另一类型:无条件倾听,患者能向人们讲述自己的经历,谈论有关不确定的感受及恐惧,这能使患者"按照自己的方式去写、去修正自己的经历,并使这些经历为人所知"(p.210)。

在所有的支持来源中,病友之间的自助组织尤其值得关注。研究发现(向德平、唐莉华,2006),艾滋病病毒感染者的社会交往范围缩小,交往人数减少,交往频率降低。为了弥补这种社会关系的损失,重新建构社会支持,艾滋病互助小组成为一种有意创建的组织。

自助组织,按照 Katz 和 Bendes(1976)的观点,是指遭遇同样问题的人自行组织或在专业人员的协助下发起的,共同商讨解决问题的办法和分享各自面对困难时的经验和知识的组织。Levy(1976)将自助小组划分为四类:行为控制类、处理压力类、悲剧受害者类和自我实现类,这四类小组共同的特点是赋权和互相帮助。

参加互助组织尽管可能无法消除身体上的疼痛,但至少,患者不再囿于一己的世界,而是逐步回到常态社会。李光勇(2009)以湖北省艾滋病互助小组为个案进行研究,发现互助小组使感染者的多种社会资本得以重构,如关系网络、规范、信任;向德平和程玲(2007)认为,自助小组对艾滋病患者而言是一个情感交流、信息分享、自我提升的平台。

那么,如果问题被放到新媒体的语境下,社会支持和自助组织又会有什么令人耳目一新的变化呢?

关于网络社会支持,Turner等(2001)将其定义为在网络人际互动中,个体被尊重、理解和支持的程度;梁晓燕(2008)则认为是在基于虚拟空间的交往中,人们进行情感交流、信息共享和物质交换时,个体因为被理解、尊重而获得的认同感和归属感。

然而很多时候,寻求在线社会支持是一种无奈的妥协,因为弱势者丧失了部分社会支持,因此需要通过加入在线社区来进行弥补。Bambina(2007)认为虚拟社区成员间不可能存在实质性的支持;但是一些研究对此进行了反驳,Coulson等(2007)通过对亨廷顿氏舞蹈病患者论坛的研究,发现论坛成员所能提供的支持形式包括信息支持、情感支持、友伴支持和尊重支持,此外也提供了较少的实质性支持。

(三)社会排斥

在健康领域,目前对社会排斥的研究杂糅了多重概念,如隐喻、污名、歧视等。本书认为,从隐喻到污名再到社会排斥,其实是一个从学理层面到认知层面再到行为层面的逻辑脉络。以艾滋病为例,因为艾滋病具有丰富的隐喻性,因此被污名,感染者遭到歧视,从而导致了社会排斥。所以,要梳理社会排斥的相关研究,还是应该先从Sontag大名鼎鼎的《疾病的隐喻》说起。

疾病属于生理学,医学界将之称为"诸器官的反叛"——健康被认为是"诸器官的平静状态"(Sontag,2003,p. 41)。然而,疾病常常以隐喻化的面目被谈论,即"使用疾病来象征其他事物"(李婉君、向振东,2013,p. 74)。尤其是,当一种疾病在流行之初,社会对其缺乏足够的认知,或者无从治疗时,隐喻便会泛滥成灾。

Sontag(2003)论述了疾病的政治隐喻和军事隐喻,既将疾病看作是一种"麻烦的公民身份"(p. 5),又当作是"现代战争的敌人"(p. 88)。Foucault(2012)在《疯癫与文明》中讲述了关于麻风病的社会意义:"在麻风病院被闲置多年之后,有些东西无疑比麻风病存留得更长久,而且还将延续存在。这就是附着于麻风病患者形象上的价值观和意象"(pp. 3-4)。杨念群(2006)的《再造病人》探讨了晚清以来中国人的"东亚病夫"这一被历史所建构的隐喻。

在历史的长廊里,很多疾病都曾被赋予过广泛的隐喻性。但是,到目前为止,恐怕再没有一种疾病,像艾滋病那样意涵丰富。艾滋病有一种双重的隐喻谱系,Sontag(2003,p. 94)称之为:像癌症一样"入侵",却又像梅毒一样"污染"。

疾病的隐喻带来的是对患病者的污名化。污名最早是指打在奴隶和罪犯身上的"烙印",因而是负面的,代表着"耻辱"的。在最早提出污名理论的学者 Goffman(2009)看来,污名是使人感到羞辱的特征或属性,如身体上的缺陷,品质的污点,或者是不受欢迎群体的成员资格,这些污名化的体验集中表现为一种"受损的身份";Stafford 和 Scott(1986)认为污名是与社会规范相反的个人特征——社会规范是人们应该在特定的时间以特定的方式行动的共享的信仰。Link 和 Phelan(2001)把污名化进一步分解为五个要素:标签、刻板印象、孤立、状态确实和歧视。

污名区分了"我群"和"他群",同时损害了个体健康。Reidpath 等(2005)认为污名以四种方式影响健康:首先,被污名化的人们所体验到的心理压力可能对他们的健康造成不良后果;其次,害怕被污名的恐惧,可能导致人们躲避或者推迟寻求健康咨询;再次,被污名化的个体可能在卫生服务机构中经历他人的不良对待;最后,有些社区可能在为他们提供治疗设施方面故意拖延。

被污名者往往会采取各种抵抗策略。Goffman(2009)认为,除了隐藏污名之外,蒙受污名者能够从两类人那里获得支持,第一类人是"那些与他有同样污名的人"(p. 39);第二类人是所谓的"明白人"——"对蒙受污名者的秘密生活了如指掌,也抱有同情"(p. 39);用 Link 和 Phelan(2001)的话来说,"处于污名状态的个人可能向自己人(the own)或智者(the wise)求助"。

经验地看,几乎所有的疾病都会伴随一定程度的污名,艾滋病被污名的情况尤甚。艾滋病是一种目前尚无疫苗、病死率高且无法治愈的传染病。从这一点上来讲,"谈艾色变"无可非议。但除此之外,艾滋病与一些被界定为"不道德的行为"和"越轨的人群"相关联,这一认定催生了另一维度的污名。Herek 和 Capitanio(1998)根据污名的来源,将艾滋病污名划分为工具型污名(instrument stigma)和符号型污名(symbol stigma)。工具型污名来自艾滋病的传染性和致死性;符号型污名来自艾滋病所附带的社会意义,主要是对感染者的道德判断。一些研究发现,工具型污名可以通过说服、教育等方法改变,符号型污名却不容易改变(Herek 等,2002;Deacon 等,2005)。

在污名化的认知之下,社会排斥成为社会对"他者"的实践策略。

"社会排斥"概念首先被用于描述为国家制度和社会发展排斥在外的人。之后,这一概念的外延愈发扩张,涵盖了各种类型的社会不利处境,"社会排斥的概念已经超越了单纯的物质层面,扩展到个人与社会的关系层面"(陈琦,2009,p. 12)。大部分学者从社会参与角度界定社会排斥。Burchardt 等(2002)指出,社会排斥是个人生活居住在一个社会中,却没有以这个社会的公民身份参与正常活动的状态;Richardson 和 Grand(2002)在此基础上补充说,前提是他愿意参加这些活动,但是被他不能控制的因素阻止了。

社会排斥理论一经提出就被研究者广泛地应用于对不同弱势群体的探讨上。艾滋病病毒感染者是弱势群体中很特殊的一类,因为他们首先失去的是健康的身体,在此基础上,政治上的回避、经济上的困境、文化上的轻鄙、关系上的疏远都会接踵而来,可以说,他们受到的是全方位的排斥。

感染者所遭受的社会排斥是基于多种因素影响的。苏一芳(2005)归纳了五个方面:自我责任论,即感染者不参与社会而形成的自我排斥;社会结构生成论,社会结构有意无意地将感染者排斥于正常的社会生活之外;社会政策创造论,社会政策系统化地拒绝向感染者提供资源;意识形态认可论,即道义的排斥;社会流动反映论,认为人们从劳动力市场"富裕"到"贫困"的流动反映了社会对感染者的排斥程度。吴玉峰(2005)认为感染者是现有制度安排的"弃婴",制度"缺席"使感染者缺少保障。

虽然死亡被提前预知,但实质上,感染者面对的是与疾病抗争的漫长过程。由于受到社会排斥,他们在忍受病痛的折磨和对未来的绝望之外,还不可避免地成为边缘群体,无法如普通人一样公平地参与社会生活。周晓春(2005)认为,社会排斥的状态加大了在高危人群中进行艾滋病防治的难度;向德平和唐莉华(2006)提出社会排斥会在四个层面产生影响:其一,对感染者自身的影响最大,导致他们丧失就业机会,陷入贫困,人际关系遭到破坏;其二,对感染者的家庭产生影响,排斥不仅延及家庭成员,而且还会通过纵向传递对后代产生影响;其三,对感染者所处社区的损害,影响了社区正常的生产和生活;其四,对艾滋病防治工作的影响,加剧了感染者身份的隐匿。

三、文献小结

正如框架所示,本书不断从医学和传播学的交叉领域找问题,最终落到了艾滋病论坛上。

本书梳理了这样一个健康传播的脉络,有志者可以在任意一级阶梯上挖掘出巨大的研究空间。本书只准备着眼于最小的一个面向,虽然这依然是不小的野心。艾滋病论坛的研究凝聚了两种取向——以艾滋病为核心的疾病研究和以虚拟社区为核心的网络研究。从私人话语、互动话语和公共话语角度来进行探讨,无疑是站在了两个取向的交叉点上,通过聚焦一个论坛,投射出整个传播学的价值和健康学的走向。

话题逻辑和空间逻辑是交织在一起的,健康传播、网络健康传播、健康在线社区和艾滋病论坛四个由大及小的概念被梭织在两个逻辑之间。

在针对具体人群的研究中,可见一个比较明确的以量化研究为主的取向,这对于从宏观层面把握公共健康意义非凡,却忽视了对个体文化心理的考察。吴飞(2009b)在谈到传播学研究时说过:"学术研究的目的是服务人类本身,其研究对象的核心总离不开一个大写的'人'字"(p. 125)。感染者,是一个个活生生的个体,他们可能有一天终将面临死亡,甚至是不体面的死亡,但是当他们依然还在与各种不幸做抗争时,没有理由要舍弃对这些"人"的研究。可喜的是,近年来越来越多深入田野的观察、访谈,正在弥补这一缺失。

当网络技术的潮流以席卷一切的态势冲向健康传播时,学者反应迅速,立刻驻扎进各个社区之中。伴随着对网络技术特点的探讨,学者不自觉地站成了三个派别:认为网络是健康传播的福音;或是壁垒;自然还有为数不少的中立派。研究不仅仅从理论方面进行论战,还有大量经验层面的验证。判断孰是孰非显得很困难——其实,单纯是辩争本身就充满了意义。

艾滋病论坛,正是给艾滋病研究提供了一个空间,给虚拟社区研究提供了一个话题。

本书的研究不止于此。在进行文献梳理时,笔者发现有部分研究是缺乏理论深度的,只描摹了感染者的生活状态和患病原因。当然,大多数研究都能找到站得住脚的理论作为支撑。表露、社会支持、社会排斥,以及蕴含其中的诸如社会资本、自助小组、病友组织、疾病隐喻、污名、标签、歧视、病耻感、社会孤立等概念被运用得最为频繁。但很多时候,这些概念的使用是杂糅的,没有进行系统的梳理和审慎的辨别。少数研究中零星提到了诸如表露引起社会排斥、社会支持促进了表露等结论,但往往不能系统阐述。

如果回到艾滋病论坛的研究对象和空间上,表露、社会支持和社会排斥三个概念恰好是与私人话语、互动话语和公共话语一一对应的;却又将三个维度的话语串联在一起。在这个意义上,本书实现了对话题逻辑、空间逻辑和工具逻辑的归整,也实现了网络对公共性的多重观照和与健康的多维联系。

第二节　聚焦话语：从 Foucault 到 Fairclough

"话语"在本研究中占据举足轻重的地位。它既是研究对象,也是研究视角,还是研究工具。

说到话语,谁都绕不开 Foucault。他所开创的知识考古学和谱系学,颠覆了人们认知历史和社会的方式。然而,除了是一个左翼思想家、一个洞见本质的哲学家,Foucault 还是一个艾滋病患者。也许正因为此,他更迫切地想要向世人揭穿话语的危险面目,以及附着在话语背后的各种交织缠斗的权力。

在诸多接过话语研究"接力棒"的后继者中,Fairclough 绝对算是一个实用派。他试图"将话语分析和社会理论结合起来,发展一种既能研究语言变化,又能研究社会和文化变化的多向度话语分析方法"(胡春阳,2007,p.48)。他的语言学背景决定了他对具体文本分析的格外关注,力求揭示文本背后的种种社会生产和社会关系。

一、表征：话语作为研究对象

如果将社会比作一幅图景,无疑话语就是这幅图景的眼睛。表面上看,话语呈现出平静的样态,实则在其背后时有暗流涌动,争斗不歇。

Foucault(1998,p.118)认为话语是"隶属于同一形成系统的陈述整体";作为各种权力博弈的综合表征,体现着意识形态胶着的结果,也是制度化、历史化、社会化的产物。艾滋病话语掺杂着官方的、医学的、网络的、民间的以及艾滋病群体出于本体利益的言谈,表征着政治机构、经济利益、异族文化等多种力量的对峙与合谋。

因此,这些"为某个利益团体辩护的,并且倚仗着某个利益团体的实力发展起来的'话语形式'"(彭焕萍,2008,p.9)是本研究需要始终关注的对象。透过话语,其背后的意识形态、文化权力因素以及运作过程均可见一斑。

一方面,话语本身是一种行为方式。Austin(2012)提出"以言行事"的言语行为理论,旨在强调话语行为是用来表达意图和确定关系的基本语言单位。在他看来,话语不仅是一种陈述,还可以表示请求、命令、道歉、祝贺等行为,这些行为以话语为工具,却能带来真实的影响和后果。从这个角度来说,在论坛中的各种发帖、回帖实际上也是一种借由话语展开的行为,是本书的研究对象。

另一方面,话语也是一种社会实践的形式。Foucault 决心要恢复话语作为事件的特性,因为在他看来,话语的形成只能取决于围绕话语展开的实践运动,是一个"匿名的、历史的、规律的整体"(Foucault,1998,p. 130)。关于艾滋病话语的控制和排斥程序,决定了个体只有在某些场合才有权力谈论特定的艾滋病话语。在本研究中,不管是主流艾滋病话语所呈现的那种压制性表述规律,还是或顺从或反抗的个体话语实践,都为当代话语秩序提供了某种价值。

二、建构:话语作为研究视角

在 Foucault 的一系列作品中,有一条主线始终清晰:即话语不仅描述,并且构造了社会实体与社会关系。其后的一大批话语分析学者继承了这种"建构论"的传统,认为语言细节产制社会行为、身份和政治,从而创造世界。就此,话语被赋予了一个动词性质的指向,指涉"创造和再造意义的社会化过程"(胡春阳,2007,p. 35)。

在话语对意义的建构中,权力占据了决定性作用。从 Foucault 谱系学的视角来看,话语本身就是一种权力形式,因为它以特定的方式控制了主体的地位和谈话的内容,决定在某一段时期内什么是对错,什么是真伪,什么是善恶,什么是正邪。

话语与权力的关系是错综复杂的。权力生产了话语——以一种不稳定的、相互交缠的方式,规约谁可以在什么情境中说什么,结果,无权势者——如传统语境下的艾滋病病毒感染者——只能保持沉默,因为他们没有发言渠道,即使有这样的渠道,他们也只能按照权势者所暗示的那样进行话语实践。同时,话语又生产和承载着权力,"话语不仅仅是改变统治斗争或系统的东西,它还是这样的——斗争因为它、借助于它而存在,话语就是要被夺取的权力"(Fairclough,2003,p. 49)。

Foucault 所说的"权力"是一个全新的概念,它不等同于传统理解的自上而下的国家权力,也不是马克思意义上的意识形态的对抗。Foucault 认为,权力是非中心的、网状的、弥散的,是社会关系中那些参与制衡的力量。"权力不应被看作是一方对另一方的控制,也不是一个实体,而是一种关系,是一种相互交错的网,成为多形态的、流动的场"(Foucault,1998,p. 28),进而散布到整个社会之中,笼罩于个体和群体之上。相比于权力统治的方式,似乎这样一个问题更应该被关注:权力通过什么渠道、采取什么方式、借助哪些话语渗透到人们的日常行为之中。

哪里有权力哪里就有抵制。Foucault 很少谈及抵制,这并不表示他对此流于悲观,相反他恰恰是一个斗士,强调利用权力的生产性,创造出补偿"话语"并努力使之合法化,以瓦解主流话语框架,促成微观话语的繁殖。

一旦确立了这样一个前提:话语建构了社会、意义、主体和知识,那么本研究就可以将话语作为研究的一个视角,透过艾滋病话语来捕捉它所建构的艾滋病世界,并力求能穿透意识形态的遮蔽,对艾滋病的文本进行重新诠释与解读。

Fairclough(2003,p.59)认为话语的建构效果包含"身份""关系""观念"三个方面:"身份功能关涉社会身份得以在话语中确立的方式,关系功能关涉话语参与者之间的社会关系如何被制定和协商,观念功能关涉文本说明这个世界及其过程、实体和关系的途径"。在本研究中,进行自发话语实践的艾滋病病毒感染者,实际上也正是基于这三种建构效果的目的。在论坛中表露病情,从而确立"艾滋身份";参与论坛事务并与其他成员进行互动,以确立"病友关系";就艾滋相关的公共问题展开讨论,在观念层面对主流话语进行抵制、阐释与再建构。

三、批判:话语作为研究工具

话语分析有两个取向,一为基于语言学层面对话语本身结构和规则的研究;二为基于社会层面对话语与权力的关联进行阐发。批评话语分析(CDA)力图把话语的文本分析与话语的社会政治理论结合起来。尤其是 Fairclough 创建的一套详尽、缜密、见微知著的批评话语分析程序,可以帮助研究者系统地把握具体语篇对世界的再现过程,捕捉其中所嵌入的意识形态。

Fariclough(1992)认为,任何一个话语事件都可以从三个维度加以分析:"语言学传统,与社会结构相关的社会实践的宏观社会学传统,将社会实践看作是某种东西——它由人们在共有的常识过程的基础上积极创造出来并赋予意义——的解释学或微观社会学传统"(p.67),即文本、话语实践和社会实践(见图 1.2),每一个传统对于话语分析来说都是不可或缺的。文本分析侧重词汇、句法、结构;话语实践是社会实践的一种特定形式;社会实践更强调关注话语背后的意识形态和权力关系。

不管是在关于艾滋病的主流话语(如政府文件、媒体报道、学术研究)还是边缘话语(如艾滋病论坛中感染者自己的陈述)中,文本——即话语实践的语言形式——都是最直观可现的。按照 Fairclough(2003,pp. 69-70)的观点,对文本的分析可以被组织在四个主要标题之下:①词汇——涉及个体语词;②语法——涉

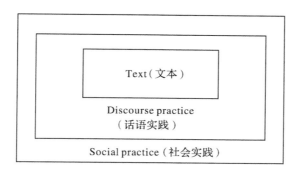

图 1.2　Fairclough 话语分析的三维模型

及与分句和句子连在一起的语词;③连贯性——涉及分句和句子如何被连接在一起;④结构——涉及文本的大范围的组织属性。就此看来,对话语的文本分析似乎是局限于语言学范畴的,但 Fairclough 同时指出,将文本分析框架区分为"指向语言形式"和"指向意义"原本就是一个误区,因为"符号具有社会意义上的动机,……特定的能指和所指的连接存在着社会理由"(p. 69),文本所呈现的特征提供了其生产和意义解释的线索。

话语实践位于三维话语观的第二层。这一层面的研究特别注重话语秩序的运作,包括文本的生产、分配和消费过程。这暗示了文本的动态性,不管是它的呈现、被阅听人所理解还是被消费,始终与社会背景发生着互动、碰撞。就艾滋病话语而言,如艾滋病从"传染病"话语到"慢性病"话语的迁移过程中,什么背景促成了话语替代、哪些主体参与了建构、其后暗含了何种意识形态等问题都值得深究。

在社会实践层面,意识形态——Fairclough(2003,p. 81)将其理解为"现实(物理世界、社会关系、社会身份)的意义/建构"——被彰显到更高的地位上来。话语实践内含于社会实践,因为一方面,话语无论如何都跳不出社会的限制与影响,意识形态会被有意无意地灌注入话语之中;另一方面,大部分社会实践也必须依赖话语来完成,如艾滋病患者想要完成身份确立及与其他成员的联结,就需要通过话语的互动。作为研究者,则必须尤其重视在特定的社会语境中来阐释话语秩序。

第三节　研究内容、方法与创新

在种种主流话语对艾滋病的建构，以及遍及学理、认知和行为层面的话语压制下，感染者仍试图利用网络赋予的有限空间进行自我话语的生产。"传播使人们生活在一个充满意义的世界中"（Hardt，2008，p.40）。在虚拟社区中的感染者可能并不都有鲜明的抗争意图，但当他们进行传播，展开病痛叙事、对话互助和身份认同时，其实就已经在改变原有的艾滋病话语边界。

本书从话语视角出发，旨在通过一个艾滋病论坛的虚拟民族志来研究参与者进行的自我表露、交流互动和公共言谈。从而，研究试图解决以下问题：这一社区在私人话语、互动话语、公共话语三个维度上呈现了怎样的形态？展现了怎样的话语动机与策略？弱势群体如何在现有的文化脉络中发挥能动性，进行身份联结，从而"同病相怜"和"休戚与共"？

具体到个体层面，研究问题得以细化。本书的主体部分试图解决论坛的参与者如何利用话语：①进行患病信息的表露和病痛的自我叙事；②表示忏悔、自责并获得道德宽恕，或进行越轨澄清，或表达恐慌；③重构在线社会资本；④获得信息援助、情感支持、心灵慰藉，解读这些支持哪个更能满足需求；⑤呈现互助和利他的社区图景；⑥解读主流社会加诸的污名、歧视和排斥；⑦进行诗意的、嵌入日常话语的微观抗争，从而形成新的身份认同；⑧讨论与艾滋病相关的公共事务，在这些话语背后，哪些意识形态和权力结构参与了建构。

本章是绪论部分。首先介绍研究意义，进行话题逻辑、空间逻辑和工具逻辑的框架建构和文献综述，并挖掘此前相关领域的研究空白，找到本研究的立足点；随后从 Foucault 和 Fairclough 的话语理论出发，梳理话语在本研究中作为研究对象、研究视角和研究工具的地位；本节介绍全书的研究问题、内容和方法，强调研究的价值和创新点。

第二章从政治话语、媒介话语和学术话语三方面讨论艾滋病主流话语在中国的变迁。首先，通过对关于"艾滋"的 119 条中央政府文件的内容分析和话语分析，讨论政治话语对艾滋病的建构，以及在此过程中的若干话语转向与话语失范；随后，对《人民日报》三十余年来的艾滋报道进行考古式的实证话语研究，观察话语的整体概况与变化，捕捉历年报道的高频语汇，描绘变化曲线，探究主流媒体中艾滋病意义的变迁；最后，讨论国内学术话语对艾滋病的言说，以期发现话语背后的权力、话语立足的视野、话语所及的对象和话语建构的样态。

第三章对研究方法——网络民族志进行从方法论到具体操作层面的说明，并对田野地点进行描述。第一节从时间、空间、对象、主体、内容、伦理等角度对网络民族志研究方法进行梳理；第二节针对本研究进行具体的田野计划与伦理反思，介绍如何采用历时性的潜伏观察、体验观察和访谈来打开研究的"黑匣子"，如何辅以内容分析、社会网络分析等量化手段来透过数据观察社区话语结构，并讨论研究过程中的伦理问题；第三节对田野地点"知艾家园"进行社区架构、准入门槛、匿名保护机制、成员等级、社区归属感、冲突与规则等方面的描述；第四节用社会网络分析对成员的论坛参与进行考察，揭示社区的网络规模、密度和个体在网络中所处的地位。

第四章到第六章是本书的主体部分，从私人话语、互动话语和公共话语三个维度呈现虚拟社区中的话语实践。

第四章分析社区以自我表露为主的私人话语。艾滋病患者在现实社会中普遍是隐藏者，但网络的匿名等诸多特性能促使其进行表露和病痛叙事。本章将以感染者/疑病者在社区中表露的文本为材料，研究表露情况和他们对患病和诊病的故事建构。第一节分析了感染者在隐藏与表露的两难抉择中对网络社区的依赖，并通过对社区表露文本的内容分析来描绘关于行为/症状/病情/情绪等方面的表露分布概况；第二节讨论表露者的自我疾病叙事，研究他们是如何通过叙事来进行艾滋病的意义重构，并将之嵌入日常生活之中的；第三节到第五节关注了三种特殊的表露：查看检测结果的时刻、对既往的忏悔、对艾滋的恐惧。

第五章研究互动话语。感染者或多或少都会承受社会支持的断裂，希望通过病友的交流与互助，获得在线社会支持的修补。第一节从一位感染者的案例出发，描绘了艾滋病群体在感染前后传统社会支持的嬗变；第二节用实证研究讨论在线社会支持的互动框架，揭示哪些因素会影响获得在线社会支持的数量和类别，而这些在线社会支持又会对个体产生何种效果；第三节详细分析了两个帖子串，并对发帖人进行访谈，从"使用与满足"的角度研究他们对论坛的诉求和顾虑；第四节关注"志愿者"的社区参与，从"利他主义"出发，研究助人资本、动机、日常惯习和道德认同，描摹论坛的利他图景。

第六章考察社区中的公共话语。艾滋病的各种特征污名了感染者，社区成员都不可避免地在现实生活中有过这种体验。第一节呈现了感染者所感受和表述的主流话语的压制，包括学理层面的艾滋隐喻、认知层面的污名和行为层面的社会排斥；但他们并没有束手就擒，至少论坛赋予了他们去污名的微观抗争路径。第二节到第四节详细讨论了三类感染者对话语的争夺模式：第一，努力逃离道德漩涡，包括言说艾滋病"慢性病"知识体系、将患病编织于命定逻辑中、为性乱和同性恋正名；第二，嵌入日常生活实践的诗意的抗争，包括进行艾滋相关的文学创作、树立感染者不畏病魔的英雄形象以及对疾病可治愈的想象；第三，就公共问题展开言说，包括对艾滋病社会福利制度的评介、对艾滋相关隐私尺度的讨论和对医患困境的辨析。

第七章是本书的结语部分，综合前文的研究，对艾滋病在网络社区中的私人/互动/公共话语运作进行总结，尤其强调互动话语在重构公共性方面的力量。同时，从批判的视角出发讨论以下问题：在线社会支持的形式是否过于单一，如情感支持是否过多且无用，有形支持是否亟须却缺乏；话语运作在多大层面上具备了自主的抗争意识，还是只是关注个体利益的"喃喃自语"；这些在线话语是否只在网络世界兴盛，有多大的可能对现有主流话语带来冲击。最后，对几个在若干章节都有涉及的问题进行进一步思考：艾滋病的"传染病"和"慢性病"知识体系如何更替；艾滋病言说框架如何从统一走向多元；为什么要从微观层面关注感染者个体和日常生活。

研究主要采用虚拟民族志，在对当前主流艾滋病话语进行考古式的实证话语分析的基础上，对一个国内艾滋病交流论坛"知艾家园"进行为期两年多的田野考察，采用观察、访谈、文本分析、话语分析、内容分析、社会网络分析等多种研究方法，融合质化和量化手段，获得关于艾滋病论坛的一手资料，研究成员在社区中的各种话语行为（表露、互助、抗争）。具体的研究方法将在第二章中进行说明。

本研究的创新之处主要有以下几个方面。

首先，研究问题的创新。艾滋病蕴含的意义极为丰富，还有哪种疾病像它一样，既有传染性、侵入性，又有高致死性；它有漫长的潜伏期，对身体诸器官渐进的摧毁，同时与同性恋、不良性行为、吸毒等污名挂钩。对感染者而言，虽然死亡被提前预知，但实质上他们要面对的是与疾病以及主流话语抗争的漫长过程。以他们为研究对象，是具有现实性和迫切性的，因为他们与普通人相比，怀有更深刻的孤独感、绝望感；在普遍被现实社会排斥的时候，他们更需要通过话语言说来抵抗加诸他们身上的污名。

在网络话语实践的讨论上，前人已经进行了很多尝试，但似乎从没有从一个与身体如此息息相关的、意涵如此丰富的问题入手过。本书对论坛中话语的研究不仅仅是三个层面的呈现，更是具有反思性质的考察。

　　"传播学研究需要走出学科的迷障,以研究问题而不是学科定位为出发点;……传播学需要关注一些人类普遍关心但没有解决好的问题"(吴飞,2009b,p.124)。本研究没有局限在传播学界内,而是立足于传播学,并将触角伸向了社会学乃至医学的领域。感染者作为弱势群体,如何借助公共媒体来进行话语实践,这一研究问题已经跨越了学科的疆界。

　　其次,研究场域的创新。此前已有学者深入田野,走进艾滋病"他者"的世界中,参与观察感染者和高风险人群面临的种种现实问题。但是,对艾滋病虚拟社区的田野研究尚鲜有人涉及,对虚拟社区的话语研究更是少之又少。过往研究对大量散落和隐匿在社会中的感染者的忽略,正是本研究的创新起点。

　　艾滋病论坛是一个绝佳的艾滋群体考察场所,感染者们自觉地聚集在一起,进行自发的互动,这比起一些政府组织或研究者人为建构的互助小组更加天然;同时,虚拟社区中的成员有着不同于现实空间中那些受难的弱势者的话语特征,他们可能更真诚、更坦率、更愿意自我表露,互相的交流更平等,观点的表达更充分。

　　再次,研究视角的创新。从 Foucault 对话语的研究传统来看,艾滋病是一个很好的典例;反过来,对艾滋病的研究,话语分析也是一个新颖的视角。不管是主流话语的压制还是个体的抗争策略,及其背后的权力关系都能通过对文本、话语实践和社会实践三个层面的分析得以揭示,彰显弱势者对话语边界的竞争。

　　当然本研究不是要刻意强调"压制与抵抗"的对垒,毕竟权力是生产性、网状和弥散的,甚至在某些情况下形成话语倒逼与共谋。笔者划分了私人、互动、公共三种话语形式,并在每一种形式中采纳"文本—帖子、话语实践—ID、社会实践—个体"这种 Fairclough 所规划的三维话语分析路径,就是想在这看似混沌的话语场域中找到一个切入点。

　　最后,研究方法的创新。前人对健康在线社区的研究,总是无法摆脱内容分析的路径惯习;对表露、社会支持、社会排斥的讨论,也总是从量化研究来着手。但对艾滋病论坛中每一个个体来说,量化研究显然无法得到全部的精华。通过采用虚拟民族志的方法,能够打开内容分析和量化研究的"黑匣子",让研究者有机会获得深层的经验资料,关注到以往被研究者忽略的社会和心理层面。

第二章　艾滋病主流话语
在中国的变迁

艾滋病是感染者伴随一生的顽疾,是现代社会面临的暗礁险滩,同时也是一个具有充分意涵的研究话题。作为生活世界中的艾滋病,从来不只是一个医学名词,性病学话语、异族文化入侵话语、污染话语等等话语体系在有限的空间中旋转着、流动着、生成着、迁延着,进行着永无休止的战斗、纠缠、角逐和竞争。Van Dijk(1993,p.170)提到,用话语实行社会控制的一个条件是控制话语和话语产生本身。因此,问题关键在于谁拥有产生话语的工具。在艾滋病主流话语的生产与表述中,天然获得话语优势的群体包括流行病学专家、政府官员、新闻媒体和社会科学者,其次则是非政府组织、感染者以及其他民众。

话语是社会化、历史化及制度化的产物。"一种话语就是一种调控权力之流的规则系统"(Brown,2014,p.28),任何一个社会的话语生产都受到一定数量的程序的控制、选择、组织和重新分配。在艾滋话语中,现代性话语、科学话语、社会动员话语、民族国家话语、稳定话语、公共话语、全球治理话语等纷纷参与建构了相关的表述模式和信息网络。

自中国首次报告艾滋病病例以来,"艾滋病由高危人群向一般人群扩散的态势一直在继续"(潘绥铭等,2006,p.85),关于艾滋病的主流话语也不断发生流变,形成了一套关涉医学、政治和社会的知识体系。"一种话语的主题或策略是由这种话语在其中出现的总话语群的实践运动所决定的"(吴猛、和新风,2003,p.208)。在一定时期内,关于艾滋病的诸多陈述所形成的集合成为艾滋话语导向,并表现着社会对艾滋病的认知和想象。

姚星亮和王文卿(2014)认为,AIDS在中国的命名经历了"爱资病""爱滋病""艾滋病"三个阶段,对应着对AIDS问题从"资本主义苍蝇——敌人论"的国家意识形态,到"咎由自取——坏人论"的道德意识形态,再到"多数人社会——害人论"的个体意识形态的转变。潘绥铭和侯荣庭(2014)在对中国艾滋病防治事业进行梳理时提出核心理念的发展是从"救亡"到"健康"再到"幸福":"政治理念是从'御敌'到'负责'再到'维权';社会理念是从'部门合作'到'社会动员'再到'社群为主体';文化理念是从'高危人群'到'去污名化'再到'个人权利伸张';生活理念是从'洁身自好'到'参与社会'再到'公民责任'"(p. 113)。我们用 Foucault 倡导的考古学的方法来梳理关于艾滋病的话语变迁,初衷就是指出所谓"主流话语"并非是自然而就的既定真理,而是某种建构的结果。

第一节　政治话语

政治言说健康与生命,是一项传统。Foucault(2010)早在 20 世纪 70 年代就关注了生命政治的问题,认为政治和权力将生命——尤其是与集体人口有关的生命——纳入自己的考量,通过疾病防控管理来充实话语内涵。他断定"在现代医学的历史性开端,曾存在一种独一无二的、私人的、个体的医学关系,在其经济运作和认识论模式中存在着某种'临床'关系"(p. 88),但"一系列修正、调适和限制逐渐将这种关系社会化,并使它在某种程度上被集体性接管"(p. 88);这与"把疾病视为社会全民的政治和经济难题的考虑"(p. 88)是分不开的。

权力生产话语,话语又为权力所用再生产权力。不过,在关于健康的话语展示中,对生命的管理成了一个中介因素。Foucault 提出的"规训"概念,即是政治对健康问题的一种社会规范和对个体行为举止的规约,最终产生"稳固的系统"和"顺从的身体"。

在中国,关于艾滋病的政治言说常常以制度安排的形式呈现。"制度是指导和塑造未来行为和社会形式的工具"(张晓虎,2013,p. 152)。通过立法、政府部门文件、领导人讲话与活动,权力机关建构着当时的艾滋病知识体系。

政治与经济利益是政府开始对艾滋病问题进行大规模干预的重要原因。对"改革开放成果将毁于一旦"的担忧,使得中国政府相信艾滋病问题是一个"关系经济发展、社会稳定、国家安全和民族兴衰"的问题[①],这促使政治家、领导者和决策者积极投入到预防工作中来。

总的来看,1988 年由七部委联合颁发的《艾滋病监测管理的若干规定》和2006 年国务院下发的《艾滋病防治条例》是艾滋病政治话语在一个时期内的集中

---

① 见《国务院关于切实加强艾滋病防治工作的通知》(国发〔2004〕7 号)。

表现;各种防治行动的规划纲领①规定了各个时期艾滋病工作的官方立场和艾滋病防治的目标、原则、工作策略以及措施;在此基础上,卫生、教育、宣传、财政、民政、司法等部门就这些整体条例和规划展开具体的话语言说,针对不同对象和不同的防治阶段进行了一系列"以言行事"的话语实践和社会实践。

为了研究关于艾滋病中国政治话语的概况和流变,本节于 2016 年 1 月 1 日在北大法意数据库(http://www.lawyee.net),搜索题名为艾滋/爱滋/AIDS/HIV 的中央政府文件,共获得 162 项条目,剔除其中重复的条目 43 项,获得 119 项相关条目。统计其发布时间、机构,并对文本进行话语分析。

一、话语概况

1985 年,中国发现首例艾滋病,患者是来华旅游的阿根廷人;1986 年,四位注射了外国进口凝血因子的血友病患者被发现感染 HIV。艾滋病病例开始零星地在中国境内出现,开启了中国政府"防艾"与"抗艾"的话语实践。1986 年 1 月 3 日,卫生部颁发了第一份关于艾滋病的文件《关于加强艾滋病疫情管理的通知》:

各省、自治区、直辖市卫生厅(局),部直属单位:

艾滋病是一种危害性很大,且日趋严重的传染病,已成为全球关注的公共卫生问题。最近,我国从使用过进口第Ⅷ因子的血友病病人血清中检测到艾滋病病毒抗体,表明艾滋病病毒已传入我国,这一严重情况,各地必须引起重视。为加强艾滋病的管理,特做如下规定:

1. 将艾滋病列入报告传染病内,按乙类传染病管理。各级医院、外宾门诊、卫生检疫所,对过往疫区的就诊人员要密切注意,发现疑似病人,严格检查,及时采取措施,并逐级报告。

2. 全国艾滋病疫情资料统一由卫生部对外公布,各省、自治区、直辖市的疫情资料,由各省、自治区、直辖市卫生厅(局)审定,报卫生部备案。

3. 新闻报道要从严掌握,归卫生部审查,严格把关,以免造成不良影响和不必要的恐慌。

多名学者(吴尊友,1997;彭现美,2004;王陇德,2006;张晓虎,2013)认为,艾

---

① 如《全国预防艾滋病规划(1988 年—1991 年)》(1987)、《中国预防与控制艾滋病中长期规划(1998—2010 年)》(1998)、《中国遏制与防治艾滋病行动计划(2001—2005 年)》(2001)、《中国遏制与防治艾滋病行动计划(2006—2010 年)》(2006)。

滋病在中国的流行大致分为三个阶段。虽然在名称和时间划分上存在微小的差异,但基本都是以报告病例数量和分布为划分依据。从 1985 年到 1988 年、1989 年,学者大多称为"输入期""传入期""散发期",报告的感染病例多为来华暂住的外国人或海外华人,或者有被进口生物制品感染的直接证据,散发在沿海城市;从 1989 年到 1993 年,被称为"扩散期""播散期""局部流行期",这个时期尤以边境吸毒人群感染为主;自 1994 年以来,疫情进入了"增长期""快速扩散期""广泛流行期",病例不再局限在沿海和边境地区,而是发展到大部分省区市,被发现的感染者数目也逐年激增,艾滋病问题成为一项全国性的严峻问题。

（一）数量趋向

在艾滋病议题的政策议程方面,见图 2.1,政府在 1998 年以前只有少量的艾滋病话语规约。1987 年出台了《预防艾滋病规划》,1988 年七部委联合颁发了《艾滋病监测管理的若干规定》,这是最早将艾滋病作为言说对象的系统性规划文件;1990 年,预防和控制艾滋病专家委员会成立,1992 年确立了艾滋病病毒检测实验室,1993 年颁布了艾滋病卫生检疫方案和对策,其主要的言说主题是防范和监测艾滋病的传入。

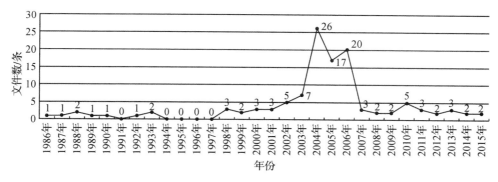

图 2.1　关于艾滋病的中央文件历年分布

1998 年,《预防与控制艾滋病中长期规划(1998—2010 年)》发布,拉开了艾滋病政府话语集中实践的大幕。各部门在预防、宣传教育、患者管理、治疗、监测、药物引进等方面进行具体阐发,政治话语对艾滋病的影响力骤增。

2003 年以来,随着"非典"在中国的肆虐到消散,传染病的巨大杀伤力让权力部门心有余悸,关于艾滋病的研究与宣传教育提上议程。2004 年国务院防治艾滋病工作委员会成立,国家领导人专门发布了关于艾滋病的重要指示。随后两年各部委纷纷响应指示精神,开展以宣传教育为主的预防工作,并建立了防治示范区,对医务人员、妇女、既往有偿献血人员、在押人员、农民工开展检测与防护实践,包括"四免一关怀"①等在内的救助与福利制度也被正式提出,抗病毒治疗和自愿咨询检测得以在全国范围内规范化。2006 年,在积累了一定话语言说资本和实际操作经验的基础上,国务院出台了《艾滋病防治条例》,对当前艾滋病的各项政府工作进行了系统全面的指导,包括宣传教育、预防与控制、治疗与救助、保障措施、法律责任等各方面,也涉及感染者权益保护等内容,取代了 1988 年的《艾滋病监测管理的若干规定》,这一阶段关于艾滋病的政治话语达到了峰值。

2007 年以来,艾滋病的政治话语相对达到饱和,每年相关的文件稳定在 2～5 条,不再占据政府话语的中心,内容大多是对此前文件和规定的完善、补充和修订,文件题名中多见"继续""加强""进一步""第二轮"等字眼。

(二)发布机构

统计 119 个文件的发布机构②可见,26 个文件是由多机构联合发布的,共有 36 个机构——包括国家机构、党政机构和非政府组织、协会参与了艾滋病的政治言说。艾滋病问题事关全局,几乎任何部门都无法置身事外。具有纲领性质的《艾滋病防治条例》列出了四方架构的制度:政府行使主要职责;政府有关部门开展预防控制、宣传教育及行为干预;妇联、共青团、工会、红会等团体以及有关组织配合防治工作;居民(村民)委员会发挥其他作用。2000 年颁布的《国家有关部委局(团体)关于预防控制艾滋病性病工作职责》规定了中宣部、国家计委、科技部、财政部、卫生部、文化部等多部门在防控艾滋病方面的职责归属。

研究发现(见表 2.1),国务院发布了 8 个文件,作为规划性的政治话语,为其他机构的行政奠定了基调,指明了合法、合宜的方向。另外,其专门成立的国务院防治艾滋病工作委员会发布了 9 个文件,作为具有专业性的政治言说。

卫生部门在艾滋病的政治话语建构方面占主导地位,共有 78 个文件由其主导或参与发布,盖因艾滋病本身就源于卫生领域,对公共健康的影响最为明显,卫生部门责无旁贷,也拥有绝对的发言权。

教育部发布了 11 个文件,从对学生的宣传教育处着手参与话语实践;鉴于艾滋病问题对社会经济的巨大影响和防治工作的财政投入需要,财政部发布了 8 个相关文件;另外,肩负调控艾滋病宣传任务的中宣部、广电局、新闻出版总署、

---

① 简而言之,"四免"指免费血液初筛检测,免费抗病毒治疗,(患者遗孤)免费就学,(孕妇患者)免费咨询、复查和抗病毒药物治疗;"一关怀"指关怀生活困难的艾滋病患者及其家庭。

② 以文件发布时的机构名称为准,部分机构已经历了重组、改名或撤销。

文化部等也发布了相应的文件。

表 2.1 艾滋病文件发布机构分布

机构	数量	机构	数量	机构	数量	机构	数量
卫计委	78	人社部	4	税务局	2	商务部	1
教育部	11	广电局	3	新闻出版署	2	发改委	1
国艾办	9	公安部	3	文化部	1	扶贫办	1
国务院	8	中宣部	3	科技部	1	红会	1
财政部	8	团中央	3	外交部	1	工会	1
质监局	8	建设部	2	邮政局	1	工商联	1
妇联	7	司法部	2	民航局	1	工委	1
民政部	6	工商局	2	旅游局	1	个协	1
药监局	4	外专局	2	农业部	1	计协	1

（三）言说对象

统计政府文件所涉及的对象（见表 2.2），发现有 42 份文件（35.3%）有明确的言说对象，其余大部分文件均在宏观层面对防治工作进行调控。

表 2.2 艾滋病文件言说对象分布

言说对象	数量	言说对象	数量	言说对象	数量	言说对象	数量
青少年	12	妇女	10	医务人员	3	在押人员	1
感染者	10	农民工	4	有偿献血者	1	同性恋	1

仅有 10 份文件直接针对感染者这一最应该被重点关注的群体，包括对其管理、治疗、救助的各项政策制度。感染者作为个体的身份在政治话语中未得到凸显和关怀，且多被建构为一个社会问题而非有血有肉的群体。

青少年群体和妇女群体成为较重要的话语言说对象，分别有 12 份和 10 份文件专门涉及这两类群体的艾滋病防治工作，教育部和妇联在其中承担了重要的言说责任。在政府文件的建构下，青少年与妇女是容易受害的群体，是艾滋病防治工作的重点对象，他们"预防艾滋病"可以"健康全家人"，因此需要他们提高自我保护的意识和自我保健的能力。

由于特殊的生存和职业环境，农民工和医务人员也被艾滋政治话语专门提及。既往有偿献血者、在押人员和同性恋也曾被专门提及，因为这些人群是话语所认定的"易感人群"与"高危群体"。他们既是政府应该重点保护的群体，也是具有危险性的"异己"。

二、话语转向

随着社会变迁和各种权力的博弈，关于艾滋病的政治话语不断变化。通过艾滋病政府文件内容和措辞的纵向比较，尤其是对同一部门在不同时间发布的文件以及对跨时段相似主题文件内容的比较，几个话语转向的趋势十分明显。

(一)知识建构：从"无可救药"到"可防可治"

知识从来不是先验的存在，而是由话语所生产和建构的。在 Foucault 看来，知识和权力永远是共生体，知识经过结构化和系统化之后被冠以"科学"之名，服务于意识形态，从而达到社会控制的目的。

关于艾滋病的知识建构不纯然是医学界的责任和权力。一方面，政治话语会通过宏观的监管和微观的运作对医学话语施加影响；另一方面，政治话语也常直接言说知识，以客观、科学的表象不动声色地传达政治目的。研究发现，政府在艾滋病流行的前期较多地涉及对艾滋病知识的界定，确立疾病的正统身份；并在后期对疾病知识进行不断修正与补充。

知识的基本模式由不同时代社会力量的对比所建构。当艾滋病乍然在中国露出狰狞面目时，权力机关将其建构成为洪水猛兽：危害性大、流行广泛、病死率高、无药可治、无疫苗可防。这些极具威胁性的知识使社会"谈艾色变"。

艾滋病是一种危害性很大，且日趋严重的传染病。(《关于加强艾滋病疫情管理的通知》，1986)

艾滋病是近年发现的一种传染病，流行广泛，病死率高。(《全国预防艾滋病规划(1988 年—1991 年)》，1987)

由于人类免疫缺陷病毒能整合到人类染色体上，不容易消除，而目前又没有有效的治疗药物与预防疫苗，故艾滋病便无情地威胁着人类健康。……艾滋病是一种无特效药可治、无疫苗可预防的致死性传染病。(《艾滋病卫生检疫工作对策及其实施方案》，1993)

去掉诸多修饰语，这些政府文件对艾滋病的界定主干是：艾滋病是一种传染病。其"传染"特性，意味着对公共健康的严重威胁。"流行广泛""病死率高"等话语，更强调了形势的严峻。然而，在同一时段的政治话语中，既没有对感染途径有所说明，又承认了医学界的无能为力——"目前没有有效的治疗药物与预防疫苗",所以此时的艾滋病,不可避、不可防、不可治,权力部门束手无策,只能将感染者划为"异己"。

直到1998年,政府文件才对艾滋病病毒的传播途径进行了系统的阐明,也为艾滋病的预防指明了方向:控制性接触、避免血液感染、干预母婴渠道传播。至此,艾滋病从一个无药可救的疾病变成了一个可以预防和控制的疾病。

其至,为了避免歧视,为感染者营造一个宽松的生存环境,也为了防止引起恐慌与谣言,政府还添加了一系列"不会传播艾滋病"的条件话语来平衡负面话语的影响。

艾滋病不会通过空气、饮食(水)传播,不会通过公共场所的一般性日常接触(如握手,公共场所的座椅、马桶、浴缸等)传播,不会通过纸币、硬币、票证及蚊蝇叮咬而传播,游泳池也不会传播。(《关于贯彻落实〈中国遏制与防治艾滋病行动计划〉(2001—2005年)的意见》,2001)

另外,随着医学的发展,艾滋病的治疗话语开始凸显,虽然病毒不能被彻底清除,疾病仍未能治愈,但是感染者已经可以得到医学有效的介入和保护。

已有的抗病毒药物和治疗方法,虽不能治愈艾滋病,但实施规范的抗病毒治疗可有效抑制病毒复制,降低传播危险,延缓发病,延长生命,提高生活质量。(《预防控制艾滋病宣传教育知识要点》,2004)

综上,艾滋病从一开始的不可避、不可防、不可治变为可避(传播途径的局限性)、可防(合理的预防措施)和可治(有效的抗病毒药物)。政治话语对艾滋病的界定逐渐从"传染病"转变为"慢性病"。

(二)政治指向:从资本主义到国计民生

在早期的中国政府文件中,对艾滋病的警惕被指向为对资本主义的批判与防范。政府认为艾滋病是资本主义腐朽生活的产物,只要对资本主义的输入和污染严防死守,一方面做好对入境人员的筛查,另一方面拒绝资本主义的各种生活方式——在当时被认为主要是嫖娼、同性恋、吸毒——就可以把艾滋病拒于国门之外。

一九八九年十月三十一日,卫生部公布了我国大陆公民第一例从性病患者中发现的艾滋病病毒感染者。该感染者在国内有长期性乱,并与外国人有同性恋行为。此人现已在国外。(《关于防止艾滋病传入传出的紧急通知》,1989)

此类政治化的建构方式直接导致了艾滋病的污名。仿佛在社会主义制度下,艾滋病病例的出现就意味着与资本主义斗争的失败。"该感染者长期性乱,并与外国人有同性恋行为"建构了典型地屈从于资本主义享乐的腐朽生活方式，"此人现已在国外"则肯定了排拒感染者的阶段性胜利。基于对政治问题的高度警惕和对社会主义阵线的坚定维护，政府对待艾滋病的处理方式只有"防范""打击"，缺乏"治理""救助"。一些原本值得讨论的干预措施，也因为阶级斗争而被政治话语嗤之以鼻。在一份由卫生检疫总所于1993年发布的文件中，"社会主义国家"被当作否决一些防治艾滋病建议的标准，诸如设立红灯区、发放针头之类的提议由于"不符合我国政治、法律体系"而被认为是荒谬的。所以，防治措施大多只局限于"扫黄打非""缉毒查毒"。虽然外在效果显著，但是这些举措也愈发将"高危人群"推远，使其望风隐匿，更毋论配合防治工作。

我国是社会主义国家，由于艾滋病的出现，在一些学术会议上常有人以"明枪好躲，暗箭难防"的理由提出各种不符合我国政治、法律体系的"建议"，如在我国设立红灯区，承认卖淫是一种职业，要使娼妓合法化等，也有人提议给吸毒者提供消毒针头。（《艾滋病卫生检疫工作对策及其实施方案》，1993）

随着感染人数的增加，阶级意识的淡化，艾滋病的政治色彩并没有消散，但政治内涵发生了迁移，从资本主义的象征变成了对民族复兴的威胁。当时的国家领导人通过探望艾滋病患者和"防艾"医务人员等社会实践，既强调了政治话语对"防艾""抗艾"的有力介入，又展现了政府亲民、爱民形象。

必须把艾滋病防治工作作为一项关系全局的战略性任务，发扬抗击"非典"的优良传统和作风，打一场抗击艾滋病的人民战争。这是实践"三个代表"重要思想，坚持"立党为公、执政为民"的重要体现，是坚持以人为本，落实科学发展观的具体体现，也是中国对国际社会和人类生存发展高度负责的具体体现。（《关于认真学习贯彻胡锦涛总书记、温家宝总理重要指示精神进一步加强艾滋病防治工作的通知》，2004）

建议各级领导在今年12月1日前后，深入艾滋病病毒感染者和病人的家庭，使艾滋病病毒感染者和病人切实感受到党和政府的关怀，体会到社会主义大家庭的温暖，促进消除社会歧视。（《关于做好2005年世界艾滋病日宣传工作的通知》，2005）

防治艾滋病作为"关系全局的战略性任务"，是执政党理念——包括"三个代表""立党为公、执政为民""以人为本""科学发展观"——的践行方式。为此，要"打一场抗击艾滋病的人民战争"，"抗艾"的政治色彩得到填充；对感染者的救助也成为让其"切实感受到党和政府的关怀，体会到社会主义大家庭的温暖"的方式。

（三）全局：从防范到治理

早期中国艾滋病病例极少，且大多是从国外传入的，所以政府基于"保护人民"的考虑，对境外的人员、物品入境严加防范，实行入境强制检测，想要将流行的势头扼杀在摇篮里。

当发现中国不能再置身于艾滋病荼毒之外后，政府迅速认清了现实，并逐步调整了话语，不再依赖对外预防，而强调以监测报告、宣传教育、组织科研为主导的综合治理，艾滋病的公共话语发生了范式转换。

检测与报告体系能够帮助政府掌握全局、了解疫情，以便分析疾病流行动态，反馈信息供各级政府、卫生行政部门和疾病防治机构利用和决策。随着监测与报告实践经验的积累，政府逐渐形成了比较完整与规范的全国疫情信息系统，卫生部于 2004 年启动了"艾滋病网络直报信息系统"。大多数感染者被统一到一个由国家掌控的网络之中。

宣传教育是艾滋病预防的一项有力措施。政府的意图，在于通过大众媒介和学校等机构向公众——尤其是所谓的高危群体——普及艾滋病防治知识，从每个个体的层面减少或者阻断病毒的传播。一开始关于艾滋病的新闻报道强调政府的把控以"避免恐慌"。随后对宣传教育的依仗越来越深，形式愈加多样化，并追求群众的"喜闻乐见"。尤其是在每年 12 月 1 日"世界艾滋病日"前后，媒体关于艾滋病的报道骤增。为了保证这种工作的效果，政府部门还制定了可供操作和评价的硬性标准。

中央电视台和广播电台以及各省级电视台和广播电台，要在黄金时间和主要频道播出艾滋病防治及其相关知识的节目或公益广告，保证每周播出不少于 2 次，并不断增加播出频次；……全国各主要报纸、期刊要定期刊登艾滋病防治及其相关知识的文章或公益广告，保证报纸、期刊媒介每年刊出公益广告的版面不少于发布商业广告版面的 3％。（《全国艾滋病防治宣传教育工作指导方案（2004—2008 年）》，2004）

另外，组织科研系统是防治和最终解决艾滋病问题最重要的后备力量。政府于 1990 年成立了"国家预防和控制艾滋病专家委员会"，2004 年调整为国务院直属的"防治艾滋病工作委员会"。随着防治工作任务的日趋繁重，这一系统成为一个重要的国家部门，并逐渐建立了"艾滋病防治示范区"等创新的组织模式。科研方面，政府始终未停止学术和临床研究的脚步，从向国外学习，加强国际合作，"派出考察组和技术人员出国学习防治艾滋病知识……争取国际援助，用于艾滋病监测、培训、科研和增添设备"[1]，逐渐转变为自主研发疫苗和抗病毒药物，"抗艾滋病病毒药物的国产化，改变了该类药物临床上以进口为主的状况，降低了患者的治疗费用"[2]，同时中医药界对艾滋病防治的贡献也在加大。

(四)个体：从管理到救助

中国是一个相对典型的集体主义国度，个体是薄弱的、渺小的，公共健康拥有对个人权利的绝对优先权。因此一开始艾滋病的相关政府文件极少关注感染者个体，当然这也是由于其时感染者人数较少的缘故。即使谈到了个体，也常常是将其作为需要被限制和打击的对象。似乎只有对他们进行制裁，才能保证主流人群的生命安全，维护公共健康。

20 世纪 80 年代末至 90 年代初的"保守思维"对政府话语产生了潜移默化的影响。在言说艾滋病时，对感染者的管理限制、对高危行为的打击和强制性检测成为主导的应对措施。

加强社会公共秩序的管理，严厉禁止卖淫、嫖宿暗娼、同性恋和吸毒。……对发现的艾滋病病人和抗体阳性者进行现场流行病学调查处理。(《全国预防艾滋病规划(1988 年—1991 年)》,1987)

加强对艾滋病病毒感染者和艾滋病病人的管理，是控制艾滋病病毒传播、保护广大人民群众免受感染的一项重要措施，也是一项政策性很强的工作。(《对艾滋病病毒感染者和艾滋病病人管理意见》,1999)

被收容教育人员、强制戒毒人员入所后，各地公安机关要主动商请当地卫生部门对其进行艾滋病检测；发现艾滋病病毒感染者要配合卫生部门立即予以隔离。……各地要配合卫生部门做好本地区的艾滋病病人收治工作，并配合医疗保健机构、卫生防疫机构及治疗机构做好对艾滋病病人的强制隔离工作，以减少其社会危害。(《关于公安机关做好预防控制艾滋病有关工作的通知》,2000)

最初的政府文件将加强社会公共秩序的管理作为对抗艾滋病的盾牌，在此话语的建构下，卖淫、嫖娼、同性恋和吸毒都是生产和传播艾滋病的"元凶"；一旦发现感染者，需要立即"进行现场流行病学调查处理"。在这里，感染者没有被当成需要关怀和救助的个体，反而是危险的"敌人"。随后，加强对感染者的管理成为 20 世纪 90 年代政府话语的重点，因为这是"保护广大人民群众免受感染的一

---

① 见卫生部发布的《全国预防艾滋病规划(1988 年—1991 年)》(1987)。
② 见药监局发布的《关于抗艾滋病病毒药物进行人体生物等效性试验的通知》(2003)。

项重要措施",可见,感染者是被排除在"人民群众"之外的,是可能对社会安全造成威胁的群体。尤其是作为暴力机关的公安部门,出于公共健康的目的,更是将强制检测、强制隔离作为明确的工作目标。

这一时期固然也不乏关怀患者的话语。但是,正如 Foucault(2010,p.90)所说,"这不是为国民人口某些特别脆弱、特别受到困扰和麻烦的边缘群体提供帮助的问题,而是以何种方式将社会机体的健康作为一个整体建立起来的问题。不同的权力机器被调动起来管理'身体',这不仅是为了从身体上榨取供血服务或是给它们强加各种职责,而是为了帮助并在必要的情况下限制它们以确保它们的良好健康"。从早期的政府文件来看,防止歧视,是为了避免"引起社会不安定的因素";营造友善的生活环境,是为了使其"改变高危行为"。不可否认,这些政策措施是符合当时人们对艾滋病的认知能力与水平的。

防止对艾滋病病毒感染者和艾滋病病人的歧视宣传,要明确歧视不利于预防和控制艾滋病的传播,反而极易成为引起社会不安定的因素。(《预防艾滋病性病宣传教育原则》,1998)

社区要为他们营造一个友善、理解、健康的生活环境,鼓励他们采取积极的生活态度,改变高危行为,积极配合治疗,以延长生命并提高生活质量。(《对艾滋病病毒感染者和艾滋病病人管理意见》,1999)

新世纪以来,随着文化价值的多元化、道德环境的宽松和人权意识的增强,政府文件对待感染者的态度发生了转向。2006年,国务院颁布了《艾滋病防治条例》,取代了此前由七部委于1988年联合发布的《艾滋病监测管理若干规定》。对比来看,《艾滋病防治条例》不仅取消了《艾滋病监测管理若干规定》中对感染者和疑似患者的"隔离措施"和"限制活动自由",而且强调了"禁止歧视"和"政府的关怀救治"。从制度层面为感染者创造了一个人性化的生存环境。

首先,感染者最需要获得的是行之有效的医学治疗和心理援助。政府通过话语规制了医疗机构对感染者的接收,并给予了较充分的抗病毒治疗保障。

强化医疗机构首诊负责制,对诊疗服务中发现的艾滋病患者,做好接诊和相关处置工作,不得以任何理由推诿或者拒绝诊治。(《关于进一步推进艾滋病防治工作的通知》,2013)

自从"鸡尾酒疗法"的应用推广,抗病毒治疗日益规范化。这种医学处理不再局限于个体针对身体情况和经济条件的医疗选择,而上升为一种制度话语,是政府为有需求的感染者规划的"抗艾之路"。相关抗病毒治疗的政府文件对用药、检测、耐药后的换药,以及药品毒副作用和机会感染的处理,都确立了相应标准,使得感染者能够较稳定地获得救治。

其次,感染艾滋病对于个体而言不仅是身体机能的下降,更带来个人和家庭经济的窘境。自从"四免一关怀"政策出台,对感染者的经济救助和生活照顾也成为政府的常规话语,减免了感染者的后顾之忧。这种救助针对"愿意接受社会帮助"的感染者,而并非是强加的。

让生活困难、愿意接受社会帮助的艾滋病病毒感染者、艾滋病病人及其家庭及时得到社会的关心和帮助,感受到社会的温暖,提高其生活质量。(《艾滋病防治项目管理方案》,2010)

最后,"高危群体"也从政治高压中解放出来,获得了相对宽容的活动空间。政府对性工作者、男男同性恋者、吸毒者等这些被认定为更易感染艾滋病病毒的群体的态度从打击转变为干预,干预行为包括安全套的推广发放和针具交换、美沙酮替代疗法等。

从历史的经验来看,为抑制疫情流行而采用打击高危人群的方式实在是缘木求鱼:对性工作者的处罚只会让"明妓"变为"暗妓";对吸毒者的劳教"似乎起不到减少吸毒人员的目的,对控制艾滋病流行也没有明显的效果"(王陇德,2006,p.121);男男性行为者更是很少在公众前露面。高压政策只能迫使高危人群更有技巧地"隐藏"自己。无论是出于人道主义关怀还是基于功利主义的考量,政府都不得不转变措施,采用一些更平等、温和的策略,从而建立多方参与的"防艾"共同体。

一方面,针对卖淫嫖娼行为和男男性行为进行干预。至今,政府仍没有改变卖淫嫖娼是违法犯罪行为的说辞,也从未停止"扫黄"行动。公安机关在执法过程中曾经以携带安全套作为抓捕的证据,使得安全套在情色交易中的使用率愈发下降。直到政府意识到这反而增加了感染率,才开始避免将安全套作为情色交易的证据,推广安全套的使用,提高安全套的可及性,甚至设置安全套的免费发放点。而对男男性行为人群的干预则是由内部发起的,即同伴干预,其效果受到政府的肯定和推广。

各级疾病预防控制机构可根据当地目标人群活动特点,选择目标人群集中活动的场所开展工作;确保在场所内摆放预防艾滋病等性病的宣传材料、设置安全套发售装置和免费发放点,方便目标人群购买和索取;要加强男男同性恋浴池的安全套推广使用工作,提高安全套可及性。(《艾滋病防治项目管理方案》,2010)

另一方面,针对注射吸毒者,针具交换项目和美沙酮替代疗法成为主要的干预措施。"通过固定点交换、送货上门、同伴发放、药店交换等方式发放洁净针具和安全套,回收使用过的针具,使注射吸毒者每次注射毒品时都使用洁净注射器";"要求吸毒人员每天到指定地点,在工作人员监督下口服一定剂量的美沙酮,替代海洛因等类毒品满足吸毒人员的毒瘾"(张晓虎,2013,p. 97),从而减少感染风险。

三、话语失范

统观历年来关于艾滋病的政府话语发现几种失范现象,站在不同立场的言说时有矛盾,在某些领域的言说又常常有所空缺。

(一)话语矛盾

话语矛盾的产生主要是利益博弈的结果。政府需要代表不同利益群体进行话语建构,在感染者的利益和普通公众利益之间进行权衡,但是这种权衡因为机构和社会情况的不同时有摇摆,导致了话语的相互矛盾。

1. 权利保护与权利丧失

随着时间的推移,艾滋病政治言说越来越频繁地强调保护感染者和病人的权利,包括保障他们的人身自由和医疗、教育、就业、获得社会福利的权利。

艾滋病病毒感染者和艾滋病病人及其家属不受歧视,他们享有公民依法享有的权利和社会福利。不能剥夺艾滋病病毒感染者工作、学习、享受医疗保健和参加社会活动的权利。(《对艾滋病病毒感染者和艾滋病病人管理意见》,1999)

但与此同时,政府文件中也不乏对艾滋病患者强制隔离的各种规定,使其在实际上无法享有与健康人平等的权利,进而使得种种不歧视患者甚至给予其就业机会的承诺成为一纸空文。

应对艾滋病患者实行住院隔离治疗。在病程缓解期或因其他原因确实无法住院隔离治疗的,可以设立"家庭病床"。(《对艾滋病病毒感染者和艾滋病病人管理意见》,1999)

2. 知情同意与强制检测

知情同意是政府认可的艾滋病检测的重要原则,为此,卫生部特别于2004年制定了《艾滋病自愿咨询检测工作实施方案(试行)》,规定"要在知情同意的基础上自愿选择是否接受 HIV 检测"。然而同年发布的另一份文件《关于对监狱、劳教所羁押、收教人员全面开展艾滋病病毒抗体筛查的通知》却又强调对在押人员的抗体筛查"要求做到一个不漏……可以健康检查的名义进行",使被检测人员不清楚自己的检测项目,直接否认了"知情同意"的原则;并且,该文件还谈到"在筛查中确诊的感染者,如经 CD_4 细胞检测确定尚不需抗病毒治疗的,其感染状态可暂不告知感染者本人",更是彻底无视了感染者对自身身体状况的知情权。

3. 隐私与实名

政府话语明确提出要维护感染者的隐私,对其感染事实进行保密。因为一旦艾滋身份公开,歧视与污名会随之而来;给个体和家庭带来极度困扰的同时,也将这些人推至社会的对立面,使防治工作雪上加霜。但这一原则在很多具体政府话语的演绎中却遭到了违背。尤其是希望享受到国家福利的感染者,需要在暴露隐私和放弃救助之间做出抉择。

对于希望接受免、减费治疗的病人,须出具本人身份证;农村中的病人须同时出具所在村委会或乡政府或县级疾病预防控制部门的相关身份证明;城市中的病人须同时出具所在居民委员会开具的生活困难证明,并签署未享受基本医疗保险等社会保障制度的声明。(《艾滋病及常见机会性感染免、减费药物治疗管理办法(试行)》,2004)

4. 对高危人群的打击与干预

话语矛盾大多出现在不同的政府文件中,但也可能存在于一份文件之内,特别是在对待高危人群的态度方面,政府的说辞经常会有前后不一致。一方面,以公安部为代表的部门反复强调要对卖淫嫖娼、吸毒等行为和人员进行严厉打击。另一方面,他们又试图通过在娱乐场所发放安全套、提供针具交换来进行干预。事实上,只要政府没有放弃对高危群体的高压管控,干预和宣传行为的对象就往往不敢露面,干预也就失去了价值。

要严厉打击嫖娼、卖淫、贩毒、吸毒现象,同时,借鉴国外成功经验,支持在高危人群中宣传共用针管注射毒品可能引起艾滋病的危害以及推广使用避孕套等防护措施。(《中国预防与控制艾滋病中长期规划(1998—2010 年)实施指导意见》,2001)

(二)话语虚设与空白

早在 1993 年,卫生检疫总所在《艾滋病卫生检疫工作对策及其实施方案》中,就已对其时防控形势远不如现在严峻的艾滋病现象进行了深刻思考,认为围绕着艾滋病出现了很多值得讨论的法律、道德问题:

同性恋是否合法;

对吸毒是禁止还是向其提供注射针头；

夫妻中有一方为艾滋病病毒感染者是否要建议离婚；

明知自己已被艾滋病病毒感染，仍然去卖淫、嫖娼是否要负法律、道德责任；

医务人员由于未注意消毒隔离，使艾滋病病毒传给他人或自己应负什么责任，工作单位应负什么责任；

对感染者，是否要保密，是否要限制其活动；

为了控制艾滋病是否要采取一些强制性的措施，采取这些措施是否侵犯人权，是否会起到相反的效果；

为了减少艾滋病提倡设红灯区，使用避孕套是否道德。

以上问题有一部分直至今日也尚未有定论，或者为政府话语所刻意回避——如同性恋是否合法、合德。也正是因为有这些极具争议性的议题，政府不免左右为难、瞻前顾后，在话语表述方面容易有所失误，或成为一纸空文。

比如，反对歧视作为政府一贯奉行的原则，贯穿在各个时期的政府文件中。然而，歧视在很多情况下是一种态度，因此反歧视的规定常只能流于口号，没有具体的可操作性；甚至政府话语对于什么是歧视，也没有令人信服的界定。

再如，对故意传播艾滋病的法律界定始终模糊不清。尽管大多数文件都要求对故意传播艾滋病的行为进行打击，2006 年颁布的《艾滋病防治条例》规定故意传播艾滋病，构成犯罪的，追究其刑事责任。但实际上，刑法中没有设立"故意传播艾滋病罪"，对于何为"故意"很难进行界定，如何判定传染者"明知道"十分困难，追究何种责任更是莫衷一是。

第二节　媒介话语

1985 年，中国发现首例艾滋病，艾滋病至此进入中国人的视野，相关的新闻报道也开始零星登场。不过此时的媒介话语隐示了置身事外的立场，并没有预计到艾滋病会成为一个梦魇中国社会三十年的顽疾。

很多学者相信大众媒体具有帮助人类社会抗击疾病的力量："当涉及艾滋病时，记者的影响比医生的影响更大"（李希光、周敏，2005，p. 11），因为媒体能够高效地提供关于艾滋病的信息、警示可能产生的严重后果、宣传防御与治疗措施、呼吁人们放弃高危行为、动员更多力量联手"抗艾"。

然而，关于艾滋病的媒介言说从来不是无所指涉的。它的"意义的产制、协商以及权力的争夺无不是以'话语'作为利器"(胡春阳,2007,p. 1)。尤其是大众传媒,更是夜以继日地通过话语言说来生产艾滋病超越医学范畴的社会意涵。不管是建立瘟疫、传染病抑或慢性病的艾滋病知识体系,还是将感染者表征为敌人、受害者还是普通人,在其中都清晰可见媒介话语权力的运作。

既然艾滋病是一项话语建构的产物,那么它的所指就随着话语实践不断发生着流变和迁延;在不同的历史坐标上,艾滋病呈现出截然不同的语义内涵。景军(2006,p. 141)将艾滋病媒体表征比喻为一部"四幕话剧:第一幕是病毒亮相,将对病毒渊源的叙述作为台词;第二幕是风险人物亮相,对高危行为人群予以深度刻画;第三幕是受害者亮相,以艾滋病患者和家庭成员的悲惨命运作为警世箴言;第四幕是救世主亮相,将帮助人类免受艾滋病毁灭的英雄作为舞台人物"。

一、文献回顾:艾滋病报道的研究现状

Brodie 等(2004)以美国四家全国性报纸、三个艾滋病高发地区的区域性报纸和三大电视台为对象,对自 1981 年以来的艾滋病报道的主题、角度、语气进行相当翔实的内容分析。这只是西方关于艾滋病报道研究的一例,实际上,类似的研究从 20 世纪 80 年代起就数见不鲜(如 Dearing 等,1991;Walters & Walters,1992;Hirata 等,2010;Stevens & Hull,2013)。

纵观国内对艾滋病报道的学术探讨,也可见一个比较清晰的实证研究惯习,其中被使用最频繁和成熟的是内容分析。这类研究大多针对某一家或几家媒体——往往是报纸媒体——选取一个或连续或离散的时间段,对艾滋病报道的时间、体裁、主题、语气、消息来源等类目进行编码,并做统计分析,试图发现其中的规律,以管窥艾滋病媒体话语的概况与变化(如陈丹,2002;张自力,2004;许正林、祁晨阳,2007)。这种研究范式在很大程度上受西方研究者的影响。值得一提的是台湾地区学者徐美苓,她与合作者坚持关注台湾地区情境中的艾滋病报道议题,不仅进行报纸文本的内容分析;还通过受众调查和实验设计讨论艾滋病宣传的社会效果(徐美苓,2008)。除系统的、历时性的研究之外,也有部分学者关注艾滋病报道的个案,对一些典型报道,如"感染者结婚"(李琥珀,2003)、"艾滋女谣言"(董天策、刘姝伶,2010)的得失成败进行反思性研究。

从理论视角出发,"议程设置"是广泛使用的一项理论支撑,如肖明(2007)基于议程设置理论对《人民日报》艾滋病报道的研究,发现大众媒体在影响受众感知艾滋病方面颇有成效,但对政策议程的影响极为有限。此外,框架理论亦得到研究者的重视和采纳。刘迅和张金玺(2005)发现中国艾滋病报道从国际框架滑

向国内框架；张明新（2009）通过对后 SARS 时代中国主流报纸的研究，认为艾滋病报道在概念系统层次上主要采用事件框架，在议题层次上主要采用防治框架和政治框架，在文本结构层次上注重采用片段框架；Kiwanuka-Tondo 等（2012）分析了乌干达艾滋病报道的新闻框架，发现民营报纸倾向于采用"预防""行动"和"受害者"框架，而国有报纸更倾向于采用"解决方案"框架；Jung（2013）提取了韩国艾滋病相关报道的六种框架：支持框架、事件框架、人权框架、风险框架、预防框架和生物医学框架。

通过研究，很多学者都获得一个对艾滋病报道阶段的人为划分。Rogers 等（1991）将 20 世纪 80 年代的艾滋病报道划分为初始期、科学期、人性期和政治期。这一分期方式得到了较多学者的认可，中国部分学者在本国语境下进行类似研究，也获得了相似结论，但在具体时间上较美国有所延迟。李希光、周敏（2005）将艾滋病报道分期为：浪漫化阶段、妖魔化阶段和猎奇化阶段；许正林、祁晨旭（2007）将 1995 年之前的报道归纳为初始的冷漠，1996—2001 年为科学但非理性，2002—2005 年则是以政策议程与人性关怀为主；杨慧琼（2009）简化了这种分期方式，以 2000 年为分界点，认为在此之前，媒体以宏观和抽象的方式建构"他者"疾病，在此之后，媒介言论步入专业化和公开化。

较多研究肯定了艾滋病报道对艾滋病知识、态度和相关行为的积极影响。Hutchinson 等（2007）认为媒体报道会在艾滋病知识的增加和污名的消除方面产生积极的影响；Jesmin 等（2013）发现媒体报道是预测女性艾滋病知识的一个重要因素。

相反地，一些学者认为媒体报道对艾滋病的社会、文化和医学意义产生消极的影响。Clark（1992）研究认为，媒体对艾滋病知识的传播固然相对客观，但依然暗示了不道德行为是致病的原因；杨慧琼（2009）更明确地提出"艾滋病报道有一条非常清晰的'他者'线索"（p.58），早期的艾滋病具有泛政治化的色彩，随着艾滋病疫情的严重，政府不得不承认艾滋病在我们中间，但"从价值取向来说，这还是把艾滋病建构为了'他者'的疾病，区别仅仅在于遥远的'他者'变为国内社会的'他者'"（p.55）；Ren 等（2014）的研究也提出了相似结论：新闻报道将感染者标签化，形成对某些社会群体的刻板印象，以此来强化"我们与他们"的对立。

另外，一些批评者将矛头指向艾滋病报道对少数群体的不公正待遇和刻板印象。Stevens 和 Hornik（2014）研究表明，美国的艾滋病主流新闻对非裔美国人的负面影响最大；Kothari（2016）认为艾滋病报道的利益相关者包括政府官员、国际捐助者和异性恋男性，排除了妇女、同性恋者、老年人和其他被剥夺权利的群体。

总结来看,随着艾滋病的报道业态在不同时间和空间里发生变异,关于艾滋病报道的研究日渐丰厚。中国的研究带有鲜明的美国烙印,以内容分析为主要范式,以对感染者的同情和人道关怀为旨趣。然而,过多实用主义的研究遮盖了关键的问题:在媒体对艾滋病报道的遣词排句中,究竟哪些权力参与了运作,哪些话语占据了上风;而根据内容分析结果人为地划分若干报道阶段又带有研究者过多先验色彩。本节以一种对词频统计的历年趋势性实证分析,从话语建构的角度追问艾滋病媒介言说中的权力运作。

二、理论基础:媒介话语的建构逻辑

话语不是一个仅仅由能指符号构成的体系,一方面,它在社会意义上具有建构性,"有助于社会结构的所有方面——这些方面直接或间接地构成或限制话语——的建构,……不仅表现世界的实践,而且在意义方面说明世界、组成世界、建构世界"(Fairclough,2003,p. 60)。

站在话语建构论的立场来看待大众媒介中的艾滋病话语,一些"潜台词"和背后的权力逻辑浮出水面,清晰地表明所谓艾滋病的"主流话语"对艾滋病意涵的巨大影响。艾滋病的表征,是一个话语意义生产的过程。媒介话语的这种特征,使其运作的实际目标明确地指向一种建构,"话语指示的不仅仅是内容的客观程度,还在于表征的一套规则及表征所诉求的秩序"(姚国宏,2014,p. 13)。

本节用 Foucault 倡导的考古学和谱系学的方法来梳理关于艾滋病的媒介话语变迁。胡春阳(2007,p. 17)认为,"现代人要走出'媒介中心论'的自足圈子,站在整体的社会文化体验的角度上,批判性地考察媒介话语对人的经验与文化创造的'统治',……话语分析可以为这种'统治'解魅"。通过对报道语篇中最基本的单位话语的分析,本节探索话语与意义的关系,研究这些话语"强调、推进了什么? 忽略、隐藏、压抑、遗忘了什么?"(胡春阳,2007,pp. 17-18)

除了媒介话语对社会的建构性,如果继续追查话语的生产和言说,可以发现媒介话语也是其他各种话语争斗的场域,为权力系统所建构的。"一种话语就是一种调控权力之流的规则系统"(Brown,2014,p. 28),媒介话语的生产受到一定数量的程序的控制、选择、组织和重新分配。表面上看,生产艾滋病媒介话语的是新闻机构的记者个体,然而,正如胡春阳(2007,p. 136)所说,"作者只不过是一个发声筒,一个话语结构的傀儡";记者身处一个话语网络的权力漩涡之中,无法随心所欲地选择陈述的内容和立场,"话语网络的存在使得主体的创造性让位于这个网络"(吴猛,2010,p.55)。艾滋话语成为社会结构内医学话语、政治话语、学术话语和民间话语等诸多话语博弈的集中表征,当然另一方面,正如前文论述,媒介话语也对各种话语产生建构性影响,如图2.2所示。

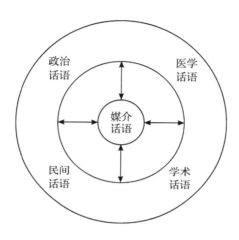

图 2.2　媒介话语与其他话语的相互建构模型

随着社会变迁和各种权力的博弈,关于艾滋病的媒介话语不断发生流变。为了从新闻文本的微观角度考察艾滋病话语的变迁与权力运作的关系,本研究寻求了语料库技术的帮助,因为"语料库分析能展示预期不到的语言型式,从而强化、反驳或者修正研究者的直觉"(Parlinton,2003,p.12)。通过对语料库词频的挖掘,我们可以较为客观地发现不断被重复的语言类型,探求语言背后的建构意义。

三、研究方法:实证的话语研究

实证的话语研究站在质化研究与量化研究两种范式的结合点上,使话语的社会建构性被清楚地揭示。本节一方面通过语料库技术的词频分析和对词频变化趋势的实证研究,探索一段时间内的主要话语,以及历时性的话语变迁;另一方面,通过对具有显著主导性或变化性语汇所属文本及所处语篇环境、社会情境的批评话语分析,考察话语对意识形态的反映。研究预设了这样的立场:艾滋病的意义不是先验存在的,而是经话语生产的。

《人民日报》作为党的机关报,是"党、政府和人民的最权威的媒介话语平台,在攸关党、政府和人民最重要的利益的问题上往往扮演着'定调者'的角色"(李红涛、黄顺铭，2014，p.38），其对艾滋病问题的报道，展现并建构了艾滋病在我国主流话语空间中的基本形态和变迁轨迹。本书于 2016 年 1 月 1 日，在《人民日报》图文数据库中以标题含有"艾滋""爱滋""AIDS""HIV"中的至少一个关键词为搜索条件进行检索，共获得 939 条记录。剔除其中重复的 15 篇[①]，获得共计924 篇言说艾滋病的新闻，按时间顺序排列，作为语料库资源。

首先，对历年语篇数目、篇幅（字数）进行统计，观察话语的整体概况与变化，管窥主流话语对艾滋病重视程度的变化趋势。

其次，用 Rost Wordparser 对语篇总体进行词频分析，以期在大量的媒介话语资料中"找寻规律和话语特征，探寻话语建构过程及媒介话语的传播效果"（赵凌，2013，p.18）。研究选取语料库中词频数在 100 以上的实词语汇，共获得 80个高频词，借此分析何种话语在三十余年的艾滋病报道中得到彰显，哪一些话语被排斥和遮蔽。

再次，按照年份，从 1985 年至 2015 年建立 31 个子语料库，依次检索 80 个高频词汇在各年份语篇中的词频分布情况，并除以该年语篇字数，以便进行历时性的横向比较。通过这项统计，获得一个 80 * 31 的词频占比变化表格。随后用SPSS 19.0 对每一组词频三十余年来的变化曲线进行分析，考察是否有显著的流变趋势，从而完成词汇考古学和谱系学量化方面的分析。

最后，不止于此，研究继续对具有明显变化趋向的词汇进行具体考察，将之放回历年的新闻文本之中，同时置于当时的历史环境和社会文化背景中，通过批判话语分析讨论遣词造句背后的权力运作，及其对社会的建构用意。

依据上述步骤，研究将落脚点放在探索艾滋病主流话语的流变方式上。研究没有将三十余年来的艾滋病媒介话语视为一个整体，也没有进行预先的阶段划分和趋势假设，而是完全依靠实证的话语研究，实现艾滋病话语考古。

四、研究发现

从建构论的视角出发，遵循"实证话语分析"的路径，本书通过对《人民日报》"艾滋病"语料库的考古式研究获得语篇变化、主导话语和话语变迁方面的若干结论。

[①] 重复新闻出现的原因包括：跨版新闻和分版新闻在数据库中被单独列出等。

（一）语篇变化

三十一年来，在《人民日报》中共有 924 篇关于艾滋病主题的新闻，这对《人民日报》而言不过是九牛一毛，因而从来都只能算是媒介话语中的"边缘"和"另类"，是为国计民生或为彰显人道主义关怀而需要定期完成的任务。观察历年报道分布情况可以发现（见图 2.3），1988—1990 年是艾滋病报道的一个小高潮，这段时间艾滋疫情在国内受到了一定的重视，被提到了关乎政治稳定和民族存亡的层面，成为一个影响广泛的公共议题；随后，艾滋病议题的报道每年都会在媒介话语总体中占据一个较为稳定的比例，不温不火；2002 年成为艾滋病报道进入话语中心的一个"拐点"，并在 2004 年达到话语巅峰，"非典"的刺激、"四免一关怀"政策的提出、人们对边缘群体的关注，都是影响艾滋病话语突飞猛进的因素；2005—2007 年，报道数量又逐渐回落，但依旧受到较高重视，《艾滋病防治条例》的出台以及国家领导人走访感染者的政治实践都通过《人民日报》得以表达；2008 年之后，报道重新回到一个边缘的常态中，以"世界艾滋病日"前后对预防和关爱的宣传为主。

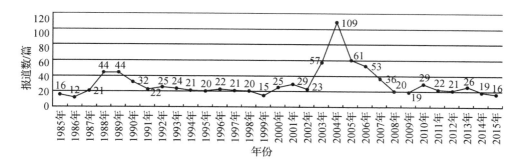

图 2.3　《人民日报》艾滋病报道历年分布

除报道数量外，篇幅也是议题重要性的表征。表 2.3 表明，2000 年之前，艾滋病报道的总字数大约在万字以下；2000 年以来，相关报道均突破了万字，且尤以 2004 年接近十万字的报道为巅峰。从平均字数来看，2000 年之前，报道以短消息为主，篇幅大多短小精悍；2000 年之后，报道类型取向多元，报道平均篇幅在千字左右，较多出现关于艾滋病的深度报道。

表 2.3　《人民日报》历年艾滋病报道数量与篇幅

年份	篇数	总字数	每篇字数	年份	篇数	总字数	每篇字数
1985	16	8226	514.1	2001	29	28343	977.3
1986	12	5201	433.4	2002	23	10513	457.1
1987	21	10584	504.0	2003	57	38449	674.5
1988	44	18100	411.4	2004	109	95729	878.2
1989	44	18680	424.5	2005	61	43740	717.0
1990	32	10979	343.1	2006	53	43264	816.3
1991	22	7165	325.7	2007	36	36591	1016.4
1992	25	8573	342.9	2008	20	30169	1508.5
1993	24	7245	301.9	2009	19	16795	883.9
1994	21	10653	507.3	2010	29	37768	1302.3
1995	20	7763	388.2	2011	22	26540	1206.4
1996	22	8428	383.1	2012	21	24788	1180.4
1997	21	7700	366.7	2013	26	20512	788.9
1998	20	8192	409.6	2014	19	18524	974.9
1999	15	6017	401.1	2015	16	10709	669.3
2000	25	19479	779.2	总计	924	645419	698.5

（二）主导话语

对 60 余万字的《人民日报》艾滋病报道进行词频分析,统计频数在 100 以上的实词语汇共 80 个,见表 2.4。这些高频用词表明艾滋病媒介的主导话语。

在对"AIDS"的命名方面,"艾滋"的词频(12790)①要远高于"爱滋"(253)。这并非只是音译的误差,更是意识形态的修正,"由爱滋生的疾病"这一命名的言下之意被历史所摒弃了。

从报道领域看,作为与健康息息相关的一个议题,艾滋病报道涵盖了较多医学术语,如"药物"(552)、"细胞"(320)、"临床"(289);但同时报道没有脱离社会情境,"社会"(1165)是艾滋病媒介言说所在的场域,并且常是融入日常的"生活"(479)之中的;同时,政治意图在语篇中若隐若现,如"机构"(329)、"政策"(294)、"制度"(105)等包含政治色彩的言说并不少见。

---

① 括号内数字表示该词汇出现在语篇中的频数,下同。

表 2.4　《人民日报》艾滋病报道高频词汇总（字数：645419）

词	频数	词	频数	词	频数	词	频数
艾滋	12790	会议	467	总理	285	红丝带	170
防治	2596	卫生部	465	免费	282	母婴	165
性	2280	联合国	462	温家宝	282	同性	160
患者	1719	专家	426	经济	281	学校	157
感染者	1372	疫情	397	共同	269	农村	156
治疗	1322	北京	382	关怀	259	科研	128
预防	1182	孩子	363	爱滋	253	财政	125
社会	1165	知识	355	项目	248	动员	125
血	1101	儿童	352	帮助	234	消除	124
中国	1033	死亡	348	孤儿	234	抗击	119
政府	939	机构	329	志愿者	229	斗争	118
宣传	716	中医	329	救助	211	胡锦涛	117
教育	667	细胞	320	监测	195	研究所	116
美国	568	河南	318	学生	191	亚洲	115
药物	552	歧视	316	干预	189	社区	115
医院	551	服务	309	资金	184	青少年	114
检测	525	国务院	296	高危	178	总书记	111
疫苗	520	政策	294	救治	173	法律	105
生活	479	吸毒	292	科学家	171	制度	105
非洲	478	临床	289	关爱	171	关心	104

从地域看，"中国"（1033）是话语核心，但"美国"（568）与"非洲"（478）也有较高词频；在国内，"北京"（382）与"河南"（318）是艾滋病话语产制的两个地域中心，"农村"（156）与"社区"（115）是城乡二元结构下艾滋病社会实践的工作地点。

在实践主体方面，机构和一些个体在艾滋新闻中被频繁提及，他们在艾滋媒介言说中占据较高的话语威势。"政府"（939）是新闻言说的主要机构，在看似说话的记者背后，实际上操控话语权的往往是政府部门，包括"卫生部"（465）、"国务院"（296），及能代表政治机构的个人，如"总理"（285）、"总书记"（111）；此外，医疗研究机构及个体同样是话语实践的主体，如"医院"（551）、"专家"（426）、"志愿者"（229）、"科学家"（171）、"研究所"（116）。

被报道者则常常只作为客体存在。最深受艾滋病困扰的是"患者"（1719）、"感染者"（1372）；除这些已然的受害者外，报道亦常常针对一些特殊群体，如"孩子"（363）、"儿童"（352）、"孤儿"（234）、"学生"（191）、"青少年"（114），将之作为防治工作的重点，较少提及真正处于高风险中的"高危"(178)对象。

在艾滋病"性传播""血液传播""母婴传播"三种感染途径中，"性"(2280)的词频远高于"血"(1101)和"母婴"(165)，可见尽管有很多因有偿献血导致感染的案例，媒介依然倾向于把艾滋病建构成为一种性传播疾病，进行与"性"相关的叙事。

若干高频动词可以反映权力部门常采取的措施，最重要的是"防治"(2596)，即"治疗"(1322)与"预防"(1182)并重，可见整体话语对感染者和未感染者大约是平均用力的。其中，对待感染者的措施常包含浓厚的人道情怀，包括"关怀"(259)、"帮助"(234)、"救助"(211)、"救治"(173)、"关爱"(171)、"关心"(104)；对未感染者的预防措施则以"宣传"(716)、"教育"(667)为主，并强调通过对社会疫情的"监测"(195)、高危行为的"干预"(189)等来达成减少感染人数的目的。

（三）话语变迁

为探求词频随时间的变化，研究在 31 个年份语料库中依次检索 80 个高频语汇，获得每一个词的历年词频，并与该年语料库字数做比较，以词频占比的形式进行纵向比较。通过线性曲线估计，发现 38 个词语随时间推移越来越占据话语中心，12 个词语逐渐被淡化，30 个词语无显著变化，见表 2.5、图 2.4。

表 2.5 《人民日报》艾滋病报道高频词汇变化趋势

词	趋势	词	趋势	词	趋势	词	趋势
艾滋	—	会议	↘	总理	↗	红丝带	↗
防治	↗	卫生部	↘	免费	↗	母婴	↗
性	—	联合国	—	温家宝	↗	同性	—
患者	↘	专家	↘	经济	—	学校	↗
感染者	↗	疫情	↗	共同	—	农村	—
治疗	↗	北京	↗	关怀	↗	科研	—
预防	↘	孩子	↗	爱滋	↘	财政	↗
社会	↗	知识	↘	项目	↗	动员	—
血	↘	儿童	↘	帮助	↗	消除	↗
中国	—	死亡	↘	孤儿	↗	抗击	↗
政府	↗	机构	↗	志愿者	↗	斗争	↗
宣传	—	中医	—	救助	↗	胡锦涛	↗
教育	—	细胞	↘	监测	—	研究所	↘
美国	↘	河南	↗	学生	—	亚洲	—
药物	—	歧视	↗	干预	↗	社区	↗
医院	↗	服务	↗	资金	↗	青少年	↗
检测	↗	国务院	↗	高危	↗	总书记	↗
疫苗	—	政策	↗	救治	↗	法律	↗
生活	↗	吸毒	—	科学家	↘	制度	↗
非洲	—	临床	—	关爱	↗	关心	—

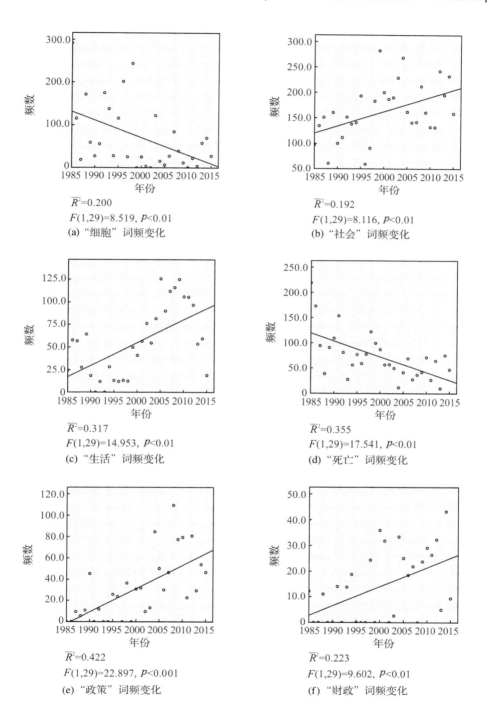

$\overline{R}^2$=0.200
$F(1,29)$=8.519, $p<0.01$
(a) "细胞"词频变化

$\overline{R}^2$=0.192
$F(1,29)$=8.116, $p<0.01$
(b) "社会"词频变化

$\overline{R}^2$=0.317
$F(1,29)$=14.953, $p<0.01$
(c) "生活"词频变化

$\overline{R}^2$=0.355
$F(1,29)$=17.541, $p<0.01$
(d) "死亡"词频变化

$\overline{R}^2$=0.422
$F(1,29)$=22.897, $p<0.001$
(e) "政策"词频变化

$\overline{R}^2$=0.223
$F(1,29)$=9.602, $p<0.01$
(f) "财政"词频变化

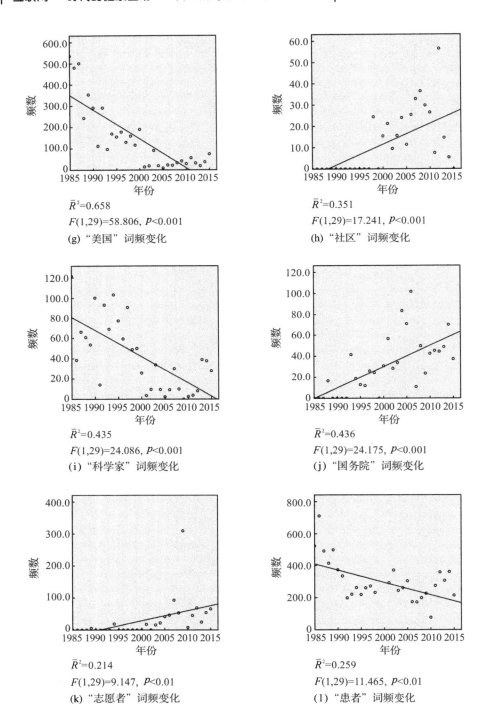

$\bar{R}^2=0.658$

$F(1,29)=58.806, \ p<0.001$

(g) "美国"词频变化

$\bar{R}^2=0.351$

$F(1,29)=17.241, \ p<0.001$

(h) "社区"词频变化

$\bar{R}^2=0.435$

$F(1,29)=24.086, \ p<0.001$

(i) "科学家"词频变化

$\bar{R}^2=0.436$

$F(1,29)=24.175, \ p<0.001$

(j) "国务院"词频变化

$\bar{R}^2=0.214$

$F(1,29)=9.147, \ p<0.01$

(k) "志愿者"词频变化

$\bar{R}^2=0.259$

$F(1,29)=11.465, \ p<0.01$

(l) "患者"词频变化

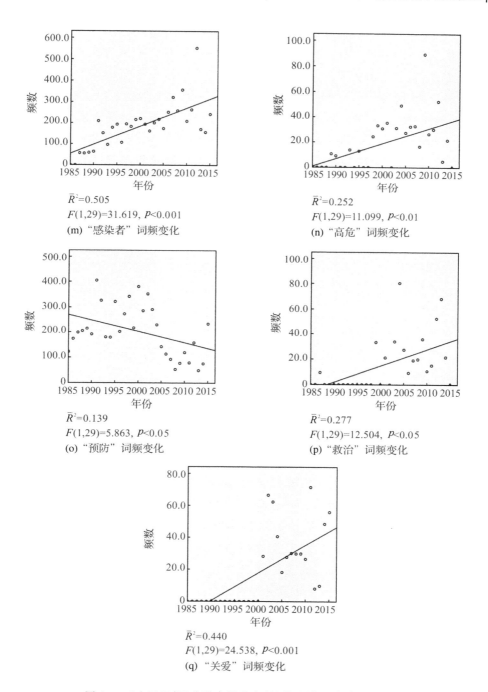

图 2.4 《人民日报》艾滋病报道高频词汇历年词频变化趋势

报道领域方面,随着艾滋病知识的普及,医学话语逐渐淡出视野,报道更多关注疾病在社会情境中的影响,尤其是对个体命运和日常生活造成的伤害。研究发现,代表艾滋病病理和生物学研究的"细胞"语汇在新闻语篇中的出现频率大致呈下降趋势($F(1,29)=8.519,p<0.01$);"社会"($F(1,29)=8.116,p<0.01$)、"生活"($F(1,29)=14.953,p<0.01$)等超越医学话语的词汇使用则有所上升;但"死亡"不再是感染者遭遇的必然结局($F(1,29)=17.541,p<0.001$)。另外,带有政治色彩的言说方式越来越受到艾滋病新闻报道的青睐,诸如"政策"($F(1,29)=22.897,p<0.001$)、"财政"($F(1,29)=9.602,p<0.01$)等词汇出现得愈加频繁,类似的词汇还有"机构""制度"等,媒介不再掩藏自己的政治意图和全局观念。

从地域看,"美国"在报道早期是一个高频词,无论是感染案例还是治疗经验,新闻都倾向于以美国为典型,将艾滋病塑造成一个"美国人的问题";但这一趋向随着时间推移越发淡化($F(1,29)=58.806,p<0.001$),报道的视野收回国内,"美国"不再是一个与艾滋病相关的特殊国度。而作为将防治措施落地的一个社会空间,"社区"的词频呈上升趋势($F(1,29)=17.241,p<0.001$),表明艾滋病已逐渐从与己无关的"他者"疾病转变为一项需要切实投入精力、与居民息息相关的议题。

主体方面,话语权威从拥有知识资本的人转向拥有政治资本的人。早期,诸如"科学家"等词在报道中频繁出现,在言说艾滋病中占据重要地位,但这一话语优势在近年来的报道中不再明显($F(1,29)=24.086,p<0.001$),诸如此类的语汇还有"专家""研究所"等;取而代之的是政治部门在言说力量方面的增强,"国务院"等拥有政治权势的机构开始彰显其重要地位($F(1,29)=24.175,p<0.001$),一些国家领导人,如"总理"等频频现身,尤其温家宝与胡锦涛在其从政时期被频频提及,进行许多与艾滋病相关的政治实践,不管是发表讲话还是走访接触感染者,都带有鲜明意图,操控话语走向,也让艾滋病议题得到更广泛的关注。除此之外,话语参与的主体更趋多元化,"志愿者"($F(1,29)=9.147,p<0.01$)得到关注,彰显社会的利他精神。

当艾滋病的报道涉及具体个体时,与其关涉最深的就是已受其害者。早期被频繁提及的是"患者",指称那些已经成为"他者"的特殊群体;随后,这种象征命运的指称有减少趋势($F(1,29)=11.465,p<0.01$),"感染者"的词频开始上升($F(1,29)=31.619,p<0.001$),"感染"暗示尚未发病,个体仍与病毒周旋,因此需要得到更多社会支持。此外,"高危"词频的上升趋势($F(1,29)=11.099,$

$p<0.01$)表明,那些具有感染风险但尚未受其害的群体也愈发得到新闻报道的关注。

从应对措施来看,可见一个明显的"由防变治"的路径。一开始,媒体强调要将艾滋病拒于国门之外,拒于主流人群之外,"预防"词频较高;但随着感染人数的增加,话语不再一味强调预防($F(1,29)=5.863,p<0.05$),而转变为"防治结合","救治"话语上升($F(1,29)=12.504,p<0.05$);在此基础上,"关爱"等富有情怀的话语也得到彰显($F(1,29)=24.538,p<0.001$),表明对感染者的态度从异己转变为需要帮助的对象,类似有上升趋势的词汇还包括"救助""关怀"等。

五、讨论与结论

艾滋病是媒介言说的一个特殊议题,一方面,它所直接关涉的群体大多隐匿在社会角落里,主流人群对其知之甚少,但另一方面它似乎又从某种意义上上升为一个国家层面的公共议题。媒介对艾滋病的建构,是形成艾滋病社会形象的重要力量,毕竟除此之外,人们较难从现实生活经验中获得相关信息素材。

话语不仅是一种陈述,还是一种社会实践,在生产意义的同时运作权力、规训主体。综合前文,研究建构了艾滋病媒介言说的模型(如图 2.5)。"AIDS"作为言说对象,拥有不同的指称方式和言下之意;言说是发生于政治和日常生活时刻纠缠的语境之下的;在媒介的背后,一些拥有政治、知识和身份资本的主体为"说话"开展了权力斗争;言说的对象从界限分明的"他们"与"我们"转向强调"关爱"和"消除歧视"的"共同体"。

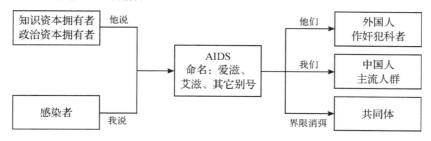

图 2.5 "艾滋病"的媒介言说模型

(一)命名:"爱滋""艾滋"与类属指称

早期的报道以"爱滋"之名指代"获得性免疫缺陷综合征"(AIDS)这一医学疾病,后来除了港台等地区的媒体沿用"爱滋"的命名方式,大多数媒体逐渐改用

"艾滋"作为指称。这种命名的交接并不是一蹴而就、界限分明的。从"爱滋"到"艾滋"有一段时间的重合期。《人民日报》的第一条"艾滋"的新闻是《艾滋病的威胁与人类的围歼》(1986年12月30日)，该文介绍了关于艾滋病的发现、影响、治疗现状及前景，并称"艾滋病不再是世界上一部分人担忧的事了，它已是各国人民都关心的事"。然而在此之后，部分报道仍然使用"爱滋"的措辞，《一外籍人染爱滋病毒在广州市被监护出境》(1989年5月7日)是《人民日报》可检索到的最后一条以"爱滋"为指称方式的新闻。至此，"爱滋"才退出媒介言说"AIDS"的历史舞台。

媒体对这种措辞的替代也未进行正式说明，而是在悄无声息中完成的。在从"爱滋"到"艾滋"的音译变更中，可见一个意识形态的修正过程，说话者将强烈的偏见从命名本身中摘除，标榜中立客观。然而在这背后，能指所带有的道德色彩和社会寓意仍未尽除。1988年已采用"艾滋"为指称方式的新闻评论《艾滋病由爱滋生吗?》说明了这一问题："如果说艾滋病确是一种文化，毋宁说得确切些，是病态的文化和文化的癌症。它是与西方后工业社会同步到来的性病，是一朵爱情贬值的恶之花。……艾滋恰恰不是由爱滋生，而是由并无爱的性泛滥滋生的。"

另外，媒体也以一些类比的方式来指称艾滋病，尤其是早期报道，常将其定义为"超级癌症""20世纪瘟疫""桃色瘟疫""世纪绝症""现代黑死病"。尤以1985年《谈谈"超级癌症"——爱滋病》一文为最：

现在又有一种所谓"超级癌症"——爱滋病，更令人生畏。这种病于1981年首次在美国被发现，后来传播开来。从1981年到今年4月份，美国的爱滋病已有9405例，死亡4533人，余者也都在死亡线上挣扎。这种病被人们称为"新瘟神"、"超级癌症"、"令人惊恐的疾病"或"不治之症"。

诸如此类"别号"的命名方式常常使用一些触目惊心的字眼来称呼艾滋病。"绝症""癌症"等词汇表明了患艾意味着必死无疑、无药可治；"瘟疫"等类比则暗示了艾滋病迅速传播的危险趋势。由此，媒体仅以几个别称就成功唤起公众对艾滋病的关注与警觉，并积淀为一种集体无意识。

直到近两年，媒体又改换了说辞，开始安抚公众对艾滋病的恐惧，修正此前建构的艾滋形象。2014年的两则报道以"慢性病"之名强调艾滋病的可控可治，试图拿掉此前加诸其上的"绝症"头衔。

总体来说，经过数十年的不懈努力，艾滋病的各种治疗方法近期都取得了突破，艾滋病"绝症"的帽子已经被摘下，数百万人的生命得以挽救。(《艾滋病有望摘掉"绝症"帽子》)

近年来,艾滋病治疗科研领域取得重大突破,已上市 30 多种高效抗病毒药物,使艾滋病从一个极高死亡率的"超级癌症"变成一个如同高血压、糖尿病一样可控的慢性病。(《像糖尿病、高血压一样艾滋病已成可控慢性病》)

"慢性病"话语的命名和言说,是以科研领域和治疗方法的突破为基础的。然而除了强调艾滋病的有药可治外,慢性病的归类还体现了主流媒体对艾滋病污名的消解意图,包括可能传染的危险污名和与感染途径相关的道德污名。当艾滋病的主流解释框架从"瘟疫"转变为"慢性病"时,措辞已经从之前的疾言厉色变得温情脉脉,似乎不管是感染者还是社会,都已经并且应该适应与疾病长期和平共处的状态。

(二)环境:政治意图与社会情境

从进入媒介话语的那一刻起,艾滋病就不是客观的医学事物,政治环境总在直接或间接地影响话语表述,参与艾滋病的媒介建构。如"机构""政策""制度"等词汇频现艾滋新闻语篇之中,并且随着时间推移日渐频繁,证明政治环境对艾滋病媒介话语的影响力。

政治对艾滋形象的第一次影响是从对制度差异的强调开始的。在意识形态波动、政治局势不明朗的 20 世纪 80 年代末 90 年代初,媒体借艾滋病在西方国家的盛行来标榜社会主义制度的优越性。防范艾滋病的入侵,也被上升为一项"保护改革开放成果"的政治任务。尤其是政府确信"艾滋病没有入侵中华民族"时,"防艾"成果被作为一项政治成就。

随着艾滋病病例在中国境内的增多,以意识形态为武器的防范话语已无法胜任政治言说的任务,"防艾"被纳入公共卫生体系中,政治力量不再遮遮掩掩,直截了当地表明"保护人民群众生命安全"和"维护社会主义长治久安"的"防艾"政治意图。

为了人民的健康,为保证我国改革开放和现代化建设的顺利进行,必须采取强有力的措施,坚决预防和控制艾滋病在我国的传播。(《加强预防控制完善法规政策全国艾滋病防治工作会议举行》,1996)

为了使千万人免遭厄运,我们必须紧急动员起来,把预防艾滋病作为关注人民生殖健康、关系民族兴旺、国家富强、社会进步的大事抓紧抓好、落到实处。(《积极预防和控制艾滋病》,2002)

大约从 2003 年开始,主流话语大打"温情牌","关爱"成为政治话语影响下媒介话语的主基调,"四免一关怀"作为一项"防艾"政策频频出现于政治文件和领导人讲话中。让艾滋病关联群体"感受到社会主义大家庭的温暖"是对其"消除歧视""开展关怀救助活动"的主要政治意图。可见在措辞转变的背后,不断流变的政治态势和政治任务始终发挥着影响力。

胡锦涛强调,全社会都要对艾滋病患者充满爱心,坚决消除各种歧视和隔阂,广泛开展多种形式的关怀救助活动,伸出援助之手,努力使每一个艾滋病患者都感受到社会主义大家庭的温暖。(《胡锦涛在北京佑安医院考察时强调切实加强艾滋病防治工作真心关爱帮助艾滋病患者》,2004)

除此之外,社会情境也是艾滋病媒介报道所处的重要语境,毕竟不管是病毒的传播、对感染者的影响、应对措施,以及由此引发的社会问题,都是在一个充盈着日常生活的社会网络中展开的。前文的词频研究佐证了这一结论,"社会""生活""社区"等超越医学话语的词汇使用的愈发频繁说明艾滋病报道日益沉浸于社会情境之中,融入社会生活之内。

早期,这种影响主要集中于道德观念的约束力上,报道强调,因为疾病的冲击,人们尝试改变不被主流社会认可的生活方式,回到正统的道德风尚之内。

西方一些人的生活方式和道德观念开始发生变化:对同性恋持公开的反对态度,开始注重家庭价值观念等。特别是在美国,目前一人一生只找一个配偶的现象又开始增多。色情行业由盛而衰。如日本东京最负盛名的吉原红灯区,各家妓院开始变得"门前冷落车马稀"。(《艾滋病"瘟疫"的冲击》,1989)

艾滋病对个体造成的不仅是身体上的打击,更多的是给社会生活带来的困扰。在描述感染者群体的人生境遇时,社会关系是一个难以忽视的存在。家人和其他社会机构的排斥造成其社会支持的断裂,就业和医疗的困境导致其经济来源的极度匮乏,这些都成为媒介言说的背景。

"俺种的蔬菜、水果没人要,这可咋办?""已经定好的亲事一一退掉,后生娶不上媳妇,妮儿嫁不出去,你说急人不急人?"……当最初的恐惧与慌张渐渐被直面现实的清醒与勇气所取代,文楼村的村民们又感到了诸多的无奈和沉重。(《让他们站在阳光下——艾滋病疫区采访札记》,2001)

随着话语的成熟和多元化,更多的社会矛盾出现了。围绕艾滋病这一特殊议题,不同群体有各自的利益诉求,于是媒介对待艾滋病不再是或压制或关爱的单一话语建构。比如2012年《云南昆明某街道廉租房分配公示标注艾滋病患等个人信息引发争议》反映了感染者的个人隐私与社会信息公开之间的矛盾;《患癌就医遭拒隐瞒病情接受手术》呈现了一个特殊的医患现象:因为害怕被拒诊,感染者隐瞒病史就医;《公共浴所,对艾滋病患者说"不"?》展现了另一个论辩:一些社会政策的施行,究竟是对公众安全的维护,还是对个人利益的践踏。

（三）主体："他说"与"我说"

在很长的一段时间中,艾滋病病毒感染者只是报道中没有机会开口说话的客体。言说艾滋病的是拥有政治资本的政府官员和拥有知识资本的学术精英。

1."他说"——话语共谋

艾滋病甫一出现,最先发言或被授意发言的是一批"乐观的科学家"——认为艾滋病"能够在短时间内被攻克"。这些专家拥有高于公众的知识资本,在媒介中充当"传道授业"的角色。但他们所建构的依然不是"透明"的和"自然"的知识体系,而是经过主流意识形态加工的、充满偏见的艾滋病知识:感染是因为个体的行为差池而造成的,个体需要为此承担所有责任。

随着国家意识形态的充盈,那些进行艾滋病研究并取得成就的科学家成为"为国争光的民族英雄"。他们在言说艾滋病方面拥有了更强势的话语地位,最典型的代表人物是何大一。作为发明"鸡尾酒"疗法并获得世界认可的华裔科学家,媒介一方面将之建构为"中国骄傲",另一方面也希望借他之口来传达主流意识形态希望建构的艾滋病话语。

作为权势人物,政府官员从一开始就介入艾滋病言说中来,最普遍地体现为媒体报道领导人在会议、报告和考察中关于艾滋病的言论。虽然言说的主旨几度改弦易张、转变口风,但始终都是与政治主旋律保持高度一致的。这些言论既通过组织层面的"上情下达"落实到各级艾滋病工作的实践中,又向社会表明了政府对于艾滋病的态度。

"四免一关怀"政策前后,政府官员不仅通过"讲话"来建构艾滋病,更通过身体力行传达话语倾向,包括参观医院或展览,走访感染者家庭,与之握手、亲切交谈。

正在北京佑安医院接受治疗的艾滋病患者刘子亮怎么也没有想到,卫生部部长张文康手捧鲜花走进了他的病房。张文康面带笑容,紧紧地握住他的手说:"我代表卫生部来看望你们。现在全社会都在关心艾滋病人,关注艾滋病的防治工作,希望你树立信心,积极配合治疗,让我们一起战胜艾滋病魔。"(《部长来到艾滋病患者中》,2001)

农历大年三十,处处洋溢着节日的气氛。温家宝冒着严寒,沿着积雪泥泞的乡间小路来到芦岗乡南大吴村。在村卫生所,温家宝向医务人员详细了解艾滋病防治工作。他来到正在输液的患者病床前,握着患者的手仔细询问病情,鼓励他们树立信心,坚持治疗。(《温家宝在河南与艾滋病患者共度春节》,2005)

"握手"是一个富有意味的举动,表明社会对感染者的接纳和关爱——既要放下被感染的顾虑,又要抛开对其的道德成见。更何况卫生部部长"手捧鲜花""面带笑容";总理"冒着严寒""踩着积雪"来到患者身边与之"共度春节",都强化了话语的隐含倾向。

在这些政策话语的导向下,艾滋报道呈现多元化,出现了更多以"责任"和"关爱"为基调的话语,言说主体也扩展到社会学者和服务于艾滋病工作一线的医务人员、志愿者。不过,主流意识形态仍然是一根挥舞在媒介背后的指挥棒。

2. "我说"——主流框架的筛选

在早期的艾滋病报道中,感染者的声音常常是被遮蔽的。即使报道提到了某一具体的感染者,也只是将其作为客体。

广州 1 名外籍爱滋病毒感染者,今天在有关部门的监护下离开广州出境。这名 23 岁的男性爱滋病毒感染者,是今年 1 月来广州到一所华侨补习学校读书的。(《一外籍人染爱滋病毒在广州市被监护出境》,1989)

上述消息描述了一名外籍感染者的来华情况和诊断过程,并以将其"驱逐出境"为结局,似乎这样就扫除了危险,保障了国人的安全。至于这名感染者在此过程中有何想法、作何说辞,都是无法进入主流媒体的视野的。这是艾滋病报道的常态,感染者作为对艾滋病体会最深切的群体,却往往是失语的、被代言的。

这种缺失很快在新闻专业主义的修正下得以弥补,甚至新世纪以来,感染者的声音一度成为媒介报道的热点,用以彰显媒体和社会对边缘群体的关怀。这些话语素材"反映出这样一个整体:我们是谁,我们如何自己解释关于健康、疾病和死亡的生活经历"(罗慧,2014,p.74),由此,一个为主流社会所陌生的群体逐渐走到台前。

然而,分析感染者为主体的报道发现,他们虽然从"默不作声"中解脱出来,但其言说的话语仍然是经主流框架筛选的,为意识形态所规训。感染者经常感激涕零地表达对社会关怀的受宠若惊。媒体借感染者的感激之语,传达领导人亲民、爱民的和谐图景。

"我过去对艾滋病很恐惧,现在感觉并不可怕。总书记专门来看我们,还和我握手,更坚定了我战胜病魔的信心。"艾滋病患者小季说起胡锦涛总书记来病房看他的情景,眼睛湿润了。(《"全社会都要关爱他们"——胡锦涛总书记看望艾滋病患者记》,2004)

有些情况下,感染者还通过建构"浪子回头"的形象,成为"自我污名"的帮凶。

市防疫站的胡绍源科长让我认真对待自己的病情,特别是让我知道,一个HIV携带者,要洁身自爱、自尊自强。……现在,我们两个人想尽一切办法去正当地赚钱。……在一次次抵御住各种诱惑后,我们感到什么叫做人,感到人能够有尊严地活着是多么的美好。(《有尊严地活着多美好》,2002)

这名感染者的叙事无异于现身说法,他人的帮助让她明白要"洁身自爱",暗示了先前的感染是由于其行为不端所致。现在她"迷途知返",努力与疾病抗争,并且"正当地赚钱""有尊严地活着"。在类似此种报道的安排下,媒介完成了对群众的警示和对感染者的教育。感染者群体不仅没能通过媒介言说消解污名,反而加剧了社会对感染者的道德指责。

(四)对象:"他们""我们"与界限消弭

艾滋病的言说话语曾经可见一个森严的阵营对垒,主流媒体习惯于用划清与"他们"的界限,来保护"我们"的安全无虞。语言的表征过程是身份的建构、争夺和呈现过程。艾滋病报道的第一类"他者"话语,是从防范外国人开始的。

"美国"是报道早期的一个高频词,在媒体的话语表述下,艾滋病发生在遥远的异邦,"我们"生怕疾病会祸及自身,因此对"他者"的谴责成了最好的保护伞。下述一则报道强调,为了保护"我们",海关检疫等涉外部门必须严阵以待,保护祖国这片净土;个体也需要与这种态度保持步调一致,甚至不要穿"进口的旧衣物",唯其如此,才能保证防线的稳固。

除了海关检疫、医疗机构、旅游和外事等部门要采取措施外,人人都要养成讲卫生的习惯,做到饭前便后洗手,不用公用毛巾,不用别人的刮胡刀;不要穿用进口的旧衣服。(《谈谈"超级癌症"——爱滋病》,1985)

随着国内感染者数量的增多,这种以外国人为"他者"的划分方式逐渐站不住脚。于是,媒体又更换了批评对象,将"中国人"与"外国人"的对立更替为"主流人群"与"作奸犯科者"的对立。在这一话语规约下,于国家而言,打击取缔卖淫嫖娼迫在眉睫,于个体而言,洁身自好是保护自我的最好的武器,盖因感染者大多"放荡""堕落""道德偏差",只要强化社会和个人道德就能够与这些"他者"划清界限。

专家们认为如不及时严厉取缔近年来重又抬头的卖淫宿娼,有效地控制性病蔓延,艾滋病会从妓女嫖客和性滥交这一环节恶性发展,危害许多地区、家庭以至下一代。(《艾滋病蔓延世界危害人类我国专家呼吁全社会动员严加防范》,1989)

部分人的"自由"换来了广大健康人群对艾滋病的恐慌、无奈,造成了不知多少个人和家庭悲剧。因此,要真正减少艾滋病的危害,恐怕需从根本入手,重新呼唤社会对道德的起码尊重,改变畸形的生活方式。(《艾滋病——世纪之交再发警报》,2000)

在这些媒体措辞中,"妓女嫖客""滥交者"等"部分人"是罪魁祸首,他们对"广大健康人群"造成了伤害。借这种对"他们"与"我们"敌对关系的强调,主流话语旨在将"感染者或高危群体排除于传统的医疗照顾系统之外"或"驱赶出主流的道德系统"(徐美苓,2008,p.127)。因此,这段时间的话语十分强调对疾病的"监测"和对青少年的"宣传教育",防止更多的"我们"陷入"他们"的阵营。

直到"四免一关怀"政策的提出,以及国家领导人以关爱为基调的话语与社会实践,媒体又再次转变口风,强调艾滋病问题需要每一个人的共同参与,因为它关涉到社会全体,没有人可以置身事外,"他们"与"我们"的对垒不再那么森严,界限有消弭的趋势。"救助""关怀""红丝带"等富有温情的词汇使用愈加频繁,感染者从异己转变为值得同情和需要帮助的对象。

仅从指称上来看,早先的"患者"被替代为"感染者",可见感染从一个沦为"他者"的"结局"变成一个人生中的"经历",感染并没有意味着立刻被社会抛弃,"他们"仍可作为"我们",与疾病抗争,参与到社会"防艾"事业中来。

一方面,这种转变确实缘于人道主义关怀和对生命伦理的尊重。话语建构了感染者"自己人"的身份,由此呼吁"有治无类",消除歧视和偏见,不以感染途径来区别无辜还是罪有应得。

不论感染者是从什么渠道感染病毒的,他们都是弱者、是受害者,我们都不应该抛弃他们,对他们的歧视是社会的耻辱。(《防治艾滋有治无类》,2012)

另一方面,这一话语建构也包含了功利目的。罗慧(2014,p.75)认为,"艾滋病远不是一种简单的疾病,它造成了艾滋病患者的身体分裂、精神分裂,进而导致社会的分裂,这种分裂不只是关涉艾滋病患者本身,而是关系到我们每一个人"。因此,关爱感染者也就相当于造福整个社会。下述新闻语篇建构了这样一种因果关系,由于歧视,潜在的感染者不愿参与检测,艾滋病的传播更无法控制。

由于歧视,许多高危性行为者不愿接受病毒检测,致使约60%的患者未被发现,这无疑增加了艾滋病病毒传播的风险;由于歧视,许多艾滋病病毒感染者生活困难,而一旦失去生活来源,部分人极易从事传播艾滋病病毒的职业;由于歧视,同性恋群体不愿公开身份,许多人迫于社会和家庭的压力,与异性恋人群结婚,增加了他们感染和传播艾滋病的可能性和危险性。(《清除艾滋病的道德歧视》,2009)

第三节　学术话语

关于艾滋病的学术研究有两个取向,一方面基于医学和临床治疗的科学研究不断取得进展,另一方面社会学领域的研究日渐丰硕和成熟。科学家和医学界从来不能在艾滋病问题上实现"一言堂",社会学者的学术话语同样具有影响疾病的力量——当然在某些特定的场合,科学话语和社会学话语会形成冲突或共谋。

学术话语是一种精英话语,"学者作为知识的生产者,管理者或经纪人,是当代社会最重要的符号精英"(赵凌,2013,p.115)。当来自各个学科的专家在各种因素的综合作用下选择了研究角度,投注了研究热情时,他们的话语陈述规制了关于艾滋的知识谱系,并对政治、媒体和社会产生不可磨灭的影响。

在中国的学术话语场域中,艾滋病问题的确在一定时期和一定范围内引起了社会学者的集体关注,已经造成了一定的社会影响和"话语声势"。本节于2016年1月1日分别以"艾滋""爱滋""AIDS""HIV"为关键词在"中国知网"的CSSCI数据库中检索,剔除重复文献以及与艾滋病明显不相关的文献,共获得1987年至2015年的314篇相关研究论文。

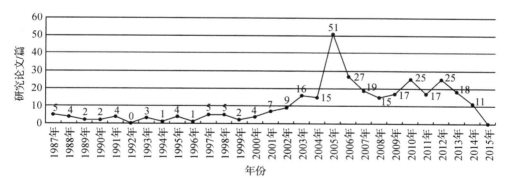

图 2.6　CSSCI 收录的艾滋病研究历年分布

从时间分布上看(见图 2.6),2000 年以前,关于艾滋病的学术研究一直不温不火。从 1985 年中国发现首例艾滋病以来,经过一年多时间的沉淀,1987 年开始有 5 篇论文从社会学的角度讨论艾滋病问题;直到新世纪之后,探讨艾滋病的论文大幅度增加,尤其是 2005 年随着"非典"的刺激和"四免一关怀"政策的号召,学术研究达到巅峰,该年度有 51 篇关于艾滋病的论文;随后从 2005 年到

2012年，相关探讨一直保持较高的热度，虽有回落，但整体上呈平稳态势；但2012年后，对艾滋病的研究逐年降温，究其原因，可能各个领域已对艾滋病进行了比较充分的讨论，研究趋于饱和，学术话语呈现一个比较成熟的样态，在现有的背景以及研究理念和方法下，很难再推陈出新。

纵观诸研究，清晰可见多学科融合的特点，医学、社会学、人类学、心理学、传播学等诸学科纷纷找到自己的切入点。研究地区遍布世界各地，遍及城市/乡村，线上/线下，多地点/单地点，也有医院、学校、职场、戒毒所等独特的空间。研究对象包括老人、妇女、儿童、健康人、患者、家属、医务人员、志愿者、同性恋者、有偿献血者，不胜枚举。研究的意义可以是学理层面的，也可以是实践层面的，可以针对个体，也可以涉及群体、组织，乃至社会。本节试图探索关于艾滋病的国内学术话语概况和转向：对314篇论文的发表时间、主要学科、第一作者机构、资金支持、研究对象、感染途径、研究地域和社会空间等类目进行内容分析，用SPSS 19.0对相关统计结果进行处理；并用Rost Wordparser软件对314篇论文的关键词进行词频分析；再对论文内容进行具体考察。

一、话语背后的权力：研究议题、机构与资金支持

艾滋病是一个医学问题，但作为一种疾病，从被发现至今，它所承载的社会内涵早已溢出了医疗卫生领域，向社会学、人类学、心理学等学科蔓延。从研究文献的学科方面来看，"研究已涉及生物科学、临床医学、流行病学、预防医学和社会科学5个主要基本学科中的288种学科分类领域"（高云、王曙光，2005，p.116）；根据高一飞（2008）的总结，超越医学的艾滋病研究主要有三个方面：一是文化视野中的艾滋病，探讨文化背景与艾滋病建构之间的关联；二是政治经济视野中的艾滋病，讨论政治经济与艾滋病流行的关系；三是艾滋病脆弱性理论，研究当对自己的健康失去控制时，个人、干预项目、社会文化等因素的变化。

考察艾滋病文献的主要研究议题，并关注这些议题背后的研究机构和资金支持，可以管窥参与话语建构的权力博弈过程：哪些力量在主导着艾滋病的学术话语？哪些力量正在上升？哪些力量有所衰减？

就研究议题而言，很明显艾滋病的社会学研究是一个学科融合视野下的命题，其一端是医学/科学话语的参与，我们所要考察的是与其交叉的另一个主导学科是什么。参照314篇论文的发表期刊、学科分类号和文章内容，本研究将其除医学外的主导学科分为9个类别：政治、宗教、经济、社会、法律/伦理道德、传

媒、教育、心理、其他。研究发现（见表 2.6），关于艾滋病流行的社会问题在相关学术话语中占据最大比重（40.8％）；关于艾滋病的政治（16.0％）和心理（10.8％）研究也较为频繁；再次为相关的法律或伦理道德讨论（8.9％），疾病知识的教育（8.0％）以及媒介对该问题的报道趋向（4.8％）；此外还有少量研究涉及宗教（1.6％）、经济（1.3％）等领域。

表 2.6　艾滋病研究学科分布（$N＝314$）

学科	数量/篇（比重/％）	学科	数量/篇（比重/％）
社会	128(40.8)	传媒	15(4.8)
政治	52(16.0)	宗教	5(1.6)
心理	34(10.8)	经济	4(1.3)
法律/伦理道德	28(8.9)	其他	23(7.3)
教育	25(8.0)		

　　为考察各学科在艾滋病问题研究上的历时性，本研究将论文发表时间从 1987 年到 2015 年分别赋值为 1 到 29，然后将各篇论文是否涉及各学科赋值为"0（未涉及）/1（涉及）"，将时间赋值和学科赋值两者进行相关性研究。研究发现（见表 2.7），政治作为与艾滋病息息相关的一种话语，随着社会的发展和艾滋病研究的推进不仅没有减弱，反而在研究中的影响力日益加重（$r＝0.141, p＜0.05$）；宗教对艾滋病的关注程度也略有加深（$r＝0.123, p＜0.05$）；起初教育学热衷研究对学生或其他特殊人群艾滋病预防知识的教育问题，随着艾滋病知识的普及，这类研究的参与程度有所下降（$r＝-0.126, p＜0.05$）；其余学科在不同时期的参与程度上没有统计学意义上的变化。

表 2.7　艾滋病研究时间赋值与各学科赋值相关性（$N＝314$）

时间 * 学科	Pearson 相关性	显著性（双侧）
时间 * 社会学	0.056	0.320
时间 * 政治学	0.141* [①]	0.013
时间 * 心理学	0.103	0.067
时间 * 法律/伦理道德	-0.055	0.332
时间 * 教育	-0.126*	0.026
时间 * 传媒	0.026	0.648
时间 * 宗教	0.123*	0.029
时间 * 经济	0.000	0.995

① ＊:$p＜0.05$;＊＊:$p＜0.01$;＊＊＊:$p＜0.001$,下同

考察艾滋病的研究主体可发现(以第一作者的所在机构为依据),见表 2.8, 62.7％的研究者来自高校,13.7％的研究者来自研究机构,这些科研机构是艾滋病学术话语的主要言说主体;同时,党政机关(7.3％)偶有参与,对现实的防治问题展开经验研究、观点阐发和学术讨论;国际机构(3.5％)也对中国的艾滋病问题予以关注,并试图通过学术话语发出声音。

表 2.8　艾滋病研究主体分布($N=314$)

研究主体	数量/篇(比重/%)
高校	197(62.7)
研究所	43(13.7)
党政机关	23(7.3)
国际机构	11(3.5)
其他或无法判断	40(12.7)

同样,将各篇论文的第一作者是否为某研究主体赋值为"0(否)/1(是)",与赋值为 1～29 的时间进行相关性研究,发现(见表 2.9)高校作为研究主体参与艾滋病的学术讨论日趋增加($r=0.428$, $p<0.001$),而研究所($r=-0.112$, $p<0.05$)和国际机构($r=-0.134$, $p<0.05$)对该问题的学术参与有所下降;即艾滋病在中国流行的初期,研究所和国际机构是重要的学术话语来源,随着研究的深入,高校成为中国艾滋病研究当之无愧的主战场。

表 2.9　艾滋病研究时间赋值与各研究主体赋值相关性($N=314$)

时间 * 研究主体	Pearson 相关性	显著性(双侧)
时间 * 高校	0.428***	0.000
时间 * 研究所	−0.112*	0.046
时间 * 党政机关	−0.010	0.866
时间 * 国际机构	−0.134*	0.018

部分研究获得了各类项目资金的支持。资金的来源从某种意义上决定了该研究背后的权力机构:谁出资赞助关于艾滋病的研究,谁就在艾滋病的学术话语中掌握了主导地位。研究发现(见表 2.10),有 120 个研究(38.2％)获得项目经费支持,其中一些项目同时有多种类别的资金来源。国家资金支持了数量最多的研究项目(23.6％),国家话语在艾滋病学术话语中处于巨大优势。国际资金(11.1％)和地方资金(9.9％)也支持了部分研究,国际力量与地方力量参与到艾滋病学术话语的建构之中;还有少数研究得到高校资金(3.2％)的支持。

表 2.10　艾滋病研究资金支持分布($N=314$)

资金类型	数量/篇	占有资金支持研究的百分比/%	占总研究的百分比/%
资金支持总数	120	—	38.2
国家资金支持	74	61.7	23.6
地方资金支持	31	25.8	9.9
国际资金支持	35	29.2	11.1
高校资金支持	10	8.3	3.2

再次将各篇论文是否获得各类资金支持赋值为"0(否)/1(是)",与赋值为 $1 \sim 29$ 的时间进行相关性研究。研究发现(见表 2.11),随时间的推移,是否获得资金支持与时间呈显著的正相关($r=0.429,p<0.001$);其中是否获得国家($r=0.381,p<0.001$)、地方($r=0.213,p<0.001$)和高校($r=0.118,p<0.05$)资金都与时间呈一定的相关性,仅有国际资金支持与时间没有显著相关;即随着时间的推移,越来越多的国家、地方和高校力量加入艾滋病学术话语的言说行列之中。就中国艾滋病问题而言,以国家为代表的本土话语力量正在加强。

表 2.11　艾滋病研究时间赋值与各资金支持赋值相关性($N=314$)

时间 * 资金支持	Pearson 相关性	显著性(双侧)
时间 * 资金支持	0.429***	0.000
时间 * 国家资金支持	0.381***	0.000
时间 * 地方资金支持	0.213**	0.000
时间 * 国际资金支持	0.066	0.247
时间 * 高校资金支持	0.118*	0.036

二、话语立足的视野

用 Rost Wordparser 对 314 篇样本论文的关键词进行词频分析,发现关于艾滋病的中国学术话语清晰可见一个宏观研究视野,同时也夹杂着以群体为对象的中观视野和以个体为对象的微观视野。在剔除"艾滋病""艾滋""HIV""AIDS""免疫缺陷""病毒""问题""研究""理论"等艾滋病研究的固定语汇后,共获得 42 个频数在 10 以上的艾滋病学术话语常用词汇(见表 2.12)。

表 2.12 艾滋病研究高频词汇(字数:7848)

词	频数	词	频数	词	频数	词	频数	词	频数
社会	65	防治	23	流行	16	患者	13	全球	11
性	56	健康	23	人类学	16	医学	13	文化	11
教育	36	影响	22	流动	15	模式	13	妇女	11
传播	33	宣传	20	风险	15	疾病	13	生活	10
行为	31	卫生	20	中国	14	组织	13	吸毒	10
预防	30	心理	19	知识	14	歧视	13	安全	10
感染	28	儿童	17	世界	14	污名	12		
人口	26	人群	17	孤儿	13	感染者	11		
高危	23	公共	17	干预	13	态度	11		

将 42 个词汇归于宏观、中观、微观、无法判断四类(见表 2.13),与此同时请另外一名研究者对词汇所属视角类别进行判断,计算编码的 Krippendorff Alpha 一致性(Krippendorff,2004)为 0.83。

表 2.13 艾滋病研究高频词汇视角归类

视角	语汇
宏观	中国、世界、全球、公共、社会、人口、人群
中观	妇女、儿童、孤儿、高危、性、吸毒、干预、防治、宣传、教育、预防、知识
微观	患者、感染者、感染、心理、行为、生活、歧视、污名
无法判断	疾病、健康、医学、人类学、卫生、文化、传播、模式、组织、流行、流动、安全、风险、影响、态度

宏观层面,研究立足"中国"(14),同时放眼"世界"(14)与"全球"(11)。艾滋病的"流行"(16)作为一项"公共"(17)问题,因其对"社会"(65)、"人口"(26)、"人群"(17)不可忽视的影响而引起研究者的关注。

中观层面,研究对象集中于某些特定群体,如"妇女"(11)、"儿童"(17)、"孤儿"(13),或"性"(56)、"吸毒"(10)等"高危"(23)群体。研究的重点在于以这类人群为主要目标的"干预"(13)和"防治"(23)措施,包括"宣传"(20)、"教育"(36)等,以达到"知识"(14)通晓和"预防"(30)的目的。

微观层面,作为"患者"(13)和"感染者"(11)的个体被置于研究的中心,一方面,其"行为"(31)与"心理"(19)状态乃至"生活"(10)境遇被话语所凸显,另一方面,他们所受到的外界的"歧视"(13)与"污名"(12)是研究的重心。

三、话语所及的对象

考察研究对象发现(见表2.14),有14.6％的论文针对感染者,8.3％的研究对象是家属。研究直接切中对艾滋病问题最有切身体会的一群人,站在他们的立场展开学术分析。研究主要集中在对患者、感染者和家属的生存环境和人生境遇方面:包括他们所遭受的污名、社会支持的断裂与重构。研究者往往走进感染者聚集的田野空间中,考察艾滋病作为一项生活事件对于个体的意义。

11.5％的研究针对艾滋病"高危人群",包括同性恋人群、商业性行为者、吸毒人群等。这些人客观上属于易感人群,是社会"防艾"教育和干预的重点目标,将其作为研究对象是有很强的现实意义的,但同时过于频繁的此类研究本身也传达了一种带有偏见的价值观,深化艾滋病污名。

有14.6％的论文以一些特殊群体为研究对象,如女性、流动人口等。他们不是直接的"高危人群",却由于其在社会中的特殊意义——往往是带有弱势色彩的意义——而吸引学界的研究兴趣。在父权制为主体的话语体系下,女性处于不利的经济、文化和社会地位,较之男性,不管是在生理结构还是社会舆论方面都更容易受到艾滋病传播的影响。尽管到目前为止感染者的性别比例上还是以男性占优,但越来越多的研究开始关注到天然弱势的女性群体。另外,尽管人口流动本身与艾滋病并无直接关联,但是这些常常被视为"社会不安定的因素"的"边缘人"通常是"防艾"工作关注的重点对象,因为研究者认为他们缺乏社会融入感,孤独、寂寞、好奇,极易发生高风险行为。

表 2.14　艾滋病研究对象分布($N=314$)

研究对象	数量/人(比重/％)
总体	160(51.0)
感染者	46(14.6)
家属	26(8.3)
高危群体	36(11.5)
特殊群体	46(14.6)

进行历时性的研究对象考察发现(见表 2.15),随着时间推移,将艾滋病作为一个总体的研究逐渐淡化($r=-0.202, p<0.001$),取而代之的是针对特定个体或群体的研究,尤以对感染者($r=0.128, p<0.05$)及其家属($r=0.199, p<0.001$)的研究最受关注。

表 2.15　艾滋病研究时间赋值与各研究对象赋值相关性($N=314$)

时间 * 研究对象	Pearson 相关性	显著性(双侧)
时间 * 总体	−0.202***	0.000
时间 * 感染者	0.128*	0.023
时间 * 家属	0.199***	0.000
时间 * 高危群体	0.078	0.166
时间 * 其他群体	−0.068	0.230

四、话语产制的空间:地域空间与社会空间

在不同的地域中,艾滋病的流行传播具备不同的文化土壤。研究发现(见表 2.16),国内关于艾滋病的研究成果产制于不同的空间,除 12.7％ 的研究针对国外某一特定文化环境外,其余研究都以国内语境为研究视角,使艾滋病研究本土化、落地化。将国外视野/国内视野的研究分别赋值为 0/1,与时间赋值进行相关性比较,可发现早期研究大多将艾滋病作为一个外来物种,关注国际情境,随着时间的推移,对本土艾滋病问题的研究日渐丰裕($r=0.231, p<0.001$)。大部分研究者认为,中国的艾滋病问题具有"中国特色"的独特性。潘绥铭等(2006)认为艾滋病是基于中国的社会问题而出现的,具有鲜明的社会选择倾向;夏国美(2006)则指出独特性表现于中国政府采用的严厉防控和打击策略。

具体考察国内视域的研究,发现大多论文的研究空间为国内总体(69.1％),这类研究大多高屋建瓴,对艾滋病的政治、社会、法律等问题进行宏观的反思论辩。还有一类研究集中于具有特殊意涵的艾滋病传播地域,往往是高风险地区。第一,主要是边疆等毒品流动频繁和少数民族聚居区域,如云南(6.4％)、四川(1.6％)、广西(1.3％)、新疆(1.0％),这些地区艾滋病的流行"既有贫困、吸毒、卖淫等客观原因,也有独特的社会文化根源"(邬建立,2009b,p.86);第二,河南(1.9％)等地的研究主要针对因有偿献血而感染的艾滋病群体;第三,还有部分研究关注到了艾滋病传播的亚型地区,往往是人口密集的大城市,如广东(1.3％)、北京(1.0％),这些区域人员流动频繁、人口组成复杂、文化价值多元,

艾滋病的讨论既有广阔的空间又有迫切的必要。

表 2.16　艾滋病研究地域空间分布($N=314$)

地域空间		数量/篇(比重/%)
国外		40(12.7)
	云南	20(6.4)
	河南	6(1.9)
	四川	5(1.6)
	广东	4(1.3)
	湖北	4(1.3)
国内	广西	4(1.3)
	北京	3(1.0)
	新疆	3(1.0)
	其他	8(2.5)
总体/无法判断		217(69.1)

另外,社会空间的区分也是艾滋病学术话语的不同类别。农村与城市是两个相对的空间概念,农村代表相对稳定社会联结的自然空间,10.5%的艾滋病学术话语产制于中国农村的视域之下(见表 2.17)。正如景军(2005,p.37)所言,"中国农村的特质决定了中国的艾滋病与乡土文化有着密切的关系"。研究者常常走进艾滋病"他者"的世界中去,参与观察患者、感染者和高风险人群面临的种种现实问题,如生存状况和社会关系的变化,以及"熟人社会"的污名控制。

与此相对,关注城市艾滋病的研究较少(4.8%),盖因城市感染者大多隐藏在各个角落,无法为研究者所捕捉,针对城市艾滋病问题的研究大多流于宏观层面。尤其是在中国,社区所能发挥的作用微乎其微,分散的个体很难为一个真实的社区空间所组织,艾滋病研究失却了坚实的根据地。

随着互联网技术的发展,网络成为一个绝佳的艾滋病群体考察场所。患者们在匿名和身体缺席的庇护下,自觉地聚集在一起,坦率地表露病情,并进行自发地互动;关于艾滋病的网络讨论也呈现与现实社会不同的样貌。但到目前为止,对虚拟空间的艾滋病研究相对匮乏(1.0%),仅有的研究或关注"艾滋谣言"在网络中的生成与治理(董天策、刘妹伶,2010;黄卫星、康国卿,2011);或关注虚拟空间对艾滋病污名的影响(耿柳娜、赵群,2013)。

表 2.17　艾滋病研究社会空间分布($N=314$)

研究对象	数量/篇(比重/%)
总体/无法判断	259(82.5)
农村	33(10.5)
城市	15(4.8)
虚拟空间	3(1.0)
其他	4(1.3)

五、话语建构的样态

总体而言,国内的艾滋病研究呈现中国独特的话语样貌。在全球意义上,艾滋病的危害在于经济、人口等表象问题;但在中国语境下,文化与价值取向使其成为一个带有浓厚"中国味"的社会问题,它的流行"不是艾滋病病毒'自然地'传播结果,……是基于制度、组织、文化、社会环境、思想信仰等社会发展中的负面因素而产生并加剧的问题"(潘绥铭等,2006,p.86)。

(一)个体境遇与社会结构

早期的艾滋病研究往往将感染看作是个体或群体行为偏差的结果,这也是针对特殊群体的干预和同伴教育成为艾滋病防治主要模式的原因。世界卫生组织在中国大力推广的"KABP"问卷调查个人对艾滋病的知识程度(knowledge)、具体态度(attitude)、信念取向(belief)和实践行为(practice)。张晓虎(2009,p.35)在对国内艾滋病研究进行综述时谈道:"建立在统计学基础上的研究结论有一个共同的前提假设,即中国的艾滋病问题是个体行为问题,而个体行为的改变取决于对相关知识的掌握程度,社会因素并没有被真正纳入分析问题的框架。"

但个体行为总是沉浸在社会结构之中的,受社会文化的制约与影响。研究者逐渐认识到这种专注于个体层面的艾滋病风险研究忽略了社会文化整体,艾滋病的学术话语从关注个体境遇转向了对产制艾滋病的社会结构与文化情境的剖析。Parker(2001;转引自周如南,p.147)划分了艾滋病研究的三个范式:"个人心理分析"关注与感染相关的个人行为;"文化分析"注意到与艾滋病防控相关的性行为以及形塑性行为的文化系统;"综合分析"主张疾病应在文化意义中解读,艾滋病易感性的结构因素、社会不平等和政治经济学等被引入艾滋病研究视野。

王曙光(2005)认为,个体的艾滋病感染风险结构在特定的社会制度和文化体系中。崇尚人文取向的研究者关注了弱势者和失权者在当下文化语境里的感染风险,尤其是嵌合在社会资源分配失衡、城乡结构性缺陷、族群文化差异等社会背景里的个人境遇。随着政治经济和社会文化的变迁,大部分农村居民一方面日益加深着对市场的依赖,另一方面自身的调适能力却比较有限,在新的经济环境中缺乏知识、财富等社会资本,只能通过身体——肉体与血液参与交换,同时将自己暴露于感染 HIV 的风险之中。

(二)道德意味的流失

早期的艾滋病研究带有浓重的道德论辩色彩。研究者(洪嘉禾,1988;书勤、哲普,1990;李传俊,1994;王殿卿,2000)普遍认为艾滋病是一种寻欢作乐病,道德堕落是引发艾滋病问题的根本原因,呼吁要通过强化洁身自好的道德教育来筑造"防艾"壁垒。

这些文章首先肯定了艾滋病与性自由的关联,并以此作为指摘"西方腐朽生活方式"的证据。"爱滋病和西方腐朽的生活方式紧密地联系在一起;正是西方的'性自由'、'性解放'、同性恋使爱滋病迅速地得到蔓延"(洪嘉禾,1988,p. 34);"艾滋病这一超级性病的产生和流行主要是由不好的性生活方式引起的。……60 年代中期'性解放'在美国的发展,就是以放荡、吸毒和蔑视传统价值为中心的所谓新文化道德的出现"(书勤、哲普,1990,p. 25)。

从这一观点出发,强化道德教育成为预防艾滋病的关键。研究者介绍,不少西方国家因为饱尝性解放的苦果,开始重回禁欲的道德传统。"自我抑制"的性教育、禁止传授避孕知识、"处女俱乐部"等都被认为是其迷途知返的举措。而作为历来崇尚洁身自好、守身如玉的民族,王殿卿(2000,p. 39)认为"中国人完全可以凭借中国自己的传统性文明控制艾滋病在中国大地上流行";甚至提出"坚持'羞于谈性',坚持'饿死事小、失节事大'等道德境界和民族气节,对于预防艾滋病病毒的蔓延有着重要的精神价值"。

在学术话语的引导和推波助澜下,艾滋病愈发成为道德败坏的代名词。及至 2000 年,学者还在强调性自由、性解放是艾滋病赖以生存的根基,中华民族的传统道德是艾滋病的克星。直到 2000 年之后,因卖血而感染的农民逐渐走进媒介和学界的视野,"无辜的感染者"形象才打破了艾滋病与道德的因果关联。此后的研究走出了道德谴责的范式,开始以平等的视角和理性的态度来对艾滋病的社会问题加以审视,商业性行为、静脉吸毒、同性恋等相关群体剥离了面目可憎的"他者"形象,成为研究关注的焦点。

（三）为感染者立言

一旦被确诊,个体的现实感随即遭到巨大挑战,日常世界被改变。感染一方面使个体的自我感知和生理意识发生变化,另一方面,也改变着其与周遭世界的关系。正如 Freund 等(1999,p. 132)所说,"患病是令人沮丧的,因为患者体会到一种对秩序和意义的威胁"。

刘旭(2006,p. 3)认为"底层群体生活在一个与精英完全不同的场域,有着自己的行动逻辑和政治空间",为弱者立言成为许多学者进行艾滋病田野的立意与情怀,也是"底层视角"的一种话语实践。研究者对艾滋病的研究立场从道德判断转向对生命伦理的关怀,试图回答"艾滋病对于患者和家庭究竟意味着什么?他们是怎样看待艾滋病的?他们是通过哪些策略去解决各种问题的?他们试图去解决各种问题时又受到了哪些因素的制约?"(郇建立,2009b,p. 91)。

李春梅(2008)讨论了艾滋病患者在污名化的叙事话语系统下经历的"内化污名"过程;王洪伟(2010)通过对"艾滋村"的田野研究,认为"艾滋村"村民的"以身抗争"是维持乡村社会秩序的主要模式;徐晓军(2008)研究发现,乡村艾滋病患者需要在病情压力和人情压力之间寻找平衡点,既可以接受政府提供的正规治疗与优惠福利,又不至于面对过高的人情压力;通过进一步研究,徐晓军和胡觅(2013)描述了感染对艾滋病患者社会互动互惠平衡模式的打破,并发现通过资源重组,感染者表面上回归了正常的社会生活,实际上却仍然处于"半融入"的边缘状态。

不过,这种"为感染者立言"的思路也常受到质疑。毕竟长期以来,知识分子和权力机构之间难免存在或隐或显的共谋关系。滕翠钦(2010,p. 148)认为,学者对感染者的关怀不过是隔靴搔痒,知识分子的表述是"概念上的底层主义和实际上的精英主义",因此她提出"只有底层的自我表述才能使底层所包含的生存质感得到本真的叙述",即要赋予感染者以讲述自己的权力。

第三章　进入田野:"知艾家园"的
社区样态与社会网络

　　民族志是'异域的、他者的科学',研究者通过观察、参与、深描与反思,将一个"陌生"的人类社会填充到自己搭建的框架中,并搬到主流视域之内。然而本书所采纳的,绝非 Malinowski 意义上的民族志研究方法。实际上,在为期两年多的民族志研究中,除了几次对感染者的访谈之外,本研究的田野考察几乎足不出户,却又与本书的田野地点——"知艾家园"——中的人与社区建立起了一个恰到好处的研究距离。

　　在现实社区中,感染者常常是一些难以接近的对象。一方面,他们隐匿在人群之中;另一方面,他们又常对试图探询秘密的人心怀警惕。过往的研究者曾经在一些特定的地理空间中进行田野考察,如"艾滋村"、戒毒所,但这些都不足以代表现代社会的大部分感染者。至少,它无法囊括那些散落在城市角落里的、不愿意公开艾滋身份的人群。到目前为止,似乎只有互联网有这样的力量能让他们自发地汇集到一起,形成一个相对集中的在线空间集群。

　　本研究所想做的不仅仅只是把这个偏居互联网一隅的社区以学术之名搬到社会面前,还想要通过对论坛成员话语行为的反思性描述,讲述传统社会中的弱者、失权者和羞于反抗者进行在线联结的故事,以便达到这样一个企图:将这个社区和群体最大限度地呈现出来,使一度被僵化、刻板化、污名化的文化获得不同角度的表述。

　　本章将对田野地点的社区样态和社会网络进行介绍。但是在此之前,本章会先从研究方法——方兴未艾的"网络民族志"说起。

第一节　虚拟还是真实:网络民族志的再思考

　　社会研究并非都是绷着脸讲大道理,至少民族志研究者就常常带着浓厚的好奇心和浪漫的情怀。他们跑到一个陌生的地方去,与一群鲜为人知的族群亲密接触,进行在地(localized)的田野调查,然后再回到书斋,用理论化的框架来叙述所见所闻。

如果说传统的民族志是由 Malinowski 的《西太平洋的航海者》所奠定的,那么现在这一研究方法发生了数次的变革与迁移。单以民族志地点为例,原来意义上的田野,被扩充到城市、流动空间乃至实验室。在网络时代,赛博世界又成了民族志的新场所。在特定的网络场域内,研究者通过"鼠标＋键盘"的观察与参与,实现"田野旅行"。

互联网已经无可非议地成为一种亟须引起学者关注的文化现象和社会结构。技术所构筑的网络环境与现实社区大相径庭,传统民族志的研究方法难以胜任对赛博空间的考察。为应对虚拟环境带来的挑战,网络民族志逐渐进入研究者的视野。Hine(2000,p.65)认为,网络民族志"是在虚拟环境中进行的、针对网络及利用网络开展的民族志研究";卜玉梅(2012,p.220)认为,"它是以网络虚拟环境作为主要的研究背景,利用互联网的表达平台和互动工具来收集资料,以探究和阐释互联网及相关的社会文化现象的一种方法"。

于是,一个问题呼之欲出:这种研究方法所涉及的诸要素是虚拟的还是真实的?若说民族志的书写是徘徊在"科学"与"诗学"的两个极点之间,网络民族志则游弋于"虚拟"和"真实"的边界之间。"当人们逐渐习惯赛博空间的社会生活与社会交往之后,就会不断模糊和淡化虚拟与真实之间的界限"(刘丹鹤,2007,序1)。我们讨论网络民族志是虚拟还是真实的问题,不是为了将虚拟和真实做机械的划分,而是希望通过对两个端点之间连续性和渐变性进行讨论,对网络民族志的研究方法进行再审视。

一、时间:碎片化的田野与历史的呈现

Malinowski 孤身一人经年累月地住在土著人中,最终完成了《西太平洋的航海者》这一经典的民族志巨著,也奠定了民族志研究的基本准则——田野是一项冗长的、耗时的工作。一般认为,传统民族志需要花费一年以上的时间来融入某个民族之中,以获取充分的经验和翔实的材料。如果田野时间过短,研究成果显然不容易得到认可。

然而到了网络社区之中,标准似乎不那么严苛了,时间的限制几乎被取消了。研究者的田野往往是间断的,嵌入日常生活和现实世界之中的。研究者可以根据自己的安排,相对随意地抽取碎片化的时间来进行网络田野。当然,在获

得研究便利性之余,也难免存在不能专注体验的缺憾。

何明升等(2011,pp. 11-12)提到,虚拟世界存在一种不现身的理解,即在他人没有"在场"时,通过观察他人遗留下来的符号来参与社区。这意味着网络民族志的研究者不用一天 24 小时不间断地在电脑上观察,依然可以全程跟踪话题的进展和社区的变迁。

不唯研究者,研究对象对田野工作的配合也更为灵活和便捷。任珏(2014)描述了他在进行在线访谈时,受访者利用上班的间隙来阶段性回答提问的场景。在传统研究中,受访对象必须专门空出一段合适的时间来接待研究者——这常常成为拒绝访谈的理由。到了网络空间里,在线访谈甚至可以不用同步,提问和回答都可以交织穿插在各自的生活节奏之中。

除此之外,相较于传统社区,虚拟社区的另一特点在于历史资料的唾手可得。在虚拟社区里,几乎一切原始资料都对研究者开放,他们不用再从别人那里打听过往;曾经发生过和正在发生的话语和网络实践都一目了然地呈现在那里;任何一组对话从开始到结束的过程,其中有哪些人参与、哪些人获益、哪些人发生过冲突都清晰可见。有一些社区甚至还提供这样一种技术:研究者可以调出任何一个成员从加入社区以来的任何发言。

这似乎是花费现实的时间来捕捉虚拟的时间,因此,事件的记录和经验的获取都是不同步、非线性的。利用网络技术,历史与现实得到了融合,研究者可以毫不费力地在当下查看过去。任何网络民族志学者进入一个网络社区,他所能进行田野工作的时长都是从社区成立之日开始计算的。也正是因为这种时间上的累积,网络民族志可以纵向地考察话题的发展和社区成员的变化,避免了单纯文本分析的单薄。

传统民族志过分重视共时性的研究,研究者只专注于自己亲身获得的体验,反而在档案的检索和历史的引用方面失之薄弱了。在这点上,虚拟民族志更有可为之处。历史是无可复制的,却并非消逝无痕。它仍如雪泥鸿爪,供人回溯,并影响着现在的事物和人物。"自古老的洪荒世界以来,技术一向是以跨越边界为指向的"(Mul,2007,p. 193)。正如书写能弥补我们时间上的限度,使我们能够与先辈和后代对话一样;网络技术帮助我们克服缺席的不足,使缺场可视化,让它成为符号性的在场。在这个意义上,网络民族志能够抓住此在与彼在在时间关系上的交融,拉长研究视野。

当然这并不意味着网络民族志完全没有研究时间的要求。作为负责任的民族志研究,依旧需要一段时间的参与。因为历史的样本虽然存在,但毕竟当研究者对其进行审视和阅读时已经脱离了当时的语境,时空的疏离感不可避免。只有用研究者当下真实的时间去体会虚拟社区中的时间,才能获得亲身参与感,也才能与当下的时代紧密勾连。

二、空间:回到"安乐椅"和不完全沉浸

民族志是关于"异域的科学",这意味着民族志研究至少要到异域去。正统的"田野"场所是远离文明之处,越遥远的地方,就越像田野点,如少数民族聚居区、非洲殖民地、太平洋土著岛屿等。正因为此,学者要有强健的体魄和坚韧的毅力,能够背起行囊走南闯北。

一些有田野情怀的学者特别不屑闷头做学问的人,讽刺其为"安乐椅式的书斋学者"(庄孔韶,2004,p.248),认为他们的知识建构不过是从书本到书本。为了走出书斋走进田野,研究者们忍受艰难险阻。在《天真的人类学家》中,Barley(2011)描述了自己充满无奈的田野旅行:住在风雨飘摇的小草房中,吃的是黑色恶臭的羊肉,喝的是被撒了尿的牛奶,同时还要忍受土著人的误解和敌意、对家乡的思念和未能完成任务的煎熬。费孝通(1983,p.80)在《盘存瑶族》的序言中讲述了田野考察的惨痛代价:他与妻子王同惠深入大瑶山,遭遇迷路、受伤,王同惠下山求援,天黑路险,溺水丧生。可以说,传统的民族志作品是充满血泪的研究成果。

在网络时代,一部分民族志学者却得以回到"安乐椅",他们为自己的田野研究营造了一个舒适的环境,"足不出户"却又"深入社区",田野的场所是网络空间、虚拟社区、博客、QQ群等。学者仍然在观察"异域",却不必再亲赴边隅,只要打开电脑,连接上网,就可以自由地、反复地出入他的田野地点。几乎所有的网络社区,都不能完全设防,也无法彻底监测和阻止外来者的出入。Lysloff(2003)曾描述过他在对一个虚拟音乐社区进行田野时的研究图景:"网络田野工作包括长时间独自坐在电脑显示器前,而不是走出去,到一个热带环境中与当地人进行面对面互动。……从物理空间的角度来说,我从来没有去任何地方,从来不必忍受任何身体上的风险"。

网络空间虽然模糊了物理联系和地理位置,但依旧提供了实际的社会结构和人际关系网络平台。从这一点上讲,网络空间并不是完全虚拟的。问题的关键在于,当研究者进行网络民族志时,常常处于一种"身在曹营心在汉"的身体疏离感,他的身体正处在熟悉的现实空间里,精神却已经参与到了"他者"的网络空间之中,因而无法完全沉浸。

"民族志的研究过程涉及'在这里—去那里—回到这里'这样一个空间层面的往返位移"（王杰文，2011，p. 49）。当我们说民族志研究者要到田野中去，我们的意思是要离开自己的社区、习惯的环境和熟悉的行为认知模式，进入另一个即将开展研究的社会。不同的研究工作意味着不同的沉浸程度。Schensul 等（2012，p. 65）谈道："如果民族志者生活在那些他们对当地文化知之甚少的陌生社区里，一天 24 小时都住在那里，这意味着几近沉浸"；Werner 和 Schoepfle（1987，pp. 258-259）举例说："住在一个波利尼西亚村子里研究要求全天参与；住在家里，每天往返消防队研究消防员则只要求部分时间参与"。

然而，即使是在完全沉浸的情况下，研究者也必须不时地从田野中退出，哪怕只是为了回到私人空间做田野笔记。网络空间意味着更自由的撤离。研究者身处安逸的场所，透过屏幕沉浸于虚拟社会中。他可以随时转换场所，当他将网络页面的窗口最小化的瞬间，他就离开了田野地点，投身于现实世界中——不管是去做笔记还是着手生活世界中的琐事；打开窗口的一刹那又立即进入了田野。有时候即使网页被打开，田野展现在那里，民族志者可能也疏离在外，无法全身心地沉浸。这也是网络民族志的弊端之一，研究者常常处于"生活在别处"的困扰。

三、对象：人还是 ID

民族志研究本身就是对一个族群的考察和描述，写他们的故事、建立他们的文化，因此"民族志学者不是在真空中工作，他们生活、工作于人群之中"（Fetterman，2013，p. 102）。不管是传统民族志还是网络民族志，都要求与研究对象频繁互动，学习他们在自己的社区中使用的（网络）语言，熟悉他们的（在线）生活。

网络对象通过言说来构筑身份。由于"身体缺场"，网络主体有条件卸下现实世界中的身份，塑造一个全新的自我。他们用 ID 来替代姓名、样貌，其在线的主体形象是符号化的，以此作为网络世界中的身份证。

网络空间有这样一个优势：研究者可以找到大量散落和隐匿在社会中的个体——这些具有某种共同特征的个体往往是传统民族志所忽略的。与传统民族志的对象相比，一些使用网络 ID 的边缘群体获得了更多"对自己文化进行表述、阐释的权力"（朱凌飞、孙信茹，2004，p. 62）。

在传统语境下，边缘群体作为"他者"往往"无法表述自己，他们只能被别人表述"（Said，2003，p. 1），即使在民族志研究中，研究对象的声音依然只能借助研究者的组织和加工才得以间接传达。但网络空间赋予了参与者"为自己代言"的权利,将"我"的体验和生活的碎片主动呈现,弱化了传统人类学关于"主位书写"与"客位书写"的区分,使网络文本得以直接成为民族志文本。

但是,网络民族志的研究对象并非是完全虚拟的,毕竟,任何 ID 对应的都是现实生活中活生生的个体,个体的经历、情感、习惯,都会投射到虚拟空间中,带入网络话语实践内。"赛博空间与真实世界里自我的最大区别在于文本自我与躯体自我的区分"(刘丹鹤,2007,p. 115);赛博空间的自我虽然是属于文本层面的建构,但任何文本都承载着现实世界。比如,个体的个性和品德到了赛博空间中不仅没有消失,反而可能表现得更淋漓尽致。Hamelink(2010,p. 9)谈道:"不平等的性别关系不会随着男人和女人坐到计算机屏幕前而消失,大男子主义者在虚拟世界里最有可能成为'数字大男子主义者'"。

另外,网络民族志的研究对象虽然戴上了 ID 的面具,但其身份建构也不是随心所欲的。一般而言,各种 ID 会长期为个体在固定网络空间内使用,在一些相对稳定的虚拟社区里,ID 之间存在的各种联系宛如一个真实的社会网络,每个 ID 都通过长期的社区参与逐渐形成一个自圆其说的叙事,从而获得自己的身份认同与人格特质。曾国屏(2002,p. 124)将其称为基于化名的人际关系。

四、主体:潜伏与参与

民族志是一种奇特的人文努力,它比其他研究方法更强调研究者的地位,研究者的性格和活动不管在田野时还是在写作中都具有突出的重要性。正如 Schensul 等(2012,pp. 1-2)所说,"研究者本身是收集一手资料的首要工具,……民族志者的主要资料库是在人际互动过程中——直接观察、面对面访谈、视听记录、绘制人际互动发生的时空地图和网络系统——聚积起来的"。

因此,"被观察的观察者"(Stocking,1984)是学者进入田野时经常遇到的状况。学者在反思自己的田野工作时可能颇有自知之明:"我是一个闯入他们的生活而招致他们厌憎的家伙"(Lipset,1980,p. 128)。尽管如此,这种对别人生活的打扰仍是不可避免的无奈。

不过,到了网络空间里,事情就变得不一样了。在网络环境中,潜伏的研究者是否进入某一虚拟社区一般是不可察觉的,是否在线也容易被忽视。身体的缺席能够弱化研究主体的存在,方便研究者对田野场所进行隐藏式观察。

在网络民族志研究的开始,进行不动声色的"潜伏"观察是合理的:一则,虚拟社区本身就很难融入;二则,如果表露身份,可能会招致戒备;如果伪装身份,显然也不符合研究的道德底线,这时候,选择潜伏是一种明智的举措;三则,研究者身份的暴露很可能破坏自然的社区状态。因为"如果急于展开调查而一开始便向被研究者交代自己的调查者身份及调查目的,对方很可能对调查的问题不感兴趣,或者有意识地保护个人隐私而礼貌地敷衍,甚至断然拒绝,中止谈话"(刘华芹,2005,p.299);而"潜伏不至于扰乱自然发生的行为,降低了因为研究者的在场而扭曲资料和行为的危险"(Beaulieu,2004)。

但是潜伏地观察是否足够了呢?由于网络环境中研究主体和他的研究对象无法面对面接触,许多层面的意义都会丧失,这时候再进行单纯的观察不足以支撑得起所有的研究。此外,这还涉及伦理层面的问题,因为,这种潜伏违背了"取得知情同意"(Carter,2005)的研究原则。

所以,在潜伏一段时间后,研究者最好能选择适当的时机坦陈自己研究者的身份,并通过对论坛的参与获得深入的体验。部分研究者已经采用了这样的流程,如Shoham(2004)在对一个聊天室的研究中,先潜伏一段时间获得素材,再以一个新来者的身份向社区中的人介绍自己。借此,研究者可以与他的研究对象一起"参与到对话和意义生产中"(Crichton & Kinash,2003),更切身地叙说发生在情境化脉络中的故事。

五、内容:网络文化与话语

互联网不单单是一种科学技术,作为社会实践的一个新场所,从它被社会广泛采用之日起就被铭刻上了鲜明的文化色彩,这也是网络民族志的起点。

网络民族志无外乎对网络世界"他文化"的研究。首先,自互联网成为现代人生活方式不可或缺的一部分以来,它愈加被视为一种文化情境,在这里人际关系和社会结构得以重构,新的社会文化现象得以制产。为了探究这种文化情境内的社会互动、社会整合和社会联结,网络民族志研究终于有了用武之地。同时,互联网也是一种"文化制品"(Kozinets,2002),是"基于文化目标形成的具有某种特征的技术"(卜玉梅,2012,p.218),自然也可以并应该成为文化研究的内容。杨立雄(2003)认为,对网络文化的研究可以包括新技术的生产和使用、虚拟社区、科学技术的大众化研究、社会互动、网络政治经济学、网络伦理与法律以及网络亚文化等方面。

但是,网络民族志的研究内容也不是完全独立于现实世界的。虽然网友置身于一个虚拟的空间之中,依照网络世界的语言、惯习和规则来参与实践,但他们讨论的话题,往往观照了社会事件、人生百态,即使是发端于网络摇篮中的话题,也难免会投射到现实情境中。网络空间与现实世界如同两个话题的震荡源,相互激荡,互相在对方那里产生影响,引起热议,绵延渐歇。

这时候,网络话语成为民族志最重要的素材。毕竟,人们在虚拟社区的交往互动不再依赖于肢体动作、面部表情、语言语调等条件,研究者大多数情况下只能通过观察他的对象在网络中使用的文字和符号等言语行为来推断其心理,进而找到与之对应的社会文化现象甚至权力结构。

社会是一系列叙事的存在。所有的谈话和文本都可被视为话语,而各种话语建构了我们的世界。在网络空间中,民族志研究者所主要考察的内容——文字,不仅仅是静态的材料,更是动态的对话及意见交换的过程。

六、伦理:真实的伤害

民族志伦理的首要准则是"不伤害他所研究的人或团体"(Fetterman,2013,p.102)。这是一场博弈,学者需要在文化的荒野中寻找一条符合逻辑的道路,既确保研究的完整和精彩,又顾及研究对象的权利。

与传统民族志一样,网络民族志研究者同样面临诸多研究伦理的问题。网络民族志的研究主要发生在虚拟空间中,但如果没有合适的伦理考量,对研究对象的伤害是真实存在的。至少,有一个问题值得考虑:研究者是否需要向研究对象征询许可,获得知情同意?

前文提到了"潜伏"的研究方法,为了不干扰研究对象的日常行为,研究者不能暴露自己的身份,也就自然不应该事先告知社区成员自己的研究目的。但是,就连田野完成之后对资料使用的征询也不必要吗?

有一些学者,如 Langer 和 Beckman(2005)预设了这样的前提:在线信息意味着公开声明。每个参与者在进入网络空间时都已经认同了这个观点,对这些资料的引用无须获得行为者的同意。并且,即使我们想征得所有行为者的同意也几乎是不可能的。因为网络社区是一个开放的场所,人来人往,有些人只是以过客的身份短暂驻留,一段时间后就难觅踪迹。即使研究者有心征得论坛成员的同意,也根本不知道向哪些人说明情况。

另一些学者却推翻了无须征询的前提,他们认为社群成员并不一定打算同意参与研究。Haggerty(2004)坚持要向研究对象说明自己的研究者身份;Clark(2004)认为只有获得许可才能使用从被研究者那获得的资料,以防遭遇被问到"那你是一个间谍吗"的尴尬。

从某种意义上讲,潜伏的网络民族志研究者可能会被指责为学术偷窥者,他们暗地里从虚拟空间汲取资料数据,却独享研究成果。尤其是针对一些亚文化群体的"他者"议题,躲在角落里进行田野工作难免有失学术之磊落。可能正是由于这种顾虑,Kozinets(2002)提倡网络民族志研究不仅要向研究对象全面介绍自己的研究,向其保证保密性,还应当寻求和整合来自在线社群成员的反馈。

总之,关于网络民族志的伦理问题是一场未有定论的探讨。网络民族志的研究者大多没有见过他的研究对象,在物理距离上与他们相距甚远,因此与传统民族志相比更可能忽略伦理问题。正如轰炸机驾驶员从高空投下致命的炸弹,以致他从没有看到过结果。但是,这却是网络民族志最应该警醒的地方,无论何时都不能忘了,在虚拟空间中可能造成的是真实的伤害。

第二节 "知艾家园"的田野计划与伦理反思

艾滋病论坛是一个奇怪的组合:虚拟社区是一个身体不在场的空间,但艾滋病论坛讨论的恰恰是身体的问题。身体的在场与缺席形成了一个富有意涵的讨论话题。在这样一个论坛中,与艾滋相关的人——感染者及其家属、"恐艾"者、志愿者自发聚集,进行各种话语实践——虚拟田野的研究变得可行并且有意义。

那么,网络民族志仅仅是换个地点做田野吗?可以想象一下,笔者仍然在对一个乡村进行野,每天走邻访友,参与他们的日常生活和重大集体事务——只不过,这一切的地点被搬到了一个虚拟社区中,笔者所拜访的不再是家庭,而是帖子;笔者交谈的不再是现实个体,而是 ID;笔者使用的不再是口头交流,而是书面互动。

对"知艾家园"的田野考察很大程度上关注的是论坛成员的话语行为,探究他们如何表述自己,如何以言行事,如何利用网络论坛给予的有限话语权来进行有利于自己的疾病叙事。在这一过程中,话语背后所谓的"真实性"可以被暂且搁置,更重要的是话语建构的背景与逻辑。"民族志书写的焦点,不再是人们的实际经验,而是他们所讲述的故事"(黄少华,2008,p. 43)。

一、"打开黑匣子":历时性的潜伏观察、体验观察与访谈

此前对包括艾滋病论坛在内的虚拟社区的研究,常常无法摆脱内容分析的路径惯习(如白冠男、钮文异,2012;Zhuang & Bresnahan,2012;Zhang & Ding,2014)。这类研究可以按照预先对理论和话题的建构来进行有针对性的阐释,却没有办法纳入其他未预想到的情况以及只有通过深入田野才能获得的独特体验。或者换句话说,这类量化的分析就如同"黑匣子",它根据研究问题和方法输

出了结论,却无法告知其中具体的发生机制。笔者对"知艾家园"进行网络民族志的考察,就是希望能打开这只"黑匣子",获得深层的经验材料,窥视社区内部的种种话语实践。

在虚拟民族志的研究过程中,是采用单纯观察式的方法还是体验式的观察,笔者仔细进行了斟酌。正如前文所述,在这样一个特殊的社区中,在研究的开始,进行不动声色的"潜伏"更加合理。网络环境提供了完全"潜伏"的研究机会,笔者在"知艾家园"中先进行了为期六个月的不动声色的潜伏观察,收集历时性的论坛素材——主要是不同 ID 在论坛中言说的内容和生产的文本。

但必须承认,"潜伏"无法支撑所有研究。所以,在经历 6 个月的"潜伏"之后,笔者注册成为论坛的会员,并在论坛的各个版块发帖坦言自己的研究者身份。在随后的一年多时间里,笔者间断性地参与论坛互动,包括成为论坛志愿者、积极回帖和对话、与一些成员进行私聊,并延伸到 QQ 和线下的交流中。在这种参与式观察中,一个好处是笔者获得了更切身的体验,另外一个直观的和功利的好处是,通过互动与论坛成员逐渐培养起熟悉感和信任感,便于后期的资料获得和访谈。

接下去的问题是:观察什么?通过脉络的建构和前期的初步观察,本书已经明确了研究问题,观察的核心自然是围绕着研究问题展开。按照私人话语、互动话语、公共话语的维度,将每次获得的社区资料归整到三个主要问题的各个小问题中去。在绝大部分情况下,观察的主要对象是以文本——更确切地说是帖子——为形式的话语行为。网民通过文字来表达自我,并建立关系,完成身份认知。因此文本分析和话语分析是对田野素材的主要加工工具,一方面"通过文本与情境、文本与社会现实之间的'互映',来揭示文本的多元意义、了解文本所反映的情境或社会现实、梳理文本与情境或社会现实的关系"(黄少华,2008,p.45),另一方面,研究又将文本分析与社会实践联系起来,将话语置于意识形态的背景之下来加以解读。

此外,为了避免将虚拟民族志做成简单的文本分析,研究特别注意时间上的累积性,花比较长的一段时间来进行田野,这样可以纵向地考察话题的发展、参与者的进入或退出、病情的变化、心理情感的蜕变,以及与当下社会背景的关联,而不是只捕获社区的一个横截面来进行研究。

除了观察和参与式观察之外,研究还通过论坛招募受访者,结合受访者的发帖、回帖等话语实践,对其进行访谈以深入了解个人境遇与心理动因。访谈没有受到形式的约束,按受访者的意志,对社区管理员、感染者及其家属、医务人员、志愿者、"恐艾"者以及各种亚文化群体(部分身份有重叠)等 22 名各类别成员进行了论坛私信、QQ、微信、电话、面谈等各种形式的若干次访谈及回访。图 3.1 为笔者在志愿者版块招募受访者的说明。

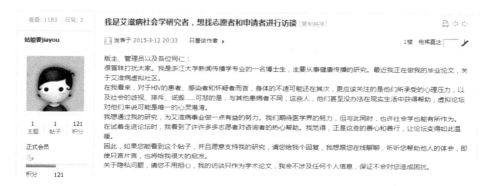

图 3.1 招募受访者

与传统人类学的访谈相比,以在线为主的访谈形式克服了"身体在场"的障碍,尤其适用于艾滋病这类特殊议题的社会学研究。笔者与其中 17 名受访者仅保持"不见面"的访问关系,这也是他们接受访谈的条件。笔者所知道的只有作为他们身份象征的 ID,及他们在论坛中的言语行为,但与他们进行深入交流,并保持联络,已足够为研究提供丰富的素材。在这种庇护之下,受访者"能够以一种更为开放,更为大胆的姿态"(杨立雄,2003,p.70)来接受访谈,也能够较少顾虑和比较坦然地谈论性、病情等话题。

不过随着在线交流的频繁,笔者与另外 15 名受访者建立了较紧密的关系,并在后期进行了几次面谈,毕竟,感染者在网络中的话语实践是嵌入在日常生活中的。这使研究不至于落入"研究艾滋病却未接触一名真正意义上的感染者"的尴尬境地,也促使笔者走出"书斋",离开"安乐椅",更深入、全方位地了解身为感染者的个人境遇与体验。

访谈内容包括但不限于以下内容:患病的情况(目前身体和心理状态、如何获知患病);患病的告知(有哪些人得知病情,得知后有什么反应);在现实生活中受到过什么歧视,网络社区提供了什么帮助;出于什么初衷进入了这一社区,与现实中获得的帮助或安慰进行比较。在实际操作中,面对不同的受访者,笔者往往先搜索其从进入论坛之初至今的所有发帖与回帖并进行阅读,了解其基本状态,主要针对个人情况进行访谈,鼓励他讲述自己的故事。以下是基本的访谈大纲：

对论坛管理员的访谈：

①论坛最初的建立者是谁？是基于什么样的考虑？获得哪些组织机构的资金或技术支持？谈谈目前论坛经费来源渠道。

②论坛目前的管理员是如何产生的？是什么身份？与艾滋病有何关联？

③管理员怎样进行工作？请描述日常工作的状态。是否严格按照标准来进行删帖和管理？标准怎样形成并发生变化？除了日常的管理之外，曾经采取过哪些让你印象深刻的管理行为？

④哪些成员参与论坛比较积极？做出过较大的贡献？或者发生过比较感人的事情？是否有害群之马？如何处理？

⑤哪个版块是目前最完美和让你引以为豪的？哪个版块值得改进？

⑥管理员如何保障用户的隐私？用户还存在什么顾虑？

⑦对目前论坛发展的评价；对论坛前景的展望。

对感染者的访谈：

①目前的情况如何？身体状态怎样？最新一次的医学检查情况如何？可以工作吗？需要他人照顾吗？心理状态怎么样？

②被感染多久了？是否知道是什么途径感染的？是怎么样确诊的？能讲讲当时的情况和心情吗？是否为当时的举动感到后悔？

③被感染以来生活上发生了什么变化？情绪上有什么样的波动？与初始知道感染时相比是否已经有些适应了？是怎样慢慢适应下来的？

④现实生活中有哪些人知道你的病情？他们得知之后有什么反应？哪些交往比较频繁的人还不知情？为什么不告知？以后是否准备告知？会选择什么样的时机和方式？

⑤你的家人如何对待你？朋友呢？同事呢？邻居呢？病友呢？政府或其它组织机构呢？哪些人给了你帮助，分别是怎样的帮助？

⑥在现实生活中发生过哪些让你觉得被歧视或被排斥的情况？你有想过要怎样改善吗？是否参加了一些现实的病友组织或与病友交流？

⑦是什么原因让你进入了"知艾家园"？经人介绍？自己发现？加入论坛多久了？是否与固定的一些成员关系比较密切？

⑧通常在论坛中进行哪些操作？单纯浏览？是否会经常发帖、回帖、参与讨论？什么时间段？什么情况下？一般会喜欢浏览、发布或回复什么样的帖子？会在论坛上大胆地表露病情吗？会对其他人进行回复吗？会与其他回复者互动

吗？会表达对于政治制度、组织机构、医疗设施、社会文化的评价吗？在进行这些行为时有顾虑吗？有哪些顾虑？

⑨在参加论坛中获得了哪些帮助？信息？情感？陪伴？哪种对你来说更加重要？与现实中获得的帮助或安慰比较一下？是否与网友在现实中保持联系？

⑩论坛给你什么样的总体感受？给你的日常生活带来什么样的影响？对论坛有什么意见或建议？以后是否还会继续参与论坛？有什么期待？

对“恐艾”者的访谈：

①让你产生恐慌的原因是什么？当时发生了什么？现在身体有什么症状让你害怕？离窗口期结束还有多久？曾经后悔过吗？

②是否去检测？检测了几次？检测时的场景、心情？或者为什么没有去？

③在现实生活中有人知道你目前的焦虑状态吗？获得过怎样的劝解？

④怎样知道“知艾家园”？第一次进入论坛是什么情形？

⑤论坛对你予以什么援助？参与论坛后是否情绪得到改善？

⑥在论坛发帖时会有顾虑吗？什么样的顾虑？这些顾虑对你参加论坛产生了影响吗？

⑦如果最后你被排除感染你还将继续留在论坛吗？会以什么样的身份？

⑧如果最后不幸被确诊了，你会长驻论坛与他人交流互动吗？为什么？

对亚文化群体（以同性恋为例）的访谈：

①与论坛内同属同性恋且感染者的群体关系如何？互动密切吗？

②与论坛内异性恋或未表露性向的感染者之间关系如何？感觉有隔阂吗？

③在论坛之外，现实社会中，会与同类病友有联系吗？什么样的联系？

④论坛给你什么样的感受？对你带来了什么样的影响？

⑤与其他患者或感染者相比，有什么独特的体验？在社会支持方面（线上、线下）有什么不同？

对感染者家属的访谈：

①感染者与你是什么关系？你们目前生活在一起吗？你在他患病期间提供过哪些帮助？他现在目前情况怎么样？

②在论坛上想获得哪些帮助？信息？情感？这些帮助给你带来什么满足？

③在论坛里是否有志同道合的朋友？这些朋友是属于那种身份？平时会有联系吗？频繁吗？会相互讨论亲属的病情吗？

④你在论坛得到的帮助会对你与你的感染者家属之间的关系产生影响吗？什么影响？

对志愿者的访谈：

①你的具体身份是什么？是医生吗？什么科室？你对艾滋病相关知识了解得多吗？从哪里获得的？

②为什么会加入这一论坛？你会在论坛里给他人提供什么样的帮助？比较喜欢回复什么样的帖子？反感哪些行为？

③请描述一下你日常参与论坛的状态。有固定时间吗？会固定浏览某个版块的帖子吗？还是比较随性？对他人的帮助是一种常规的行为还是偶尔的行为？

④你的现实生活中的朋友知道你在论坛的活动吗？他们作何感想？

⑤患者会对你表示感谢吗？得到感谢有何体会？

⑥论坛志愿者的身份对你有什么影响？你想在论坛里获得什么吗？

在历时性的、参与式的观察和访谈之后，本书按照框架脉络，将以个体为单位组织起来的话语打散，放入各个章节之中，成为支撑整个研究的重要"脚手架"，从而试图打开前人"内容分析"所得结论的"黑匣子"。

二、量化研究：透过数据观察社区

传统的民族志研究往往是以质性研究方法为取向的。一则，一些研究者坚信不能将信仰或行为转换成数字；二则，在操作层面，对一个社区的量化也较困难。然而，当笔者甫进入田野地点之时，突然感觉到有一种力量在召唤着笔者将这个社区发生的事情用数据形式呈现出来。与现实的田野地点不同，在虚拟社区里很多原始资料都对外开放；曾经发生过和正在发生的表露、互动和公共言谈都一目了然地呈现在那里；任何一个成员发的帖子都可以调取。所有的数据，可以通过已成熟的程序和编码表来获取。虚拟社区，似乎是一个天然的可以进行量化研究的空间。这是现实的场所难以具备的——在现实环境下，常见的量化手法就是问卷，但它依旧不是一种基于可见文本的研究。

"知艾家园"有这种可量化的资本，而且，它还有值得量化的条件。单凭观察，我们无法理性地认知整个论坛的情况，包括论坛的规模、热议的话题、互动的结构、活跃的人群、讨论的效果。这些，都有待于量化研究来加以呈现。

具体而言，发轫于传播学的"内容分析法"可用于探究论坛的话语分布和互动，验证网络表露与互动的数量、形式、表达框架和影响因素。不管是针对表露话语还是互动话语，研究都将在文献回顾的基础上进行内容分析，以期通过数据来呈现社区的话语实践样态。

表露方面,研究将采用等距抽样方式获得主题帖构成的样本,按照行为、症状、病情和情绪四方面进行帖子内容的划分。首先,通过对每一项表露字数的统计来探求表露内容的详略分布情况;随后,考察各类表露的具体内容以及相互影响关系。

"彩虹部落"版块是论坛中较纯粹的疾病交流版块,其他版块则存在较多的未确诊者和"恐艾"者。对互动话语的研究将以"彩虹部落"版块为对象,同样通过等距抽样方式获得样本,对样本中所有帖子(包括主帖和回帖)的互动链条进行内容分析,依照主帖内容/感情色彩、回帖数量/社会支持类型、再回复类型/变化的类目进行编码,验证以下通过文献梳理和根据文本分析获得的研究假设:

H_1:特定表露决定回复数量。

H_2:特定表露决定社会支持类型。

H_3:特定的回复引起特定的互动。

除内容分析之外,本章还将用社会网络分析来初步描述社区的规模、结构形态、关系网络和共同体建构。社会网络分析作为一种综合性分析方法,是研究社会结构、组织系统、人际关系、群体互动和社会支持的有效方法(Scott,2000)。本书借助社会网络分析软件 UCINET 和社会统计分析软件 SPSS,研究"彩虹部落"的社会互动和社区结构,包括参与者的网络规模、网络密度、点出度/点入度。

具体操作方面,笔者以统计日期内发表的主帖及针对这些主帖的回帖构成的讨论串为样本,对每个发布者的 ID 进行 1 到 N 的编号,统计 ID 的数目和每个 ID 的发帖数。为了具体分析 ID 之间的互动情况,以每一次帖际互动为单位,形成对两两 ID 之间是否发生互动的有向邻接矩阵,得到一个 N * N 的矩阵图,进行如下几个项目的社会网络分析:

网络规模:以每一"讨论串"包含的 ID 数量为指标,考察在讨论中的个体表露、一对一互动和多人交谈模式的比例;统计平均 ID 数和标准差,可见该版块的一般规模特征。

网络密度:密度用于考察各个点之间联系的紧密程度,即 ID 之间实际存在的连线与最大可能拥有的连线数量之比。

点度:分析虚拟网络成员点度分布情况,从中发现互动网络中比较多样的、比较单一的甚至不参与互动的个体,计算网络成员的平均点度和标准差。

点出度/点入度:对 ID 参与互动的具体情况进行研究,观察其回复他人情况和被他人回复情况。通过这种有向度的考量,研究在社区中围绕某些核心 ID 和热门话题的互动关系网络。

三、研究的道德伦理考量

潜伏式观察能帮助笔者避开研究对话语实践产生的干扰,然而这同时产生另外一个问题,即笔者是否因此成了一名"学术偷窥者"。Fetterman(2013,p.102)认为,民族志的首要准则是"学者不能伤害他所研究的人或团体"。尤其是对艾滋病这样一个特殊议题的相关人员而言,如何"避免伤害"更是研究中必须时刻考虑的问题。

Kozinets(2002)将对网络社区学术研究的道德问题归纳为两点:论坛是私人的还是公共的;研究是否要获得论坛成员的许可。Carter(2005)提出四种道德义务:非中伤的原则、匿名保护、数据的保密及取得知情同意。笔者将针对本研究进行讨论。

首先,"知艾家园"是一个公共空间吗?作为游客,浏览"知艾家园"的任何版块都是不需要注册或验证的,只有需要在论坛上发帖和参与互动才需要经过一个简单的注册程序。从这个角度上来看,"知艾家园"可以算作一个自由出入的公共场所。论坛中的帖子在它们被生产出来的那一刻起,就已经属于公共话语。"对这些内容——个人、机构和名单中的身份都是被隐藏的——的分析,不受'人类主体'的限制"(卜玉梅,2012,pp.230-231)。

然而,艾滋毕竟不是一个毫无避讳的公共话题,论坛成员在进行病情交流的过程中时有涉及个人隐私,他们可能以假定信息私有且保密为参与论坛的前提,没有考虑到会有研究者将之用于其他场合。因此,笔者在行文中以对网名的再匿名和对个人信息的隐藏作为保护个人隐私的方式。虽然说网名本身已经包含了化名的功能,但依然可以被有心者用来辨别虚拟身份。为了加强保密性,研究在使用个人生产的素材时只呈现发言人网名的首尾字符,其他字符用符号"＊"代替。

由此衍生出的问题是,对"知艾家园"的研究,尤其是对帖子的引用需要征询发帖人的许可吗?在"知艾家园"平台中的大部分交流(除了私信外)是公开的,因此按照一些研究者的观点,"对公开交流信息的分析和记录无需获得行为者的同意,更何况获得知情许可也十分困难,因为在网络中大多数人是以'过客'身份短暂驻留于某一社区的"(何明升,2011,pp.147-148)。但本研究准备采取更严谨的做法,即除了征得论坛管理员对论坛的研究许可之外,使用每一段素材都会通过论坛私信告知发帖人并尽量获得同意。可喜的是,在网络匿名的保护下:或出于对共同体建构的需要,或出于对社会学和人类学的贡献,或单纯的网络善意和利他行为,大多数人都回复表示同意;当然由于论坛具有较强的流动性,一些私信得不到回复,为了研究的完整性和样本充分性,笔者默认两周时间不回复即为同意素材的使用。虽然这在研究伦理方面并不能完全站得住脚,但除此之外,别无他法。

第三节　社区描述

"知艾家园"是田野场所,也是艾滋病自我话语实践发生的虚拟空间。要真正理解社区成员的话语行为,就要先对该论坛的模式和特征进行细致描述,以获得独特的空间体验。

一、社区架构

"知艾家园"(http://www.120x.net/)是一个关于艾滋病交流的论坛,笔者对比了若干国内艾滋病虚拟社区,这是一个相对人数密集、互动频繁、组织较完善的论坛,见图 3.2。目前论坛可溯的最早帖子发表于 2006 年 1 月 1 日,虽然十多年来,参与社区的成员更迭频繁,但其作为一个家园的意义得以延续。截止到 2016 年 1 月 1 日,已有帖子 94 万余条,注册会员 18 万余人,此外还有许多没有常驻论坛的、仅限于浏览的"游客"。

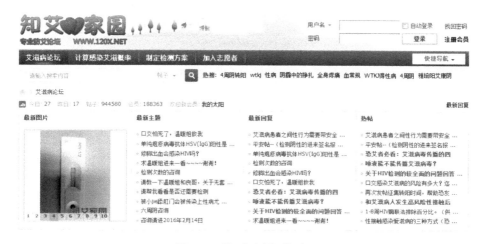

图 3.2　"知艾家园"首页

论坛分为"新人帮助""艾滋交流""关爱同志""性病防治""论坛建设"等版块（见表 3.1）。其中，"彩虹部落"是确诊感染者互助交流的空间；"心情随笔"里有大量社区成员的自我表露；"关爱同志"关注了感染者中同性恋者等亚文化人群；其他版块既有对患者的信息、情感支持，也有对发生高危行为之后的咨询者或单纯"恐艾"者的医学分析和心理辅导；此外，论坛还设有"计算感染艾滋概率""制定检测方案"专栏，为"恐艾"者提供检测指导；"加入志愿者"专栏以比较正式的形式招募社区志愿者，通过网络利他行为增强论坛凝聚力。

表 3.1 "知艾家园"分类讨论区

版块	分版块	主题数	发帖数①	版块说明	版主
新人帮助	艾滋学堂	22	275	基本的艾滋病常识	健康QQ
	论坛使用	30	132	使用论坛指南	
艾滋交流	咨询关怀	8 万	72 万	普通人群艾滋问题交流	健康QQ
	心理支持	4565	2 万	"恐艾"者的心灵绿洲	
	艾滋百科	490	8 万	艾滋病资料区	
	检测自测	6030	3 万	艾滋病检测知识	
	彩虹部落	1424	2 万	感染者咨询和互助交流区	
	心情随笔	933	6267	"恐艾"者抒发情感	
	结伴检测	418	1635	各地"恐艾"者交友互助	
	艾滋播报	651	1574	艾滋病相关新闻	
关爱同志	同志防艾咨询	999	4922	同性恋艾滋病问题咨询	玻璃樽
	同志健康资讯	16	97	同性恋艾滋病患者群体	
性病防治	性病咨询	3505	3 万	性病问题咨询	仁心仁术
	性病知识	116	539	性病知识讨论	
论坛建设	论坛事务	98	271	对论坛的建议、意见	仁心仁术
	防艾赞助	71	422	为论坛提供资金支持	
	加入我们	301	1479	申请成为版主和志愿者	

成为论坛的注册用户之后，个体可以通过论坛赋予的各种方式表达自我，巩固身份。包括设定头像、个人资料（个人介绍、签名），通过论坛参与获得积分（包括金钱、威望、贡献值）、勋章和等级，开通个人空间等。

论坛是成员之间互动的平台。最基本的，游客可以浏览帖子，注册用户则可以发表和回复帖子，从而实现社区参与，建立关系。此外，论坛也支持其他一些参与形式，如通过关键词搜索相关的帖子或成员，对帖子进行推荐、打印、订阅和

---

① 每个版块的主题数和发帖数均统计于 2016 年 1 月 1 日。

收藏,添加和管理论坛好友,使用短消息功能与特定成员进行互动。

作为一个以公益性质为主的论坛,经费来源主要有两个渠道:一为检测试纸出售,二为成员赞助。一方面,网站管理员承诺从正规渠道获得高灵敏 HIV 检测试纸,在保证用户隐私安全的情况下以薄利多销的形式出售并邮寄给有需要的用户,并根据各人的高危情况提供在线指导服务和检测结果分析,也因此,有时候管理员和志愿者难免会被攻评为"卖试纸的"。但据管理员的说法,出售试纸的费用全部用于论坛建设,没有个人在此过程中获得收益。另一方面,部分论坛成员会为建设"家园"提供赞助资金,少则数十元,多则成百上千元,并无定额。尤其是中国人信奉"善有善报""积德行善",在这一因果观的指引下,为艾滋病所困扰又受到论坛恩惠的用户往往慷慨解囊。凡是赞助资金者,论坛专门开辟版块予以通报感谢,并升级为赞助会员,有专门的勋章标识,凸显贡献。

需要承认的是,"知艾家园"并非纯草根的,其初始的创办者是"健康 QQ""仁心仁术""玻璃樽"三位原本就身处艾滋病工作一线的医生;此外,还有一群热心于艾滋病防治工作的人士的帮助和参与。然而跟很多官方的艾滋病论坛相比,"知艾家园"已经具有了更多自治、自助的色彩。

二、准入门槛与匿名保护

"知艾家园"具有相对较低的准入门槛,因为它不限定成员必须具备艾滋身份。就本书观察,论坛中除了那些已经确诊的感染者、已经服药的患者甚至刚刚从死亡线上暂时逃过一劫的病重者外,还充斥着各种"恐艾"者、咨询者、家属、医生、热心人士。这是一个多元的社区,任何人都可以得到接纳——只有那些被证实对社区有害的人才有可能遭到惩罚和驱逐。

"知艾家园"的访客拥有浏览论坛帖子的权限。在这种情况下,用户具有极大的获取资源的便利性,且其隐私也得到很高程度的保护。但如果想要更进一步地参与社区,则需要通过一个简单的注册(见图 3.3),成为正式会员。

一般而言,正式会员的隐私也能得到较好的保护,盖因社区是一个匿名交流的场所。成员戴着网名的面具进行互动,将身份和个人信息隐藏在"身体不在场"的条件之后。这也是虚拟社区能促进现实生活中努力隐藏自己身份的感染者自发汇聚的重要原因。匿名能够消除现实社会交往的隔阂和障碍,"人们可以发现进行在线讨论比起个人现场参与引起的焦虑要少,因为没有直接的面对面冲突的风险"(Tonn 等,2001,pp. 203-204);从而,虚拟社区"有助于将社会关系扩展到日常生活中可能会有意避免的面向"(黄少华,2008,p. 34)。

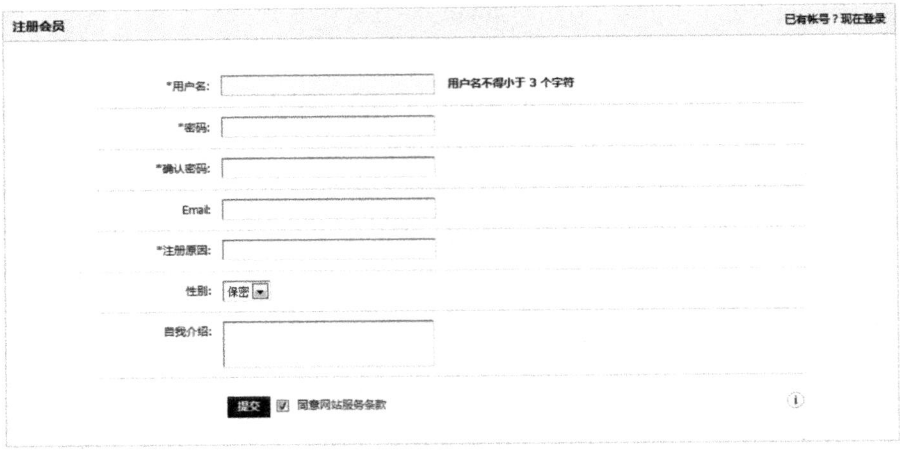

图 3.3 "知艾家园"注册页面

三、成员等级

与其他社区相同，"知艾家园"也不是一个完全平等的论坛。按照对论坛的参与程度和话语权力，研究者将成员等级进行划分：夏学英和刘永谋（2006）将其命名为普通网民、资深网民、版主和网管；张春生（2006）则依次命名为游客、普通网友、骨干网友、核心志愿者。按照社区成员的生命周期，Kim（2000）将论坛成员划分为参观者、新人、常客、领导和前辈，其中，前辈是指一些管理员因故退位，却仍然在论坛中享有极高的威望、声誉，受到尊重。

在"知艾家园"中，根据积分高低，注册成员被划分为新到会员、正式会员、初级会员、中级会员、高级会员、金牌会员、论坛元老，每个等级对应着不同的权限，包括在不同的版块发帖，发起投票、悬赏、辩论、交易等活动，设置回帖奖励，使用标签等。另外，通过论坛申请并获得批准可以成为志愿者、专家小组成员；不同等级的管理员具有不同程度的论坛管理权限，如删帖、禁言、封 IP 等。登录、签到、发帖、投票、访问空间等论坛参与行为能够帮助成员获得积分，提升等级。可见，对论坛参与越频繁、贡献越大，其在社区中的威望也就越高。

四、社区归属感

对一个虚拟社区的归属感是维系个体持续参与社区的重要心理动因。对信息的依赖，对社群的认同、友善的互动、共同利益的分享，都是建构归属感的要素。尤其是长期在"知艾家园"中"生活"的感染者，不断与病友分享治疗方法、经验,守望相助,久而久之对"家园"产生依赖,至少在虚拟层面重构社会资本。

归属感能促使论坛成员利他互助。刘鹤玲(2008,pp.92-93)认为,利他主义"是指把社会利益放在个人利益之上,是善的伦理学"。虽然大部分个体进入论坛的初始动机都是为了满足自我需求,但"互联网体现的是一种掺杂了中等程度利他主义的对自我利益的追求。尽管很多人在使用互联网的时候都带有很强的个人主义动机,互联网仍然能够服务于公众利益"(Katz & Rice,2007,p.195)。基于"我们"概念的驱使,社区成员倾向于认为自己是虚拟社区社会结构的一分子,进而为社区贡献知识,为病友提供支持。

但同时,成员之间也不一定具有责任感,"搭便车"的现象时有发生,即"有些人选择不参加集体行动,却从社区资源中获利"(Gabbiadini等,2013,p.285)。这从大多数帖子有较高的浏览量却较少的回复就可见端倪(见图3.4)。

全部主题 ∨ 最新 热门 热帖 精华 更多 ∨		新窗	作者	回复/查看
🔒 感染了艾滋病毒还能活多久? ...2 3 4 5 6 ..515		✕	健康QQ 2008-6-13 11 11	5140 190603
🔒 艾滋病感染者和健康性伴侣相处的注意事项 ...2 3 4 5 6 ..243		✕	健康QQ 2008-6-13 12 18	2423 94348
🔒 健康QQ请进来一下,我有几个问题想求助!!! ...2 3 4		✕	xyclong 2007-6-6 21 42	33 13597
🔒 吃菜治疗艾滋病——关于艾滋病食疗法 ...2		✕	健康QQ 2008-6-12 21 42	17 16650
🔒 关于一些感染者留手机和个人姓名进行交友的问题。 ...2		✕	健康QQ 2010-12-24 13 25	16 8944
🔒 求助,求助!感染者饮食问题 ...2 3		✕	xyclong 2007-9-8 12 05	17 15949
🔒 艾滋病人心理探析 ...2		✕	心灵绿洲 2007-5-17 14 23	17 14192
🔒 艾滋病患者常见的心理问题		✕	心灵绿洲 2007-5-17 14 22	4 14017

图3.4 部分帖子的回复与查看数量对比

语言特色是形成社区归属感的信号,一旦一个社区发展起一套相对排外的、仅为"自己人"所知的语言规则,就似乎在熙熙攘攘的网络社会里筑起了藩篱。随着成员逐渐熟知并自然地使用社区特定的语言,归属感逐渐形成。

"知艾家园"的言谈经常带有隐晦、避讳色彩,这是在成员交往中逐渐发展起来的,既是约定俗成,又有区辨成员和凝聚认同的功能。如YTXJ(有套性交)、WTKJ(无套口交)、GJ(肛交)、毕业(通过血清学检测排除感染)、复高(再次发生高危行为)等,一方面躲避敏感词的过滤,另一方面形成论坛的语言特色。正如余文斌(2013,p.148)所指出:"社区语言多来自于成员在情境化交流中共通的新词、简易表达和一些杂糅性的即兴创造。从而在网络社区中筑起一道屏障,只有我群才能使用和理解,以此切分出一块独特的网络空间。"

五、冲突与规则

人际交往之间，"知艾家园"常呈现令人感动的温暖，但也偶有龃龉。因为"在虚拟社区中义务和责任是不明确的。……首要关系的缺乏极易引发轻率的、不负责任的行为"（Bollier & Firestone，1995，p. 12）。一方面，艾滋病是一个目前为止难有定论的问题，不管是窗口期长短还是治疗方案都值得商榷；另一方面，关于艾滋病的道德问题和性取向问题也常会引发针锋相对的观点。再加上论坛成员受疾病所扰，情绪波动，冲突时有发生。

尤其是一段时间关于"阴性艾滋病"——认定自己感染了一种现有医学手段检测不出来的艾滋病病毒，后来被证明仅仅是由于"恐艾"造成的一系列类似艾滋病的神经症状——的传言一度愈演愈烈，对论坛产生了极大的冲击。部分相信自己感染了"阴性艾滋病"的网友集结起来，与持反对态度的医生、志愿者和网友对峙，并最终导致部分网友怒而退出论坛。在此之后，也有一些网友，如"啊＊＊星"等，因为散布在高危 6 月之后才检测出抗体阳性等消息，引起论坛"恐友"的恐慌，从而被冠以"恐怖分子"的名号，并被很多论坛成员质疑。

我＊＊人：啊＊＊星，你不说 6 个月转了吗，请上单，不上单说话跟放屁一样！症状多是可疑，但也不能到处说自己确诊了啊，这样你是在咒自己！

净＊＊罪：啊＊＊星估计是个心理变态，喜欢乱说，然后看大家恐慌。

因为论坛是一个难以设限的社区，很多仅仅因高危行为后担心"中招"的网友和"恐艾"者会涌入各个版块，甚至是如"彩虹部落"等注明仅限于感染者交流的版块。这种"跨版流窜"的现象引起一些感染者的不满。尤其是，对感染者而言，"恐艾"者反复的咨询、无谓的担忧都有可能扰乱他们的情绪。

彩虹部落，是像我这样已经感染的人应该来的地方。我真的不明白，"知艾家园"有心情随笔，有心理支持，你们（指"恐艾"者，笔者注）来这里干什么？

即便是已经确诊了，我都没有丧失对生活的热爱。而这里有不少"恐友"们，一来这里就哭天喊地，说的话还理直气壮。你们的行为，已经让很多和我一样的朋友无所适从。"恐友"们，请你们静静离开吧。（大＊＊飞）

另外一些冲突不再囿于一言不合或个人得失，而上升到如何治病救人层面。如一些论坛成员提出感染者应该皈依佛法，实现自我超度；另外一些人对这种传教方式相当反感。有的成员提出要诉诸中医，引发了关于中西医的讨论。

1＊＊1：治疗艾滋病有各种各样的方法，有西医治疗，这属于传统治疗，还有中医治疗，非传统医学领域的治疗以及心理上的治疗，不要只把目光盯着西医治疗这么一条路上。

b＊＊3：在中医理论还没有系统化、科学化的今天，所有治疗都停留在经验法和偏方的层次上，要讲突破谈何容易。

1＊＊1：中医理论系统化和科学化的时候西方人还在树上呢！《本草纲目》知道吗？《伤寒杂病论》知道吗？《黄帝内经》知道吗？美国的科学不是所谓的标准，那只是一些人眼中的标准，对于感染者，能治疗，有疗效是最重要的！

b＊＊3：不要激动，就事论事而已，科学化是要可执行可量化的，你说的这些名著现在的执行情况如何，我想大家都看在眼里的吧？

冲突虽然使社区多元化、充满活力，但也破坏了“一派和气”的氛围，若没有合理的调适，可能会导致论坛的无序。因此，在不断的成员互动过程中，一套不稳定的规则逐渐被贯彻到话语实践中，以成文或不成文的形式出现。

依照 Giddens（1998）的观点，社区结构与成员的日常话语行为共同构建了不断变化的虚拟社区规则。对此，论坛管理员认为，“知艾家园”的规则并非是版主拟定的，而是在社区发展过程中形成的，是“民意”的体现；普通会员也会影响规则的修正。不管是对社区规则的知悉遵照，还是提出质疑引发讨论，都说明了网友认可并共享一套社区内的行为规范。

中＊＊心（论坛成员）：最近垃圾广告太多了。我的意见是每个注册 ID 每天限制发 3 个帖子，然后限制每个 IP 地址的注册时间。

健＊＊Q（版主管理员）：已经设置新注册会员发帖限制，升级为正式会员后自动解除。

第四节　社会网络

对论坛成员而言，只有发言才能证明其存在；只有与其他成员互动才能建立社区联系；只有参与社区才能形成强烈的归属感。因此，论坛中的帖子除了是发布人的话语实践方式外，也是一种联结个体的符号。论坛成员通过发帖、回帖建立起一个以文本为基础的网络结构。本节通过对“知艾家园”中“彩虹部落”版块2015 年的发帖和回帖所涉及的论坛成员的社会网络分析，描绘社区图景。

一、社会网络分析的理论基础

社会网络在成为一种研究范式之前，一度被当作是对社会结构和社会关系

"网状形式"的隐喻。早在 20 世纪 30 年代,Moreno(1934)已经尝试以"点"代表个体,以"线"代表关系,用"社群图"来表达社会构型的形式特征,从而区分领导者和孤立者,揭示出不对称性和互惠性。Brown(2002)则明确用"把人们联系在一起的社会关系网络"来描绘社会结构。"正是从这些目的在于理解社会行动据以组织起来的相互交织、相互关联的隐喻之中"(Scott,2007,p. 4),社会网络分析走到前台。

随着"曼彻斯特学派"和"新哈佛学派"对社会网络分析的先后贡献,其作为一种结构分析方法的地位得以确立。正如 Freeman(2004,p. 39)所说:"社会结构研究的时代已经到来"。所谓社会网络,"是一个由特定集合的行动者(节点)以及他们之间的关系构成的整体"(黄少华,2008,p. 48)。社会网络分析即在经验数据的基础上,依赖数学模型和图论思想,把复杂的关系表示为可视化的矩阵或图形,旨在说明"不同社会单位(个体、群体或社会)所构成的关系结构及其属性"(林聚任,2008,pp. 147-148)。

社会网络分析最大的特点在于将社会关系凸显到了关键地位。林聚任(2008)认为这是一种新的社会结构观,强调关注关系,弱化对个体属性的执着追求;毕竟,相互关联的行动者"所形成的关系纽带是信息和资源传递的渠道,网络关系结构也决定着他们的行动机会及其结果"(p. 149)。因而,Emirbayer(1997)认为这一研究范式宣布了关系社会学的诞生。

传统社会中的个体或群体出于各种社会关系、资本、地位联结在一起,社会网络分析可以对这类数据进行捕捉与测量,进而发现关系网络中流动的信息、资源。在网络时代,关系的联结更显而易见,往往是通过虚拟空间中 ID 之间的互动完成的,包括回复、引用、转发、加好友等。社会网络分析提供了描述网络社会结构的一条路径。

二、研究方法

"知艾家园"中有若干讨论区,其中部分是用于发布论坛事务或艾滋新闻的公告式版块,鲜有成员互动;部分是针对网友发生高危行为之后的咨询版块,参与人员变动很大。唯有"彩虹部落"是聚集了大量已知感染者的、较纯粹的病友交流版块。本研究抽取"彩虹部落"中发帖时间为 2015 年 1 月 1 日—12 月 31 日的帖子,统计发帖人、回帖人及其具体回复对象,运用网络分析方法描述这一虚拟社区的规模、结构形态和关系网络。

在这一年中,"彩虹部落"共发帖 225 条,其中主帖 48 条,回帖 177 条;对每条帖子(不管是主帖还是回帖)的发布者 ID 进行编号,发现共有 79 个 ID 参与互动,见表 3.2。

表 3.2　"彩虹部落"参与互动的 ID

编号	ID	编号	ID	编号	ID	编号	ID	编号	ID
01	1 ** 9	17	g ** g	33	s ** g	49	健 ** M	65	深 ** 味
02	1 ** t	18	h ** a	34	t ** 3	50	结 ** 切	66	万 ** 复
03	1 ** 1	19	h ** w	35	w ** g	51	恐 ** 5	67	心 ** 过
04	1 ** 2	20	I ** 3	36	w ** 3	52	浪 ** 难	68	心 ** 落
05	1 ** 5	21	j ** 6	37	x ** c	53	妙 ** 乐	69	心 ** 痛
06	1 ** 9	22	j ** 0	38	x ** y	54	明 ** 0	70	王 ** 楼
07	2 ** 0	23	k ** e	39	y ** g	55	默 ** 祷	71	未 ** 吗
08	5 ** 7	24	l ** n	40	z ** 2	56	木 ** 子	72	为 ** 亲
09	6 ** 5	25	l ** f	41	艾 ** 1	57	能 ** 远	73	温 ** 暖
10	a ** 3	26	l ** 5	42	苍 ** 会	58	怕 ** 呀	74	我 ** 生
11	A ** 3	27	m ** 9	43	草 ** 子	59	飘 ** 浪	75	小 ** 学
12	a ** 良	28	m ** 4	44	橙 ** 酸	60	平 ** 去	76	药 ** 瓶
13	c ** 生	29	m ** 2	45	从 ** i	61	人 ** 易	77	一 ** 底
14	c ** n	30	n ** 0	46	枫 ** 时	62	山 ** 秀	78	一 ** 阴
15	e ** 0	31	Q ** 7	47	佛 ** 安	63	伤 ** 爱	79	珍 ** 1
16	f ** 8	32	s ** n	48	活 ** 望	64	上 ** 爱		

为具体分析 ID 之间的连接网络,本研究以每一次帖际互动为单位,形成两两 ID 之间发生互动的邻接矩阵(Adjacency Matrix),得到一个 79 * 79 的矩阵图,将 ID 之间的互动关系标记为"0"和"1"。1 到 79 行和 1 到 79 列都依次代表编号为 1 到 79 的 ID,行代表回复者,列代表被回复者,若两两之间有回复关系(不考虑回复次数),则记为"1",否则记为"0"。在一个帖子中,如果有回帖,那该回帖者被认为是回复了楼主;如果楼主对回帖人有进一步回复,那么则认为该回帖人与楼主有双向互动;如果在一个帖子中,某个个体有明确的针对某一回帖者(而非楼主)的回复,则认为这两个 ID 之间发生了关联。

随后,研究者在社会网络分析软件 UCINET 中输入这种代数矩阵,探究"彩虹部落"中的社会互动和社区结构,包括参与者的网络规模、网络密度、点出度/点入度。此外,用数据统计软件 SPSS 19.0 对相关数值进行均值、方差、相关性等方面的测量。

三、社区的整体结构

论坛成员之间的互动形成了一个相互关联的网状结构。对帖子数和参与互动 ID 数的统计可以显示论坛成员互动的社区规模；对节点之间连线情况的考察则可以研究网络密度，即行动者间关系的紧密或松散。

（一）网络规模

2015 年 1 月 1 日到 12 月 31 日，"彩虹部落"共发帖 225 条，其中主帖 48 条，回帖 177 条，参与互动的 ID 共 79 个，见表 3.3。整体来看，平均每个讨论串包含 4.7 条帖子，标准差 4.673；平均每个讨论串包含 3.2 个 ID，标准差 2.765。

12 条帖子仅包含一个 ID，即 25.0% 的互动诉求没有得到其他论坛成员的响应；12 条帖子包含两个 ID，25.0% 的互动限于两两成员之间；其余一半的帖子呈现多人交谈模式，其中编号为 30 的讨论串《确诊一个月了，一个人承受着》包含了 16 个 ID，意味着其所引发的讨论具有较大的规模。整体来看，"知艾家园"平均每个讨论串包含 5.5 个 ID，标准差为 8.108。

表 3.3 "彩虹部落"各主帖包含帖子数与参与互动 ID 数量分布

主帖编号	帖子数	ID 数	主帖编号	帖子数	ID 数	主帖编号	帖子数	ID 数	主帖编号	帖子数	ID 数
01	4	5	13	3	6	25	7	9	37	1	1
02	4	4	14	1	1	26	6	7	38	2	3
03	4	16	15	1	2	27	2	2	39	2	2
04	4	7	16	2	2	28	2	2	40	5	14
05	2	2	17	3	4	29	6	7	41	1	2
06	1	1	18	2	3	30	16	26	42	1	1
07	2	5	19	3	5	31	4	7	43	2	2
08	2	4	20	1	1	32	3	4	44	1	1
09	3	5	21	3	5	33	5	9	45	1	1
10	1	2	22	3	3	34	3	3	46	3	3
11	10	11	23	3	4	35	1	1	47	3	3
12	2	3	24	9	11	36	1	1	48	2	2

（二）网络密度

密度概念描述了各点之间关联的紧密程度，即一个网络图中实际拥有的连线数与最多可能拥有的线数之比。在行动者数量为 n 的有向矩阵中，其最多可

能拥有的关系数为 $n(n-1)$;如实际关系数为 l,则其密度 P 的表达式为:

$$P=\frac{l}{n(n-1)}$$

如果该网络结构是完全完备(complete)的,即每个个体之间都存在相互邻接的关系,那么密度为 1;如果各个点之间是完全孤立的,则密度为 0。"密度这个概念试图对线的总分布进行汇总,以便测量图在多大程度上具有这种完备性。"(Scott,2007,p. 58)

在研究所考察的行动者数量为 79 的有向矩阵中,总共存在的连接点总数为121,网络密度为 0.020,标准差为 0.139。说明在该版块中,成员之间的关系密切程度偏低,呈现一种较为松散的互动关系结构。

四、个体位置

众多研究证实了虚拟社区中意见领袖的存在。Moreno(1934)使用社群"明星"的概念指代那些经常被他人选定,拥有极大的声望和领导地位的人。彭小川和毛晓丹(2004)认为,由于论坛成员拥有不平均的社会资源,所以只有少数人能在论坛中成为中心性人物。通过社会网络分析,可以判断在一段时间内,哪些个体占据了重要位置,成为网络互动的核心。

在社群图中,由一条线连着的点是相互"邻接的",意味着这两个行动者产生关联——在"知艾家园"中指两个 ID 发生互动。Scott(2007)指出,与某个特定点相邻的那些点称为该点的"邻域(neighborhood)",邻域中的总点数称为"度数(degree)"。这样一个点的度数就是对其"邻域"规模大小的一种数值测度,从中可以发现互动网络中比较多样的、比较单一的甚至不参与互动的个体。

从表 3.4"彩虹部落"成员点度分布情况来看,共有 6 个 ID 与其他 ID 不存在互动关系,占总网络的 7.6%;24 个 ID 只与 1 个其他 ID 发生互动,占 30.4%;21个 ID 与 2 个其他 ID 发生互动,占 26.6%;以此类推,7 个 ID 与 3 个其他 ID 发生互动;6 个 ID 与 4 个其他 ID 发生互动;1 个 ID 与 5 个其他 ID 发生互动;各有 3个 ID 与 6 个、7 个、8 个、9 个其他 ID 发生互动;1 个 ID 与 10 个其他 ID 发生互动;另外,有 1 个特殊的 ID 与其他 26 个 ID 发生互动,可见该 ID 在网络中交友广泛,互动频繁。从网络成员的平均点度来看,"彩虹部落"一年内的点度均值为3.1,标准差为 3.610。也就是说,平均每个 ID 与其他 3.1 个 ID 发生过以文本为形式的互动,且互动规模存在较大的个体差异。

针对有向序列,点入度和点出度可以进一步对互动网络进行考察。点入度指的是直接指向该点的点数,在本研究中即某 ID 被多少其他 ID 回复;点出度指该点所直接指向的其他点的总数,即某 ID 回复其他 ID 的个数。

从点入度来看,见表 3.4,32 个 ID(40.5％)没有得到其他 ID 的回复,即虽然有互动诉求,但未得到响应;28 个 ID 只得到 1 个其他 ID 的回复;6 个 ID 获得 2 个其他 ID 的回复。得到较多 ID 回复的情况较少,有 1 个 ID 得到了 19 个回复。从平均点入度来看,每个 ID 平均得到 1.5 个回复,标准差为 2.852。

从点出度来看,同样见表 3.4,13 个 ID 没有参与社区互动,即未回复其他 ID,他们只进行自我表露或咨询,却不热衷于参与互动;分别有 43 个和 13 个 ID 回复了 1 个和 2 个其他 ID;回复 3 个以上其他 ID 的情况更少。从平均点出度看,每个 ID 平均回复了 1.5 个其他 ID,标准差为 2.905。

表 3.4 "彩虹部落"点度分布表($N=79$)

ID 数	总点度/个 (比重/%)	点入度/个 (比重/%)	点出度/个 (比重/%)
0	6(7.6)	32(40.5)	13(16.5)
1	24(30.4)	28(35.4)	43(54.4)
2	21(26.6)	6(7.6)	13(16.5)
3	7(8.9)	1(1.3)	3(3.8)
4	6(7.6)	3(3.8)	1(1.3)
5	1(1.3)	2(2.5)	2(2.5)
6	3(3.8)	5(6.3)	1(1.3)
7	3(3.8)	1(1.3)	1(1.3)
8	3(3.8)	0(0.0)	2(2.5)
9	3(3.8)	0(0.0)	0(0.0)
10	1(1.3)	0(0.0)	0(0.0)
19	0(0.0)	1(1.3)	0(0.0)
26	1(1.3)	0(0.0)	0(0.0)
均值	3.1	1.5	1.5
标准差	3.610	2.852	2.905

表 3.5 反映了各 ID 的点入度和点出度情况。编号 45 的 ID 得到 19 个 ID 的回复,是该时间段社会网络中被回复最多的 ID,其本身则回复了 7 个 ID;编号为 7 和 73 的 ID 虽然回复了 8 个 ID,是参与网络社区最积极的个体,却只分别得到了 1 个 ID 的回复。用 SPSS 19.0 检测可以发现点入度与点出度呈较显著的正相关($r=0.034,p<0.01$),即个体参与互动和受人关注的程度大致成正比。

表 3.5　"彩虹部落"各 ID 的点入度与点出度

编号	点入度	点出度	编号	点入度	点出度	编号	点入度	点出度	编号	点入度	点出度
01	1	2	21	1	1	41	0	1	61	0	1
02	1	1	22	5	1	42	0	3	62	0	1
03	0	2	23	4	5	43	0	0	63	1	1
04	1	1	24	0	1	44	1	1	64	2	2
05	0	0	25	0	1	45	19	7	65	5	0
06	0	2	26	1	0	46	2	0	66	2	2
07	1	8	27	0	1	47	0	0	67	1	1
08	2	0	28	0	4	48	1	3	68	0	1
09	0	1	29	0	1	49	0	1	69	0	1
10	6	2	30	1	2	50	1	1	70	1	0
11	1	2	31	6	2	51	6	1	71	1	5
12	1	1	32	0	1	52	1	1	72	4	2
13	1	1	33	1	1	53	7	1	73	1	8
14	0	2	34	3	0	54	6	1	74	0	1
15	0	1	35	1	1	55	1	1	75	0	1
16	2	2	36	1	1	56	0	0	76	0	0
17	1	0	37	0	1	57	1	1	77	0	1
18	0	1	38	2	1	58	6	1	78	0	1
19	0	1	39	1	3	59	1	1	79	4	6
20	0	1	40	0	0	60	1	2			

第四章　私人话语：
戴着"面具"的表露者

我像一只在黑暗中潜行的游魂，辨不清方向。无论多么想叫嚣，想呼喊，都只能静默在嘴边。

——论坛成员"无 ** 泣"

我们所知的 HIV 人群，总是比实际要少，因为大多数感染者隐匿在了人群之中。一旦有人向社会公开自己的艾滋身份，往往会引来异样的注视。

独自背负秘密是痛苦的，表露又可能招致生活剧变、人情断裂。从这个意义上说，"知艾家园"是一个安全的树洞，人们可以放下顾虑诉说关于感染的情状。这类自言自语与日记有一些相似——他们都是私密的，通过文字来自我叙述；通过书写来记录、宣泄，甚至忏悔。当然，两者在私密性上是有区别的，日记至少在当下是完全属于个人的；论坛中的表露者则往往并不介意陌生人的阅读。

表露病情是话语，对疾病的自我叙述更是表征的一种形式。Foucault(2002)用"话语仪式"(ritual of discourse)来界定"表露"。因此，表露不仅仅局限于言谈或写作，正如话语不止于语言学范畴。"话语总是表现为与行动的结合，包括了以言表意和以言行事。"(姚国宏，2014，p. 15)

但也许并非人人知道，这位研究话语的鼻祖 Foucault，正是因艾滋病而辞世。当时医院隐瞒了他的死因，因为这种"可耻的死亡方式"，听起来与其哲学大师的身份十分不相符。由此，对健康的表露话语似乎成了一个重要却讽刺的主题。

对表露的话语分析可以在三个向度进行：关注表露文本的遣词用句、关注表露话语生产和解释过程的话语实践，以及关注表露所嵌入的社会情境。这也是 Fairclough(2003)的文本、话语实践和社会实践模型在艾滋病表露语境的分析维度，"即便是独白式的话语，包括书面的话语，都预设了听者和读者"(p. 42)。

第一节 隐藏与表露

艾滋病常常是一个秘密。我们只需看看感染者与癌症患者的不同待遇即可窥测一二。当一个人被诊断患了癌症时，他往往是最后的知情者，他的家人会考虑是否向他隐瞒病情。但当一个人被诊断感染了 HIV，本人很多时候是第一个甚至是除医生外唯一的知情者，他要面对是否向家人朋友表露的问题。

一、自我表露

表露的对立面是隐藏。但是当谈到表露的时候，其实已经暗含了隐藏。因为所谓表露，永远是一个权衡的过程，一个人不可能完全的表露也不可能彻底的隐藏。个体需要权衡环境，最终决定表露的程度。刘增雅和李林英(2007)认为，表露和隐藏应被视为辩证统一的整体。

有些秘密是容易隐藏的，如果秘密的主人守口如瓶，外人很难觉察。只有当他在特定的时空，向特定的对象吐露心声时，对方才能与之共享独特的体验。在艾滋病尚未产生明显的症状和体征变化之前，感染 HIV 属于这种可隐藏的事项。

资深的心理治疗师 Jourard 在他的工作中敏锐地发现，当患者向他表露出埋藏多年的秘密之后，他们往往会松一口气，并部分消减袒露前的痛苦与尴尬。这可能是个"理所当然"的现象，却隐含了自我表露的巨大功效。随后，Jourard (1971)在《透明的自我》中正式论述了这一概念，意指告诉另外一个人关于自己的信息，真诚地与他人分享自己个人的、私密的想法与感觉的过程。

在人际交往之中，表露实际是一种相互渗透的过程，在传统社会中新建立关系的人们之间一开始的表露可能是一种小心的"交换"，直到后来才没有那么严格遵守"互相袒露"的规则。Altman 和 Taylor(1973)认为，个体交往处于从表面化沟通到亲密沟通的发展之中，只有借助由浅及深的自我表露，关系才得以建立和稳固。

如果将自我表露进行细分，那么正如 Devito(1998)所看到的那样，关于积极信息的正向表露和消极信息的负向表露是两个效果迥异的表露类别。正向表露是人们乐于进行的，有助个人魅力的形成；负向表露则往往是个体所逃避的，能引发同情和社会支持，却容易导致人际关系的恶化甚至中断。感染 HIV 的秘密是极端的消极信息，在传统的语境下，很难在关系不那么密切的人与人之间发生。

二、两难的选择

针对艾滋病的表露研究可能是表露与隐藏研究的最好范例。因为一方面，艾滋病有漫长的潜伏期，隐藏病情是可行的。另一方面，由于在当前医疗背景下，感染者势必会成为患者，所以表露又是必不可少的。

在被确诊之后，感染者除了恐惧疾病和可能带来的污名之外，还要考虑是否表露、向谁表露、何时表露和如何表露。正如 Goffman(2009)所说，对于管理与缺陷相关的信息方面，要考虑"展示还是不展示；告诉还是不告诉；透露还是不透露；说谎还是不说谎"(p.58)，每种情形"都要考虑对谁做、怎样做、何时做、在哪里做"(p.59)。

艾滋病的表露具有两方面的效果，它导致紧张，但它也是一种人们能够处置疾病、减轻紧张的机制。感染者在向他人主动表露自己的感染状况前要评估可能的后果。Chandra 等(2003)发现，表露的理由是希望获得情感和物质支持，不表露则是因为耻辱、害怕被歧视、怕给家庭和自己丢脸等；Derlega 等(2004)提出了补充：宣泄、尽责和教育的决心、拥有亲密支持的关系被认为是影响艾滋病表露的主要原因；隐私、自我责备、害怕被拒绝、保护对方被认为是影响不表露的主要原因。

不管表露与否，都可能产生积极或消极的影响。表露的消极效果显而易见，它可能会泄露自己的同性恋行为或非法药物的使用，或者带来类似的猜疑，引起歧视、排斥、甚至虐待(Maman & Medley,2004;Parsons 等,2004)。同时，表露也会带来积极的影响，Mansergh 等(1995)发现，对重要他人隐瞒艾滋病情提高了个人的焦虑和压力；Murphy 等(2001)发现表露者比未表露者表现出较低水平的攻击和消极自尊；Paxton(2002)认为，公开表露导致更多的生产性生活，改善个人生活状态。行红芳(2007)在对艾滋孤儿的研究中，用 2 * 2 的表格说明了表露与否会产生不同的后果(见表 4.1)：

表 4.1　表露或隐藏的影响

策略	正面后果	负面后果
暴露	得到支持，减轻压力	遭受歧视，社会排斥
隐瞒	避免污名	得不到治疗和支持产生焦虑、压力

在"知艾家园"中，很多人纠结是否要将感染的事实告诉家人和伴侣。他们满怀忧虑、举棋不定，并希望能从论坛的"前辈"中得到答案。

刚跟父母一起吃晚饭,看着父母关切的眼神,顿时想把这一切告知二老,但是又害怕二老的反应,于是还是没说;老姐那关是过不了了,恐怕就这几天要把结果告诉她。害怕她伤心,害怕她落泪,多希望家人一切都如从前,就让我一个人背负这种惩罚。(一 ** 人)

大多数人选择在现实生活中隐藏感染事实或可能,即使对象是至亲至爱,也常三缄其口。隐瞒往往是迫不得已的,很多时候他们想过开诚布公,但只要一想到为人所知后可能受到的待遇,他们就只能退缩,假装像一个正常人一样与人交往——至于内心埋藏多少恐惧和压抑,也许只有他自己才体会至深。

所以隐藏的首要目的就是保护自己免受伤害。暴露感染者的身份可能使他们再次遭受生活剧变,社会网络迅速断裂,社会支持丧失殆尽。即使很多时候这种恐惧只是一种假想,他们依然不敢冒险尝试。

隐藏的第二个目的,很多感染者说,是为了保护家人。这类隐瞒,是以保护和爱的名义,带有一种英雄主义的光环。一方面,不忍让亲人因知情而受到精神的冲击和创伤;另一方面,害怕一旦公之于众,家庭成员的声誉和利益也会遭损。

我不敢告诉老婆,因为她很累,要照顾很小的儿子。所有的一切都让我来承受就好了,眼泪也让我一个人来流。(g ** n)

还有一类隐藏,是将自己也阻隔在真相之外。他们有过高风险行为,甚至也产生了类似的症状,日夜忧虑,内心深处渴望得到答案,但他们宁愿悬置真相,尽量避免血清学检查。

我很痛苦,可是我不敢去检查,既害怕医生怀疑的眼光,也害怕检查的结果。我去过检测中心,可是一到那里我就害怕,腿就开始发软。(用 ** 议)

那么,如何隐藏呢?隐藏是可能实现的,毕竟从感染到发病,有相当长的一段时间人体可以维持与病毒的和平相处。感染者选择采用一系列的策略来隐瞒病情,包括减少跟朋友的交往,或用替代性的诊断"给邻居、熟人甚至其他家庭成员提供一种可行的解释"(Scrambler 等,2001,pp. 121-122)。

隐藏的策略往往是源于生活经验的,甚至是充满智慧的。当然感染者并不以这些策略的成功沾沾自喜,因为隐藏通常是"无尽的无奈"。

确诊后就开始吃药了,拿到药后我换了一个包装,用口香糖瓶装着,只是有一样不好,揣在身上总是哗哗直响。(黄 ** 孩)

甚至有的时候,隐藏者可以让人知道自己得了传染病或艾滋病,唯一需要隐瞒的是感染原因。他宁愿将艾滋病替换为一种污名程度相对较低的疾病,或者将感染原因美化为道德的、无辜的。"麦 ** 样"介绍说每当他避无可避的时候,就告诉朋友自己得了乙肝,朋友往往不会有太大芥蒂;"3 ** 1""找完小姐后怀疑自己得了病",他告诉父母说女朋友体检查出有艾滋病,所以他需要去检查。

隐藏不是一项可靠和长期有效的策略,强大的生活压力和死亡的恐惧使有些人忍不住向他人诉苦,至少是向值得信赖的人表露。更何况,对感染 HIV 而言,就目前的医疗条件下,表露只不过是时间早晚的问题。

面对疾病的侵袭和死亡的威胁,感染者比常人更孤单无助,更需要从他人那里获得心理陪伴。在 Cawyer 和 Smith-Dupre(1995)看来,在 HIV 支持小组中,表露是一种情绪治疗方式,人们坦然传达他们的顾虑和沮丧对治疗是卓有成效的。"w ** y"在论坛里谈到了当他获知感染后,向一个挚友表露的过程和感受:

犹豫再三,还是把一位高中挚友叫来了,短信里和他说自己遇到了个可能过不去的坎,他便立即打车前来。我强忍着眼泪,把我的近况全盘托出,我说了自己的症状、恐惧以及无以复加的自责与愧疚,他告诉我无论如何都会一直支持我。

此外,表露也意味着社会救助和医疗资源的优先取得。当感染者慢慢接受了事实后,他需要通过表露来获得适当的援助,"能够掌握最新的艾滋病治疗信息和最前沿的科研信息,并能够通过各种数据了解自身的身体状况,以获得对自身健康的控制"(刘斌志,2013,p.22)。

如果说除了个人境况的改变外,表露还有什么更大的社会意义,那也许是可以从那些敢于向全社会公开自己感染者身份的人那里获得一点启示。在感染者中有一些名人,如中国首位公开姓名的 HIV 感染者宋鹏飞、首位直面媒体的感染者刘子亮、首位公开承认感染的女大学生朱力亚。虽然他们公开的原因各有不同,宋鹏飞想替艾滋病患者说话,刘子亮称想治好病找份工作,朱力亚希望他人以她为鉴,但这些声音,至少彰显了叙事话语的力量,反映了他们与不体面身份抗争的过程。

从这一意义上讲,个人的表露并不是只关涉个体的。他们勇敢的表露能够"引起公众对于重新调整卫生保健保险政策的关注,从而,个人的事变成了公众的,而公众的又变成了政治上的"(Martin 等,2004)。

三、双全之策:虚拟社区

感染者想要通过表露来释放压力,但却又惧怕身份曝光之后带来的各种后续麻烦和打击,在这两难的情境中,虚拟社区成为他们能够两全的选择。

从表面上看,在线表露只是更换了表露的场所。Chen 和 Sharma(2013)认为网络表露是个体在网络情境下主动和被动地传递个人信息的过程。然而,网络的匿名性、身体缺席导致的非语言线索缺失等都会对表露产生影响。Parks 和 Floyd(1996)认为,彼此存在于网络上的友谊,其坦诚表露会比在面对面传播时多。Rafaeli 和 Sudweeks(1997)研究发现网络信息交换比面对面信息交换包含了更多第一人称代词,进而推论网络表露比线下表露更为频繁。

传统的表露需要遵照一种循序渐进的过程。但是,在网络平台的表露并不那么循规蹈矩,"知艾家园"的发帖人倾向于开门见山,直接表述自己已感染或可能感染的事实。再私密的话题,借由网络的盾牌,他们都可以坦然地表述。

网友们对艾滋病的相关表露包含四个方面:与感染相关的行为、所感知的症状、病情(检测结果)和情绪。为探求四类表露的具体情况,本书采取等距抽样的办法,于 2016 年 1 月 1 日从"知艾家园"各个版块的各个页面中随机抽取一个帖子,共获得 91 条帖子①,将其中楼主表露的内容,按照行为、症状、病情和情绪四方面进行划分和规整作为内容分析的样本。

首先,通过对每一项表露字数的统计来探求表露内容的详略分布。研究发现(见表 4.2),对行为的表露比例最高,占所有表露文本的 37.4%,平均每篇帖子有 135.3 字符(SD=338.2)表露与艾滋相关的行为,往往是描述同性和异性性行为。对症状的描述占 28.4%(M=102.6,SD=17.6),包括体征变化和异常感知。再次为对病情的表露,占所有表露文本的 23.0%(M=83.3,SD=116.7),HIV 的检测通常不是一锤定音的,无论是确诊或排除都需要反复多次、延续几周甚至几月的血清学检测来确定,此外,关于感染者的生理指标(CD_4、CD_8 细胞计数)和治疗方案(是否需要服药、如何服药)都需要仔细斟酌和调整,部分表露者会对病情进行详细的表述,其他表露者则大多只是粗略描述或不愿提及。对情绪的表露则相对薄弱,11.2% 的篇幅讲述了表露者在感染前后的心态(M=40.6,SD=62.8)。

从上述统计可见,各类表露文本的标准差相差悬殊,为排除由于部分帖子字数过多所造成的干扰②,本书统计各类表露字数的中位数,发现行为表露字数虽然均值最高,但在中位数方面却低于症状表露,可见对行为的描述详略差异很大,因为事关极度隐私的性活动,有些人倾向于仔细表述每一个细节,有些人则有所顾虑和感到羞耻只一语带过或直接略过不谈;相对而言,对症状的表露相对比较稳定。

① 其中"咨询关怀"版共有一千余页帖子,内容大多是询问某种行为或某些症状是否有感染的可能,此版块隔一百页抽一帖。
② 字数最少的帖子为 61 字,字数最多的帖子达 3425 字。

表 4.2　表露类型分布(N＝91)

类型	字数/字(比重/%)	均值	标准差	中位数
行为表露	12314(37.4)	135.3	338.2	44
症状表露	9335(28.4)	102.6	137.6	54
病情表露	7581(23.0)	83.3	116.7	35
情绪表露	3695(11.2)	40.6	62.8	11
总计	32925(100.0)			

其次,本书考察了各类表露内容。行为方面,研究发现(见表4.3),除22.0%的帖子未提及行为之外,所有的楼主都承认自己与 HIV 产生关联是因为曾经发生过高危性行为,其中认定因异性性行为(可能)感染的有54.9%,表述因同性性行为(可能)感染的占23.1%。

相比于癌症患者,更少的感染者会问"为什么是我"的问题,大多数人对为什么感染心知肚明,并且往往都能回溯到某些行为中。当然,在医学事实上,同性性行为感染 HIV 的比例比异性性行为要大得多,但表露者并不一定是实际意义上的感染者,很多异性性行为者只是怀疑自己可能感染而在论坛上进行表述。异性恋者人口基数更大,在现实环境中更容易开口,所以表露异性性行为的比例相对较高。此外,撇开未提及行为的 20 名发帖人,仅在可判断行为的 71 个帖子中进行比较均值发现,行为类别对行为表露字数($F(1,69)$＝0.367,p＝0.547)、症状表露字数($F(1,69)$＝0.056,p＝0.813)、病情表露字数($F(1,69)$＝0.185,p＝0.668)、情绪表露字数($F(1,69)$＝2.499,p＝0.118)均没有显著影响。

表 4.3　行为表露分布(N＝91)

行为	数量/个(比重/%)
未提及	20(22.0)
异性性行为	50(54.9)
同性性行为	21(23.1)
其他	0(0.0)

症状方面,研究发现(见表4.4)只有 15.4% 的表露没有提及症状或暂未出现症状;84.6% 的帖子都描述了自己在感染前后体征上感受到的异常。当身体不适,沉默的身体开始发声,病情粉墨登场。大多时候,这种不适表现在体感的痛苦和不同寻常。还有一些症状并非来自感官,而是发帖人在体表上发现一些他们所认为的感染"征兆",包括体重减轻、皮肤病和淋巴结肿大。且各种症状交

织在一起,呈现出"一波未平一波又起"的状态。

表 4.4　症状表露分布($N=91$)

症状	数量/个(比重/%)
未提及/无症状	14(15.4)
有症状	77(84.6)

病情方面(见表 4.5),有 31.9% 的表露者未去进行检测或暂未拿到检测结果。除此之外,已排除和目前检测结果为阴的表露者分别占 9.9% 和 23.1%,其中后者并不能完全放心,因为在窗口期,即使目前抗体检测为阴,也有转阳的可能。另有 6.6% 的表露者在发帖时被告知初筛阳,需要再次检测来确诊,他们陷入深深的恐惧中,但也期待奇迹发生。已经被确诊的表露者占 28.6%。撇开未提及行为的 29 名发帖人,仅在可判断行为的 62 个帖子中进一步比较均值发现,病情类别对行为表露字数($F(3,58)=2.162,p=0.102$)、症状表露字数($F(3,58)=2.712,p=0.053$)、病情表露字数($F(3,58)=2.128,p=0.107$)、情绪表露字数($F(3,58)=1.110,p=0.353$)上均没有显著影响。

如果撇下未检测和暂无结果的 29 位表露者,将已排除和目前阴的归类为未感染(30 位),初筛阳和已确诊的归类为感染(32 位),并将之与是否有症状进行相关性检测($N=62$),发现症状与病情之间的相关性并不显著($p=0.273$),说明两者之间没有必然联系。

表 4.5　病情表露分布($N=91$)

病情	数量/个(比重/%)
未检测/暂无结果	29(31.9)
已排除	9(9.9)
目前阴	21(23.1)
初筛阳	6(6.6)
已确诊	26(28.6)

最后,考察发帖人对情绪的表露可知(见表 4.6),有 56.0% 的表露包含了明显的情感宣泄,包括恐慌、后悔、愧疚、不甘、绝望等。HIV 感染的消息本身就是一个严重的刺激因素,使感染者心理产生极大的震荡,加上对死亡、社会歧视等的联想,一连串的负面情绪会接连袭来:害怕面对死亡;悔恨轻率的行为给自己和家庭带来耻辱和不幸;愤恨没有受到上帝的眷顾。

表 4.6　情绪表露分布($N=91$)

情绪	数量/个（比重/%）
未提及	40(44.0)
提及	51(56.0)

回到所有的表露中来，谈到表露的初衷，他们几乎无一例外地提到"憋太久了""压抑得太难受了""需要发泄"，表露是他们释放压力的绝佳方式，网络是他们可以抛开各种顾虑一吐为快的树洞。

表露不是一蹴而就的。尤其是一个相对完整叙事的表露，常要随着话语的展开而步步深入，或循着叙述的逻辑或随着别人的提问表露得越来越多。

灵 ＊＊ 士：一次酒后让我拥有小艾。不怪朋友不怪传染给我的那个人，只怪自己意志太差，一夜之间让我的人生改变了，我不想去害人，不想把痛苦带给家人和朋友，以及我爱的人，我选择离开他们。

王 ＊＊ 菲：请问是不是同（指同性恋，笔者注），不是同的话是什么具体行为。

灵 ＊＊ 士：属于嫖娼。是一个晚上和朋友一起去酒吧喝酒。我喝了很多，没控制住。

也有的时候，针对他人的询问，表露者并不愿意做出回应（一般是感染途径）。Joinson 等(2008)将这些非表露分为"直接决绝地回答"和"自我保护式回答"。在以下例子中，"z ＊＊ o"虽然进行了感染和检测事实的表露，但是在被他人追问感染途径时选择闭口不谈。

z ＊＊ o：做了两次检测都是阳性，后来疾控中心的医生给我的妻子做了血检，妻子暂时没有感染，要等 2 个月以后才能完全排除。

a ＊＊ 2：我想知道楼主到底是什么行为。

z ＊＊ o：请大家不要问我一些我应该不会说的问题，每个人都需要一点秘密，哪怕是谎言。

第二节　疾病叙事

讲故事是人的一种本能，当我们在交流时，会不自觉地采用叙述的形式，用故事来解释、例证我们的意见，叙述和说明我们的决定。尤其是当遭遇不幸时，叙事的欲望会更加膨胀。无怪乎鲁迅笔下的祥林嫂逢人就说："我真傻，真的。"

　　叙事有一种不可思议的魔力，不仅能让聆听者了解他人，也能让讲述者更清晰地认识自己。当个人讲述自己的经验故事时，同时也是在重新体验和梳理个体的生命脉络。叙事当然不等于生活本身，讲述者会有意无意地进行挑选、加工、组织，其结构是经过刻意的编织和营造的，并带有潜意识里的理论化框架，对伤害、困扰我们的事情进行解释，以此来摆脱它们，或至少减轻它们带来的威胁。

　　对叙事的研究是一种探究人类经验世界的方式（白芸，2002），因为它直击表述者的本真叙述。无论何时进入论坛，来自感染者的故事总会蜂拥而至，这是未经太多雕饰和渲染的文字，也是主流社会缺乏的声音。

一、医学与叙事

　　"患者"，这个充满不幸意味的词汇，其内在含义常常是被动的和无助的。在传统的医学领域中，人一旦患了病，就意味着自己已经无力驾驭身体，只能将之交由医生处置，顺从地接受指导，并且遵从医嘱。

　　然而患者从来都不满足于此。"人类对身体、疾病、生死的思考已经深深嵌入我们的文化之中，不断生产出我们用来理解世界、组织经验和意义的框架"（杨晓霖，2012，p.12）。随着医学知识的增加，很多人在被健康问题困扰时，都希望在临床医生的"权威医疗科学"叙述之外，能够获得创作和讲述自己故事的权力，以此回溯疾病产生的原因，追踪疾病的发展，预测给自身和家庭带来的影响，重新建立起属于自己的语境和故事线索，重构一度被疾病所摧毁的身份。

　　有时医患的矛盾来自各自话语体系的偏差。现代医学的弊端之一在于医护人员常偏重患者的"身"，忽略他们的"人"；偏重其"症状"，忽略其"经验"。医生所说的是生物医学的"疾病"，通过寻找病因和病理指标来对症开方；患者讲述的是主观体验的"疾痛"，包括身体异常和不适感，以及对这种切身苦痛的分析和处理，乃至牵涉到更广的社会关系——"'疾病'和'病痛'的区分，是医学人类学对现代医学进行批评和反思基础上研究的起点"（苏春艳，2014，p.87）。

　　医学专业训练常常将医生引入歧途，使他们丧失了对患者的基本理解和关怀能力。这点也许在病历本上就可见一斑。抛开难以辨认的字迹不谈，病历本所记载的往往是去主体的、充满范式的、没有任何感情色彩的病症描述与诊断；他们只是需要从患者那里获取病史，然后完成"数据采集"的规定工作。不过，叙事医学的兴起撬动了这块顽石，有些医务工作者开始尝试在冰冷的科研病历之外书写一份温暖的叙事医学病历，将术语堆砌的病例还原成充满生命力的故事。医生倾听患者的故事，并适当地用自己的故事加以回应，"医患是否能成功合作，并治疗疾病,在很大程度上取决于双方在多大程度上能将他们的故事融合在一起"(Martin 等,2004,p.8)。如是之,临床医学将更富人性,更有温情,丰富人类对生死、疾苦的认知和理解,弥合技术与人性的鸿沟。

二、逻辑中的意义重构

一个生病的人会讲述疾病以外的故事,把它作为解读的方法。对疾病的叙述是通过某种在一定范围内得到认可的逻辑来对自我的病痛经验进行梳理,以此控制生活、稳定身份,构建一个疾病的世界。同时,叙述者也邀请其他人加入情境中,对疾病话语的语义进行共同生产和建构。

一般来说,疾病叙事具有一种连贯性,即能够把行为、分析和内心陈述组合在一起,并把生活中看似零乱的材料串联在一起,揭示他们的因果联系,作为"组织混乱生活事件的一种手段和一种解释事件意义的系统"(Arnston & Droge,1987,p.148)。

我是做工程建筑类的,很多同事都有召妓行为,不是我们好这口,实际上很多兄弟都是在醉酒的情况下,麻痹了理智,好像大家都去自己不去反而显得不爷们。(s ** t)

一切痛苦的根源从 2009 年 3 月 16 日那天开始,我调到省城工作,有一段时间和妻子两地分居,我坚信我可以抵住大城市的灯红酒绿,但是终究还是没挺住! 那天有些烦心事喝了酒,去了一家洗浴中心,稀里糊涂就犯了错。(c ** l)

我是一个爱好文学的中年人,受很多郁达夫小说中嫖娼情节的描写的影响,总是羡慕文人的风流。柳永、白居易、谢安等人都喜欢和妓女交往,出入这些场合。所以潜意识中,我认为这是人生一大乐趣,于是走上了危险的不归路。(夜 ** 灯)

在叙述者那里,感染 HIV 不再是一项孤立于生活世界之外的不幸;相反,他们常常能在自身的经历、环境和性格中找到因果关系。在他们看来,不管是"醉酒""朋友怂恿"的直接原因,还是"夫妻分居""伴侣吵架"的环境因素,抑或是对"肉体欢愉""名士风流"的追求,都是造成他们感染的罪魁祸首。通过这些归因,叙述者将感染事件安置在了整个生命史中。

Das(1995)认为,苦痛只能自我感知;一旦开口说话,苦痛便会向外流通,成为建立关系的工具。不可否认,患者的叙述或多或少都不是本真的,是经过不断加工和重构的:一些事件的意义可能在叙事中被放大,被彰显到不容忽视的地位上来。同时,感染者通过叙事来寻找被疾病困扰的生活的意义。

我的家乡在农村，为了走出大山，父母含辛茹苦供我读书，如今我几乎得到了当初我想要的一切。可是眼前这个小小的病毒，不仅要毁掉我的全部，还要用最恐怖的方式把我带进地狱。我想起我小时候的那些玩伴，至今他们还在大山里，过着日出而作、日落而息的生活。我曾经多么同情他们，而今，对于他们，我只有羡慕，发自内心的羡慕。早知如此，留在大山里该多好！

如果你爱一个人，就把他送进城市，这里是天堂。

如果你恨一个人，就把他送进城市，这里是地狱。（大 ** 哥）

不同于经验主义将疾病视为自然的观点，"意义中心的传统强调病痛的生物性与文化性之间的互动"（方静文，2011，p. 47）。与艾滋病相关的文化被话语所过滤和萃取出来，成为疾病叙述的重要意象，是叙述者"把他体验到的世界转化为语言叙事世界的基本角度"（杨义，1997，p. 191）。这名叙述者将城市描述为灯红酒绿的、淫靡的空间，它繁华、充满诱惑，让人沉醉其中，丢失了质朴。城市在疾病故事中被赋予了重要的意义。

三、嵌入日常生活的疾病

人是自身健康和疾病的体验者与诉说者。人们在对别人谈论自己的健康和疾病时，其实是在寻找不同的角度思考和谈论自己的生活。每一个患者都可以有一个相当精彩的故事。故事不是从他患病那一刻才开始的，在患病之前，体质、心理、家庭环境、生活习惯、人生遭遇，各种各样的元素就已经开始着手谱写这个故事的背景了。直到身体开始有了觉察，或者是被医学残忍地宣布了患病的消息，它所带来的冲击，无疑是这个故事的高潮部分；随后，对疾病的态度和由此带来的日常生活的改变成为故事的主旋律——患者可能需要长期服药，接受医学治疗，他的事业、爱情、家庭都可能随之受到影响。当然最后一刻的故事一定会有一个结局：或是疾病长期共处；或是战胜病魔的如释重负；或是最终走向末路。

健康与疾病一样，根植于日常生活的体验与关切之中。所以人们从来不局限于生理学和病理学的范畴去讨论它们，"一触碰到健康的话题，就很容易激发起关于躯体、情感、社会关系、生存状态的广泛联想"（Blaxter，2012，p. 64）。

最直接的，疾病威胁到了我们为未来计划的能力，以及我们控制自己的行动的能力。

我还在大四，学医。感染者是不能去医院上班的，那我大学四年不是白学了？本来还计划明年考研，看来是不需要了。（从 ** i）

我是 Gay,已经跟 Les 形婚,打算要小孩。原本规划得好好的生活,可以给父母一个好的交代。现在破灭了,怎么面对父母,怎么面对亲人?（N＊＊E）

很多人都会为自己的未来进行长期的和短期的规划,包括学业、职业、婚姻、家庭。"计划明年考研""打算要小孩",这些都是在发现感染之前的美好图景。但是,疾病中断了原有的生活情节和轨迹,打乱了原本稳定的日常生活。未来变得茫然无所知。疾病以这样一种摧枯拉朽的气势破坏了未来,强硬地扭转了人生轨迹。

HIV 改变了人对未来的计划能力,同时也实实在在地对日常生活及周遭世界产生颠覆性影响,使人处于一种不协调的状态。

生活发生了太大的变化了,我简直从天堂掉到了地狱,虽然我知道我不会马上死去,但是我爱的男人,把我当成瘟疫一样的害怕着。（幸＊＊哀）

我是感染者,去年结婚,今年儿子七个月大,很健康。可是她在父母劝说下和我办了离婚,宝宝归妈妈抚养,我又变成孤身一人的状态了。（真＊＊家）

"病患代表着一种已被改变的生存状态,一种个人在世界中存在的本质的改变"（Toombs,2000,p.110）。对感染者而言,生活的变化是显而易见的,虽然感染并不意味着体质的突然减弱和死亡的骤然降临,但传染性限制了他们的活动,并通过降低他们的自身价值感来破坏他们的自尊,日常生活——尤其是家庭生活——很可能发生天翻地覆的变化,包括配偶和家人的离散,与人相处模式的改变。

艾滋病是一种慢性病。Cockerham（2012,p.122）认为:患病意味着嫉妒健康人,或者嫉妒过去的健康时光。但是,感染 HIV 意味着时光的不可逆,"它不会消失。它危险,它会爆发,它不受控制。糟糕的事情一件接着一件"（Kleinman,1988,p.44）。按照郁建立（2012）的说法,HIV 会改变一个人的身体状况、自我认同和社会交往,而这些状况的改变则意味着既定的生活格局的破坏。于是感染者的叙事总是在不经意间嵌入日常生活。

第三节　决定命运的时刻

我们每个人都无法避免来自生命的挑战,而且难以否认有一些挑战可能带来毁灭性结果。进行 HIV 检测,往往就是决定命运的时刻:检测单上的结果,虽然不能当下就置人于死地,但却决定着检测人未来的生死存亡,以及生活轨迹是否就此改变。因此,不管最后结果是喜是忧,医学检测过程常让表露者念念不忘、津津乐道。

一、生活事件与疾病

当生活把我们抛入谷底的时候，我们都很脆弱。感染 HIV，可以被理解为是一项生活事件，来自于病毒对人体的攻击以及由此引发的社会生活的不可逆的变动。艾滋病事件的发生，会极大地冲击着感染者及其亲友本来已经建立的或正在建立的或未来有可能建立的社会关系，他们必须去重新适应新的生活情境。

从某种程度上讲，人类比以往的任何时候都长寿，疾病的预见性诊断也更先进，但我们可能会因此有更长的时间遭受病痛的困扰，也更早受到生活事件的冲击。一旦被诊断患病——不管是否有对应的体征，其糟糕的预后和使人虚弱的影响都将潜在地改变患者的身份。因此，重大疾病的诊断是日常生活中的关键一刻。

从被诊断出患病的那一刻起，时间被拉得很长，世界仿佛停了下来，生活似乎被疾病所搁置。许多患者都有一个直观的认识：他们的生活被永远地改变了。Keimmalpass 和 Steeves（2012）谈到，有些女性将诊断的时间描述为超现实，一位女性敏锐地意识到，在她被诊断出患了子宫癌之后，她的生活永远也不会回到"无忧无虑的日子"了，她将 BC（Before Christ）和 AD（Anno Domini）这两个词从"公元前"和"公元后"的语义重新定义为"癌症前"（Before Cancer）和"诊断后"（After Diagnosis），用以描述这个可怕的转变。

二、HIV 的医学"宣判"

等待 HIV 血清学检查的结果，对于许多医务工作者来说不过是例行公事，但对检测者来说，无亚于一场决定生死的"宣判"。同样的，告知一个人感染了 HIV 的消息对医生来说可能司空见惯，而对感染者而言却是一场足以改变命运的灾难。

有过检测经验的人——不管最后是被排除还是被确诊了，都对检测、等待和取报告单的这段经历刻骨铭心。盖因为其中掺杂着太多情感、祈祷，甚至戏剧性的情节。惊涛骇浪之后，他们中的一些人不厌其烦地在"知艾家园"中就检测过程进行表述，回顾这一决定命运的时刻。

到了取化验单的地方，把病历本交给打印化验单的大夫，"滴"刷了一下，打印出来了。

大夫："哎呀！有问题啊。"

我差点坐地上。

我:"大夫! 怎么了? 结果有问题??"

大夫:"哦,不是,打印机有问题,打印出来的字看不清。我再重新给你打。"

第二次打出来

我:"结果怎么样?"

大夫:"去问门诊医生吧,我们这就是出单子。"

抢过单子,美丽的"阴"字。(l ** g)

取检测结果时的心情,绝对称得上是刺激,因为人生的整个后半程,似乎都决定在这张化验单上了。更何况,有些检测故事充满曲折,给亲历者带来了莫大的心理震荡。对拿到阳性检测单的人来说,获知感染的那一刻,内心的绝望恐惧和不愿意相信,是难以言喻的。但更有讽刺意味的是,感染者此时往往感受不到身体上的疼痛和变化。医学先于身体感知进行了宣判。

三、死亡想象

没有人能活着离开这个世界。每个人都将死去,死亡是一件我们所共有的事情。每个人在诞生的一刹那就意味着这个生命正一步一步地走向死亡。正如 Latin 格言所说:生命中最确定的事情,就是我们都会死亡;最不确定的,则是死亡将于何时降临。

对感染者来说,对死亡降临的恐惧可能比其他人更深切。虽然 Heidegger 说人是"向死的存在",死亡是无时不悬临在人的存在中的,然而普通人很少会随时警惕着死亡的到来。但是,一旦感染了 HIV,这种疾病体验和死亡体验开始紧紧联系在一起。关于死亡的思考如影随形,死亡意识占据人的思维和精神世界。

每天都感到死神站在身后举着镰刀随时会斩下来,我真正懂了生死之间的恐怖!(一 ** 念)

感谢爸爸妈妈赐给我生命,让我来到这美丽又令人向往的世界,只不过我的这一段旅途走得稍快了点,担心今天晚上闭上了双眼是不是再也没有睁开的机会了。(l ** o)

艾滋病目前是不治之症,感染 HIV 是一个人走进死亡之门的开始。现代医学越来越发达,患者可以预知死亡的时间却越来越早,体验死亡的过程越来越长。人们从猝然面临死亡的状态,转变成为逐渐接受和等待死亡的漫长过程。在这段告别生命的旅程中,人们总是不由自主地想象死亡的场景,恐惧死神的光临。虽然死对于活着的人来说不可体验,对于死去的人又不可言传,人们无法从别人的案例中学习,使自己富有经验,但这并不妨碍他们对死亡进行想象。

每个民族都有自己的生死观,每种文化也有自己谈论死亡的方式。在中华传统文化中,死亡一直是需要讳言和敬畏的事物。虽然历史上不乏洒脱的文人和流派,如认为"生为游子,死为归家"和"生为徭役,死为休息"的列子,对亲人死亡"鼓盆而歌"的庄子,但在常人那里,死亡的想象常会引发焦虑。疾病增强了人的生命意识,感染者身处死神的关照下更是容易萌生自己真切的死亡观念。

不管是健康的人,还是有疾病的人,从一生下来就在谱写着自己的死亡日记,只是或长或短;或悲壮或平凡。(死＊＊本)

我们既非生者也非死者,我们将被活着的和死去的人遗忘。我们回到了曾经告别的世界上,却永远无法回到我们曾经活着的那些日子。(遗＊＊忘)

史铁生说,死是一个必将降临的日子,死是一件不必急于求成的事。艾滋病拉近了人与死亡的距离,在病魔缠身时,人们开始思考生命的意义。很多人不仅开始像患者一样生存,更像哲人一样思考。而有些时候,即使他们再豁达,再强调"人终有一死"。他们仍会发现他们身处生与死中间的尴尬境地:"既非生者也非死者","被活着的和死去的人遗忘"。

死亡因此成为一个可怖的威胁。世人都有"恋生怕死"的情结。死意味着生命的终结,与现世存在的彻底断裂。

我惧怕在母亲前离开人世,她实在是受不了这样残忍的打击。

我惧怕在我的男朋友前离开人世,我走了以后,谁来陪伴他这剩下的人生?

死真的不可怕,丢下了就什么都不知道了,可是我却会留下绵长的痛苦在我最爱的人心里,这真是我不忍看到的事情。(2＊＊8)

Kastenbaum 和 Aisenberg(1972;转引自张淑美,1996)提出过二次死亡理论:第一次死亡是"你"的死亡,即死亡主体忧惧自己的死亡对家人和亲友造成的空缺,考虑的是社会关系网络的断裂。第二次死亡是"我"的死亡,忧惧自我死亡的时间、方式。按很多感染者所说,他们不惧怕死亡本身,却担忧"第一次死亡",即亲友可能遭受的打击和痛苦。

第四节　忏悔:疾病的规训

在宗教意义上,忏悔是向神佛念经拜忏,表示悔过和请求宽恕的一种仪式。但忏悔同样在世俗世界发挥作用,源起于对错误的认识,是犯错之后开始省悟的标志,是个人对自己过错、罪恶的一种承认、坦白和宣告。中国古代的"禹汤罪己",以及《论语》倡导的"吾日三省吾身",无不显现了忏悔意识的雏形。

无论是 Augustine 的《忏悔录》通过解剖自己以期与上帝对话,还是 Rousseau 的《忏悔录》同自我的对话,忏悔都将自己置于他人的凝视之下,对良心进行自我审查。正如 Fairclough(2003,pp.50-51)所说,"正是做出表白的那个行为改变着做出表白的那个人:解放他,拯救他,净化他;让他卸下罪恶的包袱,给他以救赎的允诺"。

如果说艾滋病能够通过给人以惩戒的方式规训患者,树立起一套主流社会所认可的言行规范,那么感染者更容易在此标准下进行忏悔,并希望得到道德的解脱和命运的宽宥。

一、ABC:忏悔的三个层面

论坛就如同一个忏悔室,大家在此坦言自己的过错,陈述自己的悔意。往往忏悔的话语会以这样的句式进行:"如果当初……那我现在""要是我……多好"。忏悔总是和一种"悔不当初"的反事实思维联系在一起的,也与现在所要面对的消极结果(可能感染 HIV)挂钩。他们对过去采取某一行动(如滥交)或未采取某一行动(如未戴套)而导致的结果捶胸顿足,沮丧万分。

好多人都喜欢说如果,梁静茹有首歌叫《没有如果》,如果那天我没有跟朋友出去放纵,也就没有现在的如果可以。好希望回到 10 天前,如果可以。(c ** u)

如果那天没有喝那么多酒,如果那天老婆和我一起赴宴,我现在应该正在快乐地等待做爸爸吧。(s ** a)

Gilovich 和 Medvec(1995)认为,后悔是一种由认知和判断诱发的高级社会情绪,它是指向人类情感内部的,是理性的。当论坛成员意识到或想象出:如果先前采取其他行为——如"没有跟朋友出去放纵""没有喝那么多酒",将产生更好的结果——如"正在快乐地等待做爸爸"时,深深的悔意便席卷心头。责任被提到了关键的一环上。他们认为自己行为本来是可控的,且他们自己应该为不祥的后果负责任。

一些当下道德、法律、习俗所不允许的思想、感情和行为是忏悔的焦点。忏悔一定是浸润在一套价值准则之中的,否则忏悔的内容就无从确定和稳固;而且"忏悔本身就是一种价值准则的体现,忏悔过程也包含着对价值准则的寻找、发现、修正或强化"(杨正润,2002,p.24)。宗教中的"忏悔",是以神的意志,即教义为尺度的;而就艾滋病的相关忏悔而言,世俗的道德约束是其基准。

艾滋病预防的宣传强调"ABC 模式",分别为禁欲(abstinence)、忠贞(be

faithful)和安全套(condom)。这是防范艾滋病的三重防线：首先是消灭人对性的欲望；如果无法达成，那就要有固定的性伴侣，并且对他保持忠贞；如果连这都无法做到，最后一道防线就是正确、规范地使用安全套。张晓虎(2013，p. 65)认为：现实生活不是禁欲的无形世界，也不是理想的忠诚维系的有序世界，而是一个多元的复杂世界。防治艾滋病所强调和推广的措施在从 A 到 C 转变，这是对传统价值观念的疏离和背叛，也是对非主流观念的宽容和认可。

网友们的忏悔会针对这三道防线的不同层面。

我的性生活曾经非常乱，和无数的女人发生关系，至多 3 天就会找一个新的女人回来上床。在这些女人中，有学生、白领，有 17、18 岁的，也有 30 岁以上。(浪 ** 换)

出轨，是的。背叛了结婚时对妻子的承诺，面对灯红酒绿迷失了自我，承诺、誓言、自制，在热血沸腾的驱使下，抛到了九霄云外，只剩下原始的欲望与时至今日的悔恨。(恐 ** 7)

鬼使神差地，我居然没有戴套！我以前都是很注意防护的，那次真的是丧失了理智。也许我就要为这一次疏忽付出生命的代价了。(恨 ** o)

忏悔，尤其是艾滋病的忏悔经常涉及性的内容。Foucault(2002)早在他的《性经验史》中就曾对基督教忏悔制度与性的关系进行了讨论。"浪 ** 换"忏悔的是性生活的混乱，是他不能够克制欲望和冲动；"恐 ** 7"忏悔的是他的出轨，背叛了对妻子忠贞的承诺；而"恨 ** o"并不认为他的放浪形骸是种过错，他所懊悔的只是为什么没有使用安全套。

不同的人有不同的忏悔对象。忏悔对象有免罪的权力和道德评判的权威，很多信教者将这一权力赋予上帝和神明，但艾滋病的忏悔常常提到一个对象：妈妈。

妈妈，我真的对不起您，本来该好好照顾您，您所有的希望都在我身上了。但是，儿子活不下去了。我的路，甚至您的活路，居然都被我自己毁了。(N ** E)

妈妈，我很害怕，害怕有一天我不在这个世界上陪您，您会孤单、难过！对不起，我没有信守承诺守护您到老，我罪大恶极，但是我真的爱您，妈妈！我想回家！(s ** y)

妈妈是什么？妈妈是在迷茫无措中最能给予心灵慰藉的那个人，也是最强大的灵魂归属和精神寄托。忏悔者再三向妈妈表示悔恨，并且表达"想回家"的祈愿。"妈妈"和"家"成了远离凡俗喧嚣的、正常生活和幸福生活的象征。

二、澄清与辩护

一方面,人们进行忏悔;另一方面,他们也可能在有意无意中对自己进行澄清和辩护。有些人甚至认为,真正意义上的忏悔是不存在的:羞耻感让我们对某些秘密保持缄默。从这个角度上说,无论是 Augustine 还是 Rousseau,其忏悔都是一种展现自我的表达手段。即使是在暴露自己的丑恶,也依然会有自我美化的倾向,最终从忏悔滑向了自辩。所以,Rousseau 会强调自己的本性是好的,是社会堕落的风气使自己染上了种种恶习。孙伟红(2005,p. 204)因此评价说:当 Rousseau 把坦诚变成一种炫耀的时候,"坦诚已经标志了一种道德姿态……他只是在某种预定的德行范围内表现坦诚"。

"知艾家园"的忏悔者难免寻找道德托词来说明自己犯错情有可原。这些辩护的理由包括:酒精的影响、同事的怂恿、失恋的痛苦、一念之差等等。由此,忏悔者为"失足"找到了自己认可的理由。

另外,还有些人会发出"为什么是我"的呐喊。虽然很多情况下,感染者对自己的患病原因心知肚明;但也有一些人忍不住哀号:世界上不检点的人这么多,命运为什么偏偏选中了我。这时候,社会风气成了他道德的托词,命运成了他归罪的对象。

到现在我还是不明白,我究竟怎么得上这个病的。我承认我跟其他女人上过床,但是她们都是很正经的女人,都是有身份,有地位的人,而且每次我都戴套,最好的那种,我真不明白为什么啊,为什么会落到我头上。(S＊＊Q)

有多少人放荡成性,而我只是偶尔的放纵却依然抱恨终身。不能抱怨,所有的一切毕竟只能由自己来承担。(2＊＊8)

第五节　道德压力下的"恐艾症"

一位有才的网友在"知艾家园"中创作发表了他的《恐艾赋》,颇能说明论坛中大批"恐艾"人士的经历和心态:

古人云:死生亦大矣!吾 WTBDKJ＋YTXJ(无套被动口交＋有套性交,笔者注)已两周,无显著之症状,有频繁之小恙,岂不惶恐焉?忧染毒而郁郁,愁命绝而凄怆。常闻:"年寿有时而尽,荣辱止乎其身,未若文章之无穷。"若侥幸未染,聊作脱恐之解药。若染毒而身死,必为命中定数。愿留斯文于此,以飨诸友。

其辞曰：

人食五谷，难避疾病。疾之小者，如感冒咳嗽之类；疾之大者，有癌症尿毒之别。至若艾滋病毒，受之于猿猴，致人以死亡。如阴魂之不散，似黑白之无常。是以谈艾而色变，高危则惶惶。又难抑色胆之欲动，春心之痒痒。事后而悔恨，愧疚愿自偿。觉症状之频现，叹前路之茫茫。风萧萧而凄恻，云慢慢而断肠。上百度以搜索，登论坛而问详。欲求心安之理得，反惧感而愈强。言有套与无套，谈姿势和时长。说口交与性交，状寻欢之疯狂。妙笔生花，如小说之生动；行云流水，似现场之形象。沉迷于自查，纠结于症状。觉天地之昏暗，呼吸不畅；感视线之阻滞，日月无光。

噫！且看检查之结果，多阴而少阳，虚惊之一场。未得艾滋侵细胞，却道心疾入膏肓。俱拿检测之阴单，速解心理之小恙。得身体之健康，享生命之阳光。是为吾愿！

"恐艾"，说到底是疑病症的一种，但又比较特殊。"恐艾"者确如疑病者一般对自己身上的症状疑神疑鬼，深恐自己得了不治之症；然而"恐艾"大多都有一个难以启齿的诱因：与非固定伴侣发生了无保护措施的高危性行为。

人类关心自己及家人的身体健康，是出于一种生存和繁衍的本能。艾滋病的感染渠道、急症期特征、漫长的潜伏期、窗口期时间长短的难有定论、无药可治的现状，以及附着其上的社会观念和道德标准，都足以令恐惧顺理成章。

除心知肚明的高危行为之外，"恐艾"往往与三个因素息息相关：躯体症状的出现、窗口期长短的不确定以及道德压力的发酵作用。

在医学还来不及下定论和干预的时候，个体对身体的感知能力成了人们判断自己健康与否的经验标准。疾病是一种身体意识的觉醒和"出场"，"在身体的一切功能正常时，它似乎是不存在的；在功能失调的时候，它会强烈地抓住我们的注意力"(Leder，1990，p. 4)。

对有过高危行为的人而言，症状的出现加剧了他们对自己已经感染 HIV 的推想。医学知识告诉我们，从感染 HIV 到抗体出现免疫应答的这段"窗口期"内，人体可能会出现一系列的症状反应——往往是轻微的，包括低烧、咽痛、盗汗、关节痛、淋巴结肿大、皮疹等。这些症状大概持续 2～4 周后进入无症状期。正因为此，高危行为之后微小症状的出现让心存疑虑的人十分警惕。他们也因此变得敏感，过分注意来自内脏的各种感觉，关注自己的体态表征。这些身体症状和外在体征的信号——即使是轻微的、短暂的，都会成为诱发"恐艾"的因素。进而，"恐艾"者反复地、强迫性地感知症状和辨认体征。

我突然感觉肚子不好,发生腹泻,持续了好几天,接着人总感觉很疲乏,浑身冒虚汗,而且胸上和脸上起了好几个小红斑点。紧接着几天感觉眼睛发痒,头疼,浑身没有劲,很难受,并慢慢出现感冒的症状。终于在一天,怀着忐忑不安的心情打开了百度——搜索症状——艾滋病急性感染期典型症状,竟然和我完全吻合!冷冷的汗,顺着僵直的脖子,快速地淌下,昏沉的头脑里突然响起一句绝望的话:我感染了艾滋病!(c＊＊8)

健康焦虑是一个连续的症状谱:一端是对身体感觉的忽视,另一端是强烈的健康恐惧——这种极端的健康焦虑状态在《美国精神疾病分类与诊断手册(第四版)》(DSM-IV)中被称为"疑病症"(Fergus & Valentiner,2009)。不同的个体对身体的感知情况和对健康的关注程度是不同的,一些在常人那里往往被忽视的"轻微症状"到了比较敏感的、有"恐艾"情结和高危行为的人那里,成了"生死存亡"的大问题。他们会将身体上的痛苦当成身体灾害发生的信号,"夸大某些情形的重要性"(Beck & Greenberg,2010,p. 4),"恐艾"的情绪与日俱增,非得通过检测才能排解。

遗憾的是,血清检测也不一定能够消除他们的顾虑,盖因 HIV 抗体由阴转阳,一般需要经过一段感染窗口期,一次阴性的检测结果并不能完全排除个体患病的可能性。而至于窗口期的长短,就个体而言又与很多因素相关:感染病毒量的大小、个人的体质、是否使用阻断剂、是否合并感染 HBV(乙肝病毒)或身患癌症;就标准而言,目前的说法仍不统一,多数医生持六周的观点;但大多地区为保险起见制定的官方标准是三个月——在这三个月中,疑似的感染者要苦苦煎熬,不能马上知晓结果。

在"知艾家园"中,窗口期常是论坛成员讨论的问题,心理素质好的人,一般六周检测为阴就可释怀;但极度恐惧、特别高危或身上症状不断的人,往往几次检测都不能摆脱恐惧,强迫自己反复进行血清检测。

一次一次的检测,每周一抽、每周两抽。翻着日历盘算着自己距离高危的时间,彷徨焦虑地等待检测的时间。每次拿到"阴单"后的短暂喜悦立刻被对下次检测的忧心迅速占据,网上不断搜索"三周阴转阳""四周阴转阳""五周阴转阳",不断重复着,犹如天堂地狱般的轮回。(光＊＊月)

如果说症状、行为、窗口期会对"恐艾"者心理造成一道道重压,那么道德压力,更是压倒"恐艾"者的最后一根稻草。就感染途径而言,他们会因为违反了社会道德而产生自责、后悔、愧疚等种种情绪,进而对自己的所作所为感到万分痛恨,更汲汲于结果并产生强烈的恐慌;就后果而言,他们不仅要担心生死存亡的问题,还要担心自己是否会把病毒传染给家人,更要担心一旦患病事实公之于众,自己和家人会受到伤害。

受文化传统和现行道德观念的影响,滥交的性行为一向被认为是不光彩的、不道德的丑事,尤其是婚外性行为,更被认为是不忠贞的明证。在大众那里,只有道德品行败坏的人才会染上艾滋病,这种被歧视的恐惧让有高危行为的人内心满怀羞辱。

三个星期前我犯了人生中最大的错误,我把我对象的感情、父母的期待、叔叔阿姨对我的期盼在欲望面前统统输掉了。那天起,我开始了不眠夜,开始了恐惧之旅。(c＊＊n)

艾滋病与社会伦理关系密切,附着其上的深刻道德寓意给人们带来了严重的精神压力,使他们在高危之后有一种"自作孽不可活"的恐惧,本能与道德、欲望与理智的争斗让他们产生负罪感、羞耻感。更何况,HIV所要摧毁的不仅是生命,还有世俗的名誉。正如一位网友所说:"走向死亡的路,如果可以独行,未免不是一种幸运,但偏偏'恐艾'的路上,到处都是嘈杂的人群。"

第五章　互动话语：
重建断裂的社会支持

他们不是怕死，是怕没有朋友可以扶持。

——论坛成员"爱＊＊吧"

《孟子·滕文公上》曰："出入相友，守望相助，疾病相扶持，则百姓亲睦"，描述了一派和睦融融的社会图景。这是古人朴素的社会愿望，或许也是最早对社会支持的诉求。然而，在感染者的生活社区中，这一切大多成了奢望。如果感染是个秘密，那么他们显然无法得到普通患者可以获得的关照和援助；如果患病的消息被公之于众，同事、邻友，甚至家人都可能退避三舍。他们丧失了太多的社会支持，在走向死亡的道路上，在对抗病魔的旅途中，他们往往孤身一人。

在现代社会，几乎所有人都被联结在社会网络之内，需要处理各式各样的人际关系。社会网络最重要的功能之一在于提供社会资本和社会支持，从而解决生活中遭遇的问题，缓解压力，使个体不需要独自应付变故和麻烦。直白地说，一个良性社会网络总能给身处其中的人以安全感和群体凝聚的力量：你不是一个人在战斗。

感染者——这些身体脆弱、心理虚弱，因而需要更多社会支持的人——却常处于一个破裂的社会网络之中。那些与之原本关系亲密的群体，不管是态度上的冷漠、言语上的苛责，还是行为上的疏离，都会给原本棘手的病情雪上加霜。

这时候，自助小组或许稍微弥补了一点残缺的社会支持。处于同样困境和压力状态的人，或经过某种官方组织，或自发地走到一起，抱团取暖，互相给予能力范围内的支持和帮助。他们也许原本互不相识，毫无羁绊，因为同病相怜，却最能懂得彼此的无助和需要。每个人既是支持的提供者，也是支持的接受者，因而这种社会网络关系呈现高度的互助性。由此，感染者的社会关系得以修补，一个围绕"感染者"角色身份建立起来的社会网络取代了原本稳定的血缘、地缘和业缘网，为感染者提供有形和无形的社会支持。

但并不是所有的感染者都愿意加入这种现实的组织，因为这就等于暴露了自己的艾滋身份。随着网络通信技术的发达,各种在线支持小组以匿名和虚拟为保护伞,集结了跨地域的感染者,提供不亚于自助小组的社会支持。

在"知艾家园"中,各种形式的互动无处不在,尽管时常会有一些不和谐的声音,如发生口角或冲突,但大多时候彰显了互助的力量。在传统社会支持失落的背景下,论坛尽力以网络社会支持为弥补,遍及信息、情感甚至物质方面。

Austin(2012)所提出的言语行为理论(Speech Act Theory)认为,话语不仅是用来表达意义的语言基本单位,而且话语本身就是行事。Brown 和 Yule (1983)区分了语言的两种功能:信息性功能(transactional)和互动性功能(international),后者关注的是用来建立和维持社会关系的语言。鉴于论坛的存在形式,互助的力量大多是通过话语的方式展现的。话语不仅仅是言谈,也不仅仅局限于写作,相反,话语总是表现出与行动的结合,它包括了"以言表意"和"以言行事"。这么说来,提供社会支持的互动话语既是一种文本,也成了 Fairclough 口中的"话语实践"和"社会实践",在个体生活中发挥影响力,在社会意义上具有建构性。

第一节　感染 HIV:传统社会支持的嬗变

"杜小爷"是"知艾家园"的活跃分子,三十多岁,2012 年确诊感染 HIV,目前身体状况基本良好,未服药。

几经周折,终于在一个小区的门口见到了这位在论坛里混得风生水起的人物。据他说自己刚刚参加完感染者的聚会,但是当笔者提出下次聚会能不能一起参加,他挑了挑眉,表示爱莫能助。他说他们"协会"有严格的规定,第一次参加这种聚会之前都要出示本人的确诊单,这是新成员能够融入的"通行证"。

"杜小爷"外表看上去,稳重中带一点痞,一点都没有感染者的虚弱。笔者戏言"没想到帅成这样",他哈哈大笑:"不要被我迷住哦,我只喜欢男人"。

后来就和"杜小爷"一直保持微信联系,并见了几次面。"杜小爷"一直很健谈,毫不避讳自己的病情,甚至拿出自己厚厚一沓化验单,并且大方地表示笔者可以如实写进论文里。当然,本着"互惠原则",他拜托笔者能帮他留意着高校办的各类培训班,希望能"再多学一点东西,以前没时间"。

谈到往事,"杜小爷"至少表面上已经再也看不出悲伤和怨怼。他平和地说:"我是 Gay,我不艾滋谁艾滋。"

不过有时候,"杜小爷"会对笔者的问题陷入一会儿深思,仿佛是在斟酌语句,也可能是在回忆往事。说到感染之后的生活,"杜小爷"说:"那绝对是天翻地覆的变化,就好像这个世界的我已经死了,我努力在另外一个世界重获新生。"

一、"这个世界的我死了":传统社会支持的断裂

患病改变了什么? 拿到阳性诊断单又意味着什么? 或许,对于这样一种附着着各种文化和道德污名的疾病来说,身体对病痛的感知远不如社会支持的断裂来得让人措手不及。

说到社会支持,另一个概念——社会资本——与之息息相关,而且可能更为出名。学界普遍认为,最早将"社会资本"概念引入社会学领域的是 Bourdieu(1986,p.248):"社会资本是实际的或者潜在的资源的集合体,这些资源与一个群体中的成员身份有关。"边燕杰和丘海雄(2000)从功能主义角度将社会资本界定为"行动主体与社会的联系以及通过这种联系摄取稀缺资源的能力"(p.88);Putnnam(1993)则从政治学角度,认为社会资本是社会组织的特征——如信任、规范和网络——能够通过推动协调的行动来提高社会的效率。

当受到压力和面临不确定,感到个人无力控制的时候,支持就更加重要。Cobb(1976)将社会支持定义为个体所感受到的来自其所在的社会网络成员的关心、尊重和重视的一种行为或信息。也有一些学者从功能论角度,尤其是促进心理健康角度来看待社会支持。Cohen 和 Mckay(1984)认为,社会支持是指保护人们免受压力事件影响的有益人际交往。

HIV 的侵袭就如不速之客,击碎了人们赖以生存并习以为常的社会网络。按照徐晓军、胡觅(2013,p.96)的观点:"疾病的存在导致了个体拥有的社会资源的急剧减少,从而剥夺了其继续参与互惠性人际交往的权利。"

我已经不知道是谁传染给我的了,年轻的时候不懂得自我保护,太乱。不过没办法,这个圈子就这样。

现在知道我的事情的人不太多,除了那些协会的人之外,只有我以前的朋友(指同性伴侣,笔者注)。哦,当然现在还有你。

我是一次心血来潮想去查查然后悲剧的。第一个知道这件事的是我当时的朋友,没办法咯,不能瞒着他也瞒不过。他当时吓得要死,不过还好我们都有保护措施,三个月他断断续续去测过几次都是阴,排除了。排除后我就跟他说,本来如果阳的话我们就一直在一起,现在这情况,我俩阴阳两隔,还是各走各的路吧。他犹豫了几天,搬走了。

　　他走了以后，我就一直一个人住。没再见过他，手机上联系过，他会把一些有关身体保健的朋友圈转给我，跟我说保重身体。……当然不怪他，人之常情嘛，这种病，染上了就逃不了，能躲远点当然要躲远点。

　　我的爸妈不知情，他们住在老家，可能连这是什么病都不明白，也不知道我的性向，一直催着我结婚。我怎么可能结婚，就算没病，我也不喜欢女人，更何况现在，更加没戏了。没办法只能一直拖着，每次回家就会有各种亲戚给我介绍对象，我妈还哭。我啥都不敢说。所以现在每年就过年回去两天，借口工作忙，年初二就回来。平时还能跟哥们混混，过年哥们都回家了，我就只能每天窝在家里打游戏。

　　最近我换了一份工作。以前在一家正儿八经的公司，工资是高，但是一天下来浑身像散架了一样，可能是身体真的不行了吧。后来我就想，不能这样了，就不干了，出来帮一个哥们点忙，比较轻松，也比较自由。……钱是少了啊，我现在倒还无所谓，就怕将来没钱治病了。……我知道药是免费的，"四免一关怀"嘛，不过得了这病，以后抵抗力弱了，没准随时都需要做手术呢，现在不多攒点钱将来可不得等死。我现在是还好，可是以后发病了，真不知道该找谁来照顾我啊。（杜小爷）

　　"杜小爷"全程都很平静，话语间甚至略带几分调侃，但是从他的陈述中不难看出，他在感染 HIV 后，所能获得的社会支持少之又少。也许现在缺少社会支持的状态对他的日常生活并没有造成太大威胁，但是对未来的恐慌却那么清晰可见："就怕将来没钱治病了"，"以后发病了，真不知道该找谁来照顾我"。

　　Jr 和 Ainlay(1983)将社会支持按功能分为六类，包括物质的帮助、行为的援助、亲密的互动、指导、反馈和积极的社会交往。从"杜小爷"的例子来看，关系角度，他获得或损失的社会支持主要包括性伴侣、家人和朋友。

　　性伴侣方面，原本日常接触最频繁的人应该是个体最主要的社会支持来源，如果在普通家庭之中，感染者的配偶很可能担负起照顾的重任。但"杜小爷"作为同性恋者，诚如其所言，"这个圈子很乱"，他的性伴侣与之关系较不稳定，没有给予足够的社会支持："犹豫了几天，搬走了"。从现实方面来看，HIV 的传染性使与之交往的人冒有风险，并且，随着感染者原有能力和资源的丧失，他对他人的社会支持难以回报，促使其性伴侣退出了这场无利可图的交往。对此，"杜小爷"自己也认为这是"人之常情"。

　　家人方面，"杜小爷"的家人都是不知情者，当然无从提供额外的社会支持。亲缘关系本应是最稳固的社会关系。但作为远离故乡的"都市边际人"，"杜小爷"原本与家人的联系就不甚频繁。为了隐瞒自己的病情和性向,也为了躲避家里的催婚,"杜小爷"只能更加将自己排斥在家人的圈子之外,"每年就过年回去两天,借口工作忙,年初二就回来"。

从朋友方面来看,"杜小爷"那些健康的朋友还挺仗义,平时可以"跟哥们混混",虽然过年那几天爱莫能助;甚至给他提供了新的工作机会,"比较轻松也比较自由"。但按照他自己的说法,他朋友并不知道他感染的事情,所以虽然能给他一些有限的社会支持,但是无法提供深层的情感支持,也不能保证今后随着病情的发展是否会断绝支持。

从类别角度看,"杜小爷"获得或损失的社会支持包括信息、情感和经济等方面。

信息方面,"杜小爷"唯一提到的:他之前的性伴侣在离开之后还会将"一些有关身体保健的朋友圈转给我",除此之外,在他以往的社会关系中似乎找不到能给他的病情带来信息援助的人了,因为毕竟大多数人都是不知情者,他只能求助于医生、病友和网络。

情感方面,尽管"杜小爷"表现得大大咧咧,但依旧看得出他面临死亡的威胁、面对未来的恐惧,以及因为感染而产生的疏离感都很需要倾诉,需要他人聆听并给予情感安慰。可惜,现实生活中不太有人能承担这一责任。也许这也是他愿意不厌其烦地与笔者畅谈的原因。他当时的同性伴侣最终选择离开,虽然他表示理解,但不代表他不介怀。从那以后他就"一直一个人住,没再见过他";"保重身体"的关怀并无法慰藉他的伤痛。其父母和家人不知情,所以能提供的反而是负向的情感压力——催婚,导致"杜小爷"过年几天都只能孤身一人。

经济方面,感染 HIV 无可避免地导致经济资源的丧失,一方面医疗花费增加,一方面身体机能的下降导致收入减少,这正是所谓的因病致贫。"杜小爷"从工资较高的公司离职,从事了一份收入较少的工作。现在虽然生活尚可,但是对未来没钱治病的忧虑随时笼罩着他,只要他不公开病情向他人和社会寻求援助,恐怕就没人可以为其解忧。

但是,尽管各种社会支持都面临断裂和缺乏的状态,笔者并没有从"杜小爷"身上看到那种生无可恋的绝望,总体而言他还是积极的、阳光的,甚至会想着"多学点东西"。究其功劳,恐怕一部分要归于他那些同病相怜的病友,他所参加的"协会",以及"知艾家园"等在线支持小组。

二、"努力在另外一个世界重获新生"：新型社会支持的修补

原有社会关系的断裂使人处于极其孤立无援的状态。随着时间推移，感染者逐渐接受了感染的事实，也习惯了带毒生存的状态。他们会努力修补断裂的社会关系，或积极寻求新的社会支持来恢复正常的社会生活。

这时候，病友之间的自助组织尤其值得关注。与有着相似经历的人交谈往往富有成效，"我的许多朋友也遇到过同样的事情。这就是为什么我们成了朋友，……我们彼此能够坦诚地谈论它"（Ford 等，1999，p. 153）。在与病友的交往中，感染者可以放下顾虑，因为这是一个"我们"的组织。正如 Martin 等（2004，p. 212）所说，"支持群体有助于让人明白，他们并不孤独，有其他人分担他们的挫折和感受"。

我是确诊一年后左右加入协会的，协会的发起人是以前的一个朋友，也是感染者。协会里现在有十几个人，都是男的，差不多二十多到四十来岁，各行各业的都有，大部分是同志。我们从来不按年龄来排辈分，一般感染时间长的、CD$_4$低的、已经吃药的就是前辈。几位大哥都是过来人，会告诉我们一些医生和医院的情况，去哪里看病、平时应该注意些什么、吃哪些东西能够提高免疫力之类的。虽然谁都不想走到这一步，但是可能难以避免吧。至少看着他们现在都还好好的，心理也有安慰，想着人家都可以活这么久，而且就算吃药也没什么可怕。

我们一般每个月都会有一次聚会，地点是几个土豪成员的家里。每次差不多是聊一聊近况，然后喝喝茶，打打牌，玩玩游戏。如果那个月刚好是谁生日，我们也会给他过个生日，不爱吃蛋糕，又不能喝酒，就出去唱唱歌吃吃饭。我们有一个默契，从来不聊各自的家庭，也不打探对方具体的身份。……一般说说最近身体感觉怎么样啊，然后有一些什么新的治疗消息啦，或者干脆就说说国家大事、炒股呗。

我和其中几个人关系比较铁。有时候感觉烦闷了会给他们打电话约出来吃个夜宵，心情能好一点。有些话跟别人说不成，跟他们，不说也能懂。

我们还有一个微信群，平时没事就在里面扯扯淡。不过，你知道我们大男人一个人在外面可能会不太注意自己，只有一些有老婆的会被催着每隔多久去验一次血。验血和等结果实在是一件麻烦的事情，他们每次去检测就都会在群里喊大家一块去，这样比较能壮胆。不过每次医生都会被吓一跳，哪来这么多感染者哈哈哈。（杜小爷）

"杜小爷"原来与协会里的大多数人不相识,如果没有 HIV,也许他们永远都不会有交集。共同的患病经验,克服年龄、阶层甚至性向的差异,促使他们走到一起,形成了信任,并建立起了一种独特的、无可取代的友谊。在药物和医学无效之处,互动成了一种治疗手段,"一种与艾滋病共处的生活机制,一种发泄情绪的出口和改变社会的方式"(Cawyer & Smith-Dupre,1995,p.243)。从"杜小爷"的话里行间,不难听出他对协会有深深的归属感。"同是天涯沦落人"的他们,更能公开表达他们的问题、忧虑和恐惧,互相理解,共同面对死亡的威胁。

"久病成良医",病友所能提供的信息资源其实一点都不逊于专业人士,因为作为"前辈"和"过来人",他们对保养、检测和治疗的体验是亲身经历所获得的,他们乐于向"后辈"分享自己的经验,使后来者少走弯路。在"杜小爷"参加的协会中,这种信息的分享随处可见,包括"医生和医院的情况""平时应该注意什么""新的治疗消息"等。互助小组为感染者搭建了一个信息交流和知识分享的平台,从而纾解了感染者对信息的渴求,也免去了他们频繁就医的麻烦。

除此之外,协会和病友能给予更多的是情感支持:倾听、陪伴与关怀。他们面临着共同的病魔和相似的生活困境,很容易得到协会成员的接纳,也能够无阻地倾诉自己的烦恼。正如"杜小爷"所说,"烦闷了会给他们打电话约出来吃个夜宵,心情能好一点;有些话跟别人说不成,跟他们,不说也能懂"。这种相互信任与陪伴的关系,有时候是一个仪式,如"给朋友过生日";有时候是一种鼓励,如"结伴去检测",更多的时候是心理安慰和情感寄托:"至少看着他们现在都还好好的……也没什么可怕"。

当然,以上这些只是线下的支持。在通信技术日益发达的今天,我们已经很难抹杀在线支持对感染者的帮助。"杜小爷"和他的论坛网友们在"知艾家园"中交流和互助,同病相怜、休戚与共,获得了全新的友伴支持。

第二节　在线社会支持：互动框架

有时候在论坛里，仿佛看到了一群人，

站在高岗上，互相搀扶着，

共同迎接新一天的太阳。

——论坛成员"x ＊＊ 0"

前文"杜小爷"的案例证明了自助小组对感染者社会支持的修补效果，那么如果问题被放到新媒体的语境下，社会支持和自助组织又会有什么令人耳目一新的变化呢？那些隐藏于城市角落的感染者，是否能得到新的联结世界的契机呢？

Davison 等（2000,p. 207）发现"在线世界在将遭受罕见或者慢性疾病折磨的人聚在一起方面尤其有用，因为在物理空间上的聚会将遇到很多实际的障碍。以虚拟的方式实现互助对那些行动不便的患者非常有吸引力，而且在线社区允许个人使用匿名"。根据这一研究，那些患有令人难堪的、为社会所歧视的疾病的患者，或者因疾病而导致容貌受损的患者，更可能参与在线社会支持组织。

为探究"知艾家园"中成员提供和获取在线社会支持的互动框架，本节拟对论坛中帖子的发布和回复这一互动链条进行内容分析。

一、研究方法与假设

根据"知艾家园"的版块设置，"彩虹部落"版块是论坛中较纯粹的感染者交流版块；而其他版块则更多地聚集了未确诊者。为描摹感染者之间的互动关系和社会支持的重构情况，本节以"彩虹部落"版块为研究对象，截至 2016 年 1 月 1 日，该版块共有主题帖 1405 个，删去明显与艾滋病无关的"水帖"，剩余帖子 1052 条，按照最后回复时间进行排列。通过等距抽样方式，从第 1 帖开始，每 10 帖抽 1 帖，共获得 105 个主题帖作为研究样本，对每一主题帖中的所有帖子（包括主帖和回帖）进行内容分析，考察表露者和其他病友之间的互动关系。[①]

---

①　为研究便利，将每一"串"内的帖子进行如下处理：①替换交友类帖子，因为这类帖子一般直接留下 QQ 后台联系，论坛中看不到互动；②连续表述但分为几楼的归为一帖；③连续互动的忽略一次互动后的其他回复；④剔除在"串"里非楼主成员之间的互动；⑤剔除询问感染途径的回帖，因为这一般是"恐艾"者"流窜"到感染者版块寻求心理安慰的帖子。

首先,考察楼主发帖的情况,包括:

①内容:咨询＝1,抒发情感＝2,通报检测结果＝3,病后叙事(日常、症状、服药等)＝4,其他＝5;

②感情色彩:消极＝1,积极＝2,波动＝3,无法判断或未提及＝4。

其次,统计其他论坛成员对楼主的回复帖子数。

再次,考察其他论坛成员对楼主的具体回复行为:按照 Bambina(2007)编码方案进行回复内容的统计,包含情感支持的帖子数、信息支持的帖子数、陪伴支持的帖子数。

依照以上类目和规则,对在一个"串"内的楼主的首次表露内容和其他论坛成员的回复情况进行编码。考察楼主表露是否以及如何影响其他病友的行为。即:

H_1:特定表露决定回复数量;

H_2:特定表露决定支持类型。

随后,对每条回复内容进行详细编码:

①是否包含信息支持:无＝1,有＝2;

②是否包含情感支持:无＝1,有＝2;

③是否包含陪伴支持:无＝1,有＝2。

最后,考察每条回复是否引起楼主互动[①]:

①是否回复:无＝1,有＝2;

②回复内容:感谢＝1,追问＝2,交谈＝3,其他＝4;

③变化:a. 情绪改善(无＝1,有＝2);b. 行为改变(无＝1,有＝2)。

依照以上类目和规则,对其他论坛成员的回复和进而引起的楼主互动内容进行编码。考察互动是如何进一步推进的。即:

H_3:特定的回复引起特定的互动。

理论上,如果有足够多的讨论,那么这个互动链条可以无限继续下去。但是从研究角度看,截止到发帖人的回复,已有的互动形式就已经讨论完整,之后的互动都是循环着此前的互动形式。

另一位研究者对帖子串的 20％进行每一类目的编码,计算每一个变量的 Krippendorff Alpha 编码信度(Krippendorff,2004)均达到 0.8 以上,研究信度得

---

① 将楼主对若干帖子的统一回复,如"谢谢楼上的几位"看作是与每条帖子的互动。

以保证。编码之后，用 SPSS 19.0 对相关数据进行处理分析，描述互动情况，检验研究假设（见图 5.1）。

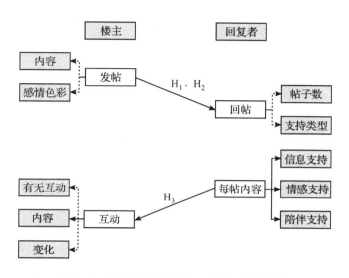

图5.1　"彩虹部落"版块互动框架研究假设

二、表露与支持

话语是论坛成员相互确证和知晓对方存在的媒介，否则，他便只能作为看客旁观论坛的互动。发帖人的表露或求助往往是获得在线社会支持的第一步。比较均值发现（见表 5.1），楼主不同的发帖内容所引发的回复具有较显著的不同（$F(4,100)=4.120, p<0.01$）。各类发帖平均能获得 5.6 条回复：首先，抒发情感类帖子最能引起其他论坛成员的参与（$M=7.9$），这类帖子大多抒发楼主在得知自己感染之后的痛苦心情，引起较多网友的互动；其次，疾病叙事类帖子（$M=6.8$）与通报检测结果的帖子（$M=6.7$）也能获得比较多的回复，这两类帖子一般回溯自己在感染前后的检测故事和日常生活故事，或分享自己最近进行医学检测的结果；反而是最应该受到关注的咨询类帖子平均只有 3.3 条回复，究其原因，可能是大多数论坛成员对咨询者的提问不甚清楚，能提供合理指导的成员较少，在一定程度上显示了论坛互动缺乏专业知识的支撑。

表 5.1　不同类别帖子的回帖均值比较（$N=105$）

类别	均值
咨询	3.3
抒发情感	7.9
通报检测结果	6.7
疾病叙事	6.8
其他	3.0
总计	5.6

从表露者的情绪上来看，比较均值可以发现（见表 5.2），发帖人的感情色彩也能显著预测回帖数量（$F(3,101)=4.118, p<0.01$）。正面情绪的帖子最能引起其他论坛成员的互动（$M=7.3$），因为一般而言论坛发帖人的情绪都偏向于消极、悲观，而积极向上的表露能让人觉得耳目一新，激发其他成员的互动热情；情绪波动的帖子（$M=6.8$）和负面情绪的帖子（$M=6.3$）也能获得较多回复，网友会对表现出失落和情绪不稳的"同胞"予以安慰，努力使其振作；而不含浓烈感情色彩的帖子平均只获得 2.9 条回复，可见情感是除内容之外引发互动的另一关键要素。综上所述，H_1 成立。

表 5.2　不同感情色彩帖子的回帖均值比较（$N=105$）

感情色彩	均值
负面	6.3
正面	7.3
波动	6.8
中性或无法判断	2.9
总计	5.6

具体考察各条回帖的内容可以发现，不同回帖往往提供了不同的社会支持。Bambina（2007）对一个癌症论坛的内容分析发现，疾病论坛的社会支持主要包括信息支持、情感支持和陪伴支持三类。在"知艾家园"中，信息支持包含回答提问者问题，提供艾滋病相关的信息和资源，对求助者予以求医、服药等行为的指导；情感支持表达了精神上的鼓励和温暖，包括理解、共鸣、认可、同情、关心等；陪伴支持让人感到自己属于某一群体，给予对方归属感和存在感。

每条回帖的社会支持不一定是单一的，同一条帖子可能包含多种支持类别：如既提供信息建议，又表达对表露者的同情和鼓励。当然同时还有一些回帖可能不包含任何一类社会支持。统计各类支持的数量可发现(见表 5.3),在"知艾家园"中网友给予最多的是情感支持(68.9%),平均每条发帖能获得 3.9 条包含情感支持的回复,病友间相互安慰,同病相怜的情感得以共通;其次,21.6% 的回帖包含信息支持,平均每条发帖能获得 1.2 条包含信息支持的回复,包括对艾滋病最新科研进展、检测单解读、就医、服药、病后保健、日常行为等多方面的信息提供和指导帮助;最后,19.7% 的回帖包含陪伴支持,平均每条发帖获得 1.1 条包含陪伴支持的回复,病友们通过网络聊天的方式来排解对疾病的恐惧,通过对各自患病经验的分享来告诉对方"你不是一个人在战斗"。以上结论与前人的相关研究结果存在差异(如 Coursaris & Liu, 2009),可能是因为"知艾家园"的草根性质所决定。

表 5.3 包含各类社会支持的回帖数分布($N = 588$)

社会支持类型	总回复/条 (比重/%)	平均每条发帖获得的回复 (共 105 条帖子)
信息支持	127(21.6)	1.2
情感支持	405(68.9)	3.9
陪伴支持	116(19.3)	1.1
合计	588(100.0)	5.6

从帖子类别来看,比较均值发现(见表 5.4),发帖类别对所能获得的情感支持回复数量具有显著的预测性($F_{(4,100)} = 6.600, p < 0.001$),对所能获得的信息支持回复数量具有一定的预测性($F_{(4,100)} = 4.120, p < 0.05$),但无法预测所能获得的陪伴支持的回复数量。

信息支持方面,咨询类帖子能获得最高的信息支持回复($M = 1.9$),这一结果显而易见,因为咨询类的发帖本身就是为了寻求信息支持;通报检测结果也能获得较高的信息支持($M = 1.1$),医学检测结果常常反映病情变化,需要"专业人士"或"过来人"在医学知识方面予以解惑;疾病叙事类发帖平均能获得 1.0 条包含信息支持的回帖;抒发情感类的帖子包含较少对信息的诉求,因此信息支持类回帖较少($M = 0.7$)。

情感支持方面,抒发情感类帖子带有较高的情感互通诉求,所能获得的情感支持类回复最高($M = 6.1$);疾病叙事的帖子讲述患病前后的经历,激起其他论坛成员的各种情绪($M = 5.5$);通报检测结果的发帖能获得平均 4.8 条包含情感支持的回帖;咨询类帖子对情感的诉求较低,平均能获得 1.5 条包含情感支持的回帖。

表 5.4　不同类别帖子的各类回帖均值比较($N=588$)

类别	信息支持帖子数	情感支持帖子数	陪伴支持帖子数
咨询	1.9	1.5	0.5
抒发情感	0.7	6.1	1.3
通报检测结果	1.1	4.8	1.6
疾病叙事	1.0	5.5	1.3
其他	0.6	1.3	0.4
总计	1.2	3.9	1.1
F	2.613	6.600	1.842
p	0.040	0.000	0.127

从帖子的感情色彩来看,比较均值发现(见表 5.5),帖子是否流露情绪对所能获得的情感支持数量具有较显著的预测性($F_{(3,101)}=4.907,p<0.01$),对所能获得的信息支持和陪伴支持则没有太大影响。包含正面情绪的发帖和波动情绪的发帖均能获得 5.0 条包含情感支持的回复;负面情绪的发帖能获得 4.6 条情感支持的回复;但没有明显情感色彩的发帖只能获得 1.4 条情感支持的回复。

表 5.5　不同感情色彩帖子的各类回帖均值比较($N=588$)

感情色彩	信息支持帖子数	情感支持帖子数	陪伴支持帖子数
负面	1.2	4.6	1.2
正面	0.8	5.0	1.6
波动	1.5	5.0	1.3
中性或无法判断	1.4	1.4	0.6
总计	1.2	3.9	1.1
F	0.698	4.907	1.315
p	0.555	0.003	0.274

由此可见,发帖人的诉求与回帖者的社会支持往往是相互对应的:咨询类帖子能获得较多的信息支持,抒情类帖子能获得较多情感支持,具有明显情感色彩的帖子能获得更多情感支持。H_2 部分成立。

三、互动与影响

如果秉承社会支持传统中的互动取向,将互动的研究视野往下挪移,考察具体每一条回复对发帖人的影响,我们可以发现有些互动得以延续,回帖人的一些回复会得到楼主各种类型的再回应，在两两成员之间形成对话和交流，进而达到互助的效果。这种"阐释在整个网络支持过程中涉及的人们之间的动态及互动关系，而不仅仅说明社会支持结构和支持内容"（王霞，2009，p. 134）的研究对在线社会支持研究具有很大的补充意义。

"知艾家园"中的人际互动主要通过这样的模式得以发生：表露者进行表露或咨询，其他论坛成员提供支持，发帖人对部分支持给予回应，进行感谢、追问或与论坛成员进行交谈，由此，对话得以在帖子中延续下去，在其中发生各种话语轮换、衍溢、转接或中止。

研究发现（见表5.6），楼主对回复者的再回复并不频繁。针对588个回帖，共有28.2%（166个）的帖子得到了楼主的回复，其中，交谈类帖子79个，占回复帖子数的47.6%，主要是与回复者之间的日常互动和交流，如"你说得对，不过还是一下子调节不过来，要向你学习"；感谢类帖子74个，占回复帖子数的44.6%，对回复者提供的支持表示感谢，如"看到你的鼓励好开心，谢谢亲爱的"；追问类帖子13个，占回复帖子数的7.8%，针对回复者提到的信息作进一步的提问，如"请问一下你说的药哪里能买到，普通药店有吗"。

表 5.6　楼主互动类型分布（N＝588）

互动类型	频率	百分比/%	有效百分比/%
感谢	74	12.6	44.6
追问	13	2.2	7.8
交谈	79	13.4	47.6
合计	166	28.2	100.0

考察所获得的社会支持类型与楼主的回复之间的相关性可以发现（见表5.7），是否回复与是否获得各类社会支持之间呈现一定程度的关联。是否回复与是否获得信息支持（$r=0.228$，$p<0.001$）和是否获得陪伴支持（$r=0.088$，$p<0.05$）均呈正相关，楼主倾向于与提供信息支持和陪伴支持的论坛成员进行互动；然而，是否有情感支持与是否回复竟然呈现微弱的负相关（$r=-0.090$，$p<0.05$），也就是说，楼主对情感支持的回复可能倾向于视而不见，不予互动，可见有时候对楼主而言，相比于信息支持，情感支持显得过于泛滥却无用。

表 5.7　社会支持类型与楼主回复相关性($N=588$)

社会支持类别	是否回复
信息支持	0.228***
情感支持	−0.090*
陪伴支持	0.088*

前人研究(Coulson,2005)认为,社会支持会对个体产生重要的影响,包括症状的好转、康复率的提高和对疾病的适应。在本研究中,考察所回复的 166 条帖子,见表 5.8,承认在获得社会支持后有情绪改善的有 56 条,占获得社会支持数量的 9.5%,如"你说的这些让我心里好受多了,谢谢你";承认有行为变化的 35 条,占获得社会支持数量的 6.0%,如"听你这么一说我决定立刻就戒酒,以后滴酒不沾"。可见网络互动的确能在一定程度上产生积极的影响。当然没有回复或者回复中没有提及情绪和行为变化不代表该社会支持对其没有影响。综上,H_3 部分成立。

表 5.8　社会支持对楼主影响分布($N=588$)

影响	频率	百分比/%	有效百分比/%
情绪改善	56	9.5	33.7
行为变化	35	6.0	21.18

第三节　对论坛的"使用"与"满足"

传统的社会支持常常无法供给感染者应对病魔所需要的力量,这时候,互联网成了一个额外的社会支持的源泉。

"使用与满足"理论把受众成员看作是有特定"需求"的个体,他们基于需求的动机来"使用"媒介,从而使需求得到"满足";用 Katz 等(1974,p.20;转引自陆亨,2011,p.12)的话来说,使用与满足理论主要关心:"社会和心理起源引发需求,激发对媒体的期望,造成了不同类型的媒介接触,最终导致了需求的满足和其他非企及的结果"。宋琳琳和刘乃仲(2009)总结了网络媒体的七种满足形态:满足获取信息的需求、满足缓解焦虑的需求、满足情感交流的需求、满足自我实现的需求、满足主导的心理需求、满足工具的需求、满足慎议的需求。

从这一理论出发，感染者使用"知艾家园"这一网络论坛，是怀有某种"需求"的，或信息匮乏，或茫然无措，或孤独无援。他们通过"使用"论坛，与病友进行交流与互助，最终获得了一定的"满足"——社会支持得以修补，社会资本得以重构。

感染者需要什么？他们在论坛里获得了什么？他们满足了吗？这是本节需要解决的三个问题。笔者对包括"杜小爷"在内的感染者进行了在线访谈——他们分别都有在"彩虹部落"版块发帖。笔者结合他们在论坛的发帖情况，探寻感染者的心理需求与对论坛的期待，考察他们如何通过社区对话与互动来获得信息援助、情感支持、心灵慰藉，并试图判断和讨论这些支持对感染者的效果能否一如所愿。

一、需求与期待

"使用与满足"理论认为媒体使用是基于个体对自身需求的理性认知。感染者进入"知艾家园"是心怀期待的，他们希望论坛能给他们提供一些现实社区无法满足他们的东西。

刘斌志（2013，p. 20）认为，大多数的感染者普遍承受着身体的病痛、经济的压力、情绪的困扰以及社会的歧视和排斥，导致其处于多重弱势状态，这必然带来他们在基本生活、医疗卫生、艾滋病知识、情绪辅导、人际交往、社会网络以及权益保护等方面的需求。李霞等（2007）提出了感染者的六种需求：物质性支持需要、社会关爱支持需要、尊重性支持需要、信息性支持需要、同伴性支持需要和较高水平的医疗和护理需要。

以上确实都是感染者需要的，然而，他们毕竟知道网络不是万能的，不会奢望一切的需求都能够交由网络论坛来达成。他们对论坛的期待在于希望论坛能够给他们提供"力所能及"的社会支持。

（一）信息：求医问药

感染者们已经接受了艾滋病目前是一种不治之症的事实，但这并不意味着他们准备坐以待毙。面对死亡的威胁，他们有对生命的留恋、对生活的热爱，他们仍希望能够知道关于疾病尽可能多的信息，并做好应对的准备。

刚开始对艾滋病一头雾水，什么都不懂。我就想知道：我还能活多久，怎样才能活得更久。上网搜索后，知道了这个论坛，如获至宝。（1＊＊g）

"1＊＊g"在感染之前对艾滋病从未刻意关注，是一个"毫无准备"的感染者。

当获知感染之初的恐惧、无助和绝望慢慢过去后,感染者慢慢接受了与 HIV 共同生活的事实,此时他们迫切地希望能够掌握最新的治疗、科研和保健信息,并能够通过医学检测掌握身体状况。通过可靠的人给予建议或指导,以降低疾病的"不确定感"——主要来源于对症状、治疗、护理、诊断、严重程度和预后的未知,这是他们对网络和论坛的期待。

很多东西是我不了解的,也是一时半会自己找不到答案的。比如说,一会拉肚子,一会皮肤上长红斑到底是不是这个病并造成的,想要拔个牙需不需要到专门的医院,与家人相处需要注意什么。网友们是过来人,这方面比较有经验,也许能给我答案。(l ** e)

我是感染者,我老婆正常,我们想要一个健康的宝宝。但是我周围的医生都告诉我基本上是不可能的,所以我想上网问问神通广大的病友们有没有一线希望。(救 ** 家)

感染者虽没有进入病发期,但在与病魔共处时仍然会有一系列就医需求。更何况,有些感染者仍然希望能够延续原定的生活轨迹、完成人生使命,如照顾家人、孕育后代等。他们需要参与身体"自治"、了解治疗信息,拥有自我管理的能力和权力。这时候,病友是他们可以沟通的重要对象,通过向"前辈"咨询,他们希望能够在一个感染者身份得到保密的前提下获得指导。

(二)情感:同病相怜

骤然面对死亡的侵袭、病魔的缠身、社会文化的负面评判,感染者往往是脆弱的,恐惧、焦虑、无助都亟须得到排解。可是偏偏为了保密,他们在现实社会中得不到关爱和安慰,所以希望能够从论坛中得到一些支持与温暖。

开始那几天,每天躲在房间哭,拿头撞墙,还差点割过腕。整天就在想,怎么办我快死了,我才 25 岁竟然就快死了,我的爸妈怎么办,怎么跟他们解释,谁给他们养老送终,别人怎么看他们。这时候哪怕有一个人跟我说一句"你会活很久"也许我都会好受很多,虽然知道不过是安慰。……后来情绪渐渐稳定下来,开始过正常生活了,但经常一个人的时候还是会很害怕,不知道哪天就要吃药了,就慢慢死掉了。(无 ** 着)

一些心理学专家将感染者称为携带艾滋病病毒生存者(People Living With HIV,PLWH),可见带病生存是常态。Bing 等(2001)研究发现,PLWH 的重征抑郁障碍和广泛性焦虑的患病率分别为 36.0% 和 15.8%,明显高于普通人群的患病率。感染者所承受的心理压力可能比癌症患者更大,因为在现实社会中,他们不能宣之于口，正如"无 ** 着"所描述的那样，对"快死了""怎么跟父母解释""谁来给父母养老""别人怎么看"的恐惧接踵而至。

情感能够联结个体，使人获得集体的力量。感染者原本属于不同阶层，病毒将他们"召唤"到一起，形成一个新的、特殊的弱势群体，贫困、疾病、歧视、排斥等都给他们带来巨大精神压力。所以，他们对论坛的期待之一是能获得同病相怜的情感。

（三）陪伴：你我同在

感染者是孤独的，他们在周围找不到合适的倾诉对象，只能封闭自我。这可能是很多感染者在论坛发帖叙述自己感染故事和心情的原因。

太孤单了，只是想找一个人说说话，讲讲自己的故事，讲我是怎么从一个爸妈骄傲、同事美慕的好青年，沦落到这步田地的；讲让我的人生彻底发生改变的那几个月；讲我一路走来的血泪、我的心路历程；讲我对未来的安排，如果还有未来的话。（y ** g）

不管是因为袒露身份而遭到疏远，还是因为害怕遭到疏远而主动保持与他人的距离，感染者都会产生孤独感，陷入极度想倾诉却找不到对象的尴尬境遇。所以他们希望通过论坛找到具有共同遭遇的病友，这是他们言说病痛故事的基础。

二、使用论坛：得到了什么

带着受访者的需求和对论坛的期待，笔者观察了两位受访者"y ** g"和"l ** e"在论坛中发的帖子和得到的回复，试图发现他们究竟从在线社会支持中得到了什么。"y ** g"从感染伊始，不厌其烦地在一个帖子中对自己的病情进行了为期两年多（2013 年 5 月 2 日—2015 年 8 月 20 日）的记录，并与其他论坛参与者进行沟通交流（见表 5.9）；"l ** e"则在 2012 年 1 月前后进行了较为详尽的检测和服药叙事，并与网友进行互动（见表 5.10）。他们在发帖后都获得了信息满足、情感安慰和友伴支持。

表5.9 帖子"A友们，来报道了，CDC确诊"(发帖人 y＊＊g)内容

发帖人	内容
楼主	这几天晕晕乎乎不知道该干什么，每天看这个论坛，真想有朋友能抱着大哭一场。本来一直长湿疹，有两年多了，3月份突然腿上出了一些瘀斑，去医院化验后血小板很低。然后嘴唇又肿了，医生说是疱疹。有个也得湿疹的朋友让我去检测一下免疫指标，于是我测了 CD_4 只有70多，他开玩笑说不是得了艾滋了吧，我顿时吓了一跳，查了资料发现小四(CD_4，笔者注)是艾滋的重要指标，内心挣扎很久，不敢去 CDC(中国疾病预防控制中心，笔者注)检测，因为我已经好几年没有高危行为了。节前终于去医院检测，阳性，等节后 CDC 确认。我知道自己跑不了了。老天呀，我没做什么坏事，一直是大家公认的好人，为什么呢？爸爸去世得早，这么多年只有我和老妈相依为命，我该怎么告诉她，怎么办呀？ 从现在的 CD_4 看，我应该很严重了，虽然还没有太明显的机会感染。我就是觉得腿和胳膊有的时候莫名发麻，食欲差，体力没以前好，可能因为这些年我从没有间断每周打球，身体表现不是很明显。 今天上班到单位，也是晕晕的，做什么都没兴趣。想辞职回家休息一段时间，让自己平静一阵子。A友(艾友，笔者注)们，我心里好难受，欲哭无泪的感觉！ 5月10日，下午接到医院电话，让我去拿结果，一个年轻的女医生接待了我，人很好，带我到一个单独的房间，小声给我说了注意事项，还开导我说她见过最大的一个患者79岁。今天给我开了转诊单让我下周一就去测 CD_4 和结核。我这几天一直在看这个论坛，今天开始要和大家一起努力了。
s＊＊g	CD_4 70真的有些危险，但也不是完全没有希望，看你每周打球，应该是个爱锻炼的人，看你把 CD_4 叫小四应该平时是个乐观的人。乐观、锻炼就能长寿，这是万年真理，希望总是有的，全世界有很多人在努力让希望早日实现。机会永远留给有准备的人，从现在开始重新规划你的生活，做好100%的准备，等待机会到来。①
w＊＊4	我也有湿疹的问题，一直都治不好……
	你多久了，吃药了吗？现在什么情况？
	我从感染后一年起就一直有慢性湿疹，越是熬夜就发得越厉害。3年半后才去查出来 HIV 的，现在 CD_4 低于350个已经开始吃药了，湿疹还在。
	湿疹本身就是免疫出问题的表征，我也是因为湿疹，才去查的，不然想不到，因为自己好几年没有高危行为了。我倒是比以前好一些，但还是会出。

① 斜体部分为他人回复，下同。

续　表

发帖人	内容
楼主	今天一大早去结防所照了胸片，没问题。还留了3个痰盒，结果3天出来，没见别的艾友说过，有人知道这是测什么的吗？ 接着去CDC抽血，做CD_4，结果要10天才出来。 今天遇见的医生还都比较好，一切都挺顺利的。
l＊＊c	我来支持楼主了！楼主要加油啊！我们一起努力！要好好的哦！CD_4 70也不算很低，我确诊时只有58，小雨更厉害，只有6，现在都活蹦乱跳的。 看到你的鼓励好开心，要和大家一起努力！我们都要好好的生活！
麦＊＊样	尽快上药吧。最近多休息，多注意营养。不要那么灰心。一切都会好起来的。 我会坚强的，今天去做了病毒载量和耐药检测，花了1800，明天去做药前体检。
乌＊＊后	开始治疗没问题的，别灰心。没必要非要让家人知道，不一定非要住院或怎样，坚持治疗后慢慢就会恢复，唯一的麻烦就是一辈子都得吃药。我是不准备告诉家人的。 我现在没告诉任何人，决定自己扛！只是想休个长期，放松下心情！今天看到大家的鼓励心情开朗多了，安心等上药了。 要有信心，我相信治愈的手段和技术在几年内会出现的。
l＊＊i	楼主你好！我们是同一天确诊的，也算有有缘人，确诊11天了，倒也是接受了这个结果，其实在高危后一直都担心这个结果，同时也做好了最坏的准备，直到通知的那一刻，也觉得没有那么可怕了。以前的事情不去想了，也不去追究了，都是自己的错，怪不得别人，现在最重要的是如何面对以后的生活，快乐是一天，不快乐也是一天，A了，也不是世界末日，想想如果没有发现，还不是像平常一样生活，想通了，也就是那么一回事，没有什么大不了的，现在是明明白白地活着，不再稀里糊涂地生活，努力戒掉烟酒，珍惜身边的亲人，朋友。祝楼主忘记不快乐的一切，重新面对生活，愉快度过每一天！ 所有的检查都做完了，医生说让我直接上二线药，因为血小板太低了。 昨天我CD_4结果也出来了，说是401，不用治疗。朋友，配合医生治疗，一切都会好的，祝你平安、快乐，每天保持好的心态，积极面对人生！
楼主	今天拿到药了，开始吃药的日子了。不知道反应会不会很大，请了一周的假。

续 表

发帖人	内容
y＊＊y	坚持锻炼身体,乐观对待生活,工作还是不能丢的。 现在针对 HIV 的医疗技术不断发展,前一段不是还说已经有杀灭人体内 HIV 的有效方法了么？坚持下去就是希望。 谢谢鼓励。今天吃药两天了,头晕加拉肚子了。
无＊＊生	坚持！一切会好起来的,本人上药十天。 你反应大吗？ 头几天像喝醉了酒头晕得不行,现在感觉好多了,估计慢慢会好起来的,其他没什么不适,让我们一起加油鼓劲,渡过难关吧,朋友祝福你！ 一起坚强！我吃药一周昨天发烧了,头痛死了,各种怕！还好今天退了,也没敢吃别的药。
s＊＊y	希望楼主好好的,一定要坚强。 会的,就是有时总会感到寂寞。
楼主	血小板还是很低,有一样的朋友吗？抗病毒一个月了,除了湿疹别的没有什么感觉了！刚刚辞了职,打算静心休息一段时间。
楼主	9个月过去了,恢复得还不错,就是总在想将来自己一个人怎么办？
h＊＊9	楼主要坚强。今天我体检了,结果还不错。医生开了拉米夫定,齐多夫定,依菲韦伦组合。
楼主	吃药一年半了,恢复得很好！打球又是生龙活虎了！就是天天吃一次药！虽没什么大问题,可是皮肤总爱痒,不知其他病友是不是也有这问题？
楼主	又过了3个月,我很好！你们呢？
妙＊＊乐	你每个月都要来一次报个平安,我也确诊了,现在头晕。 吃药就好了,坚强！ 楼主我是马来西亚人,请问你有微信吗,可以信息我吗？祝你小四飙升。
楼主	吃药整两年了,一切都好。
2＊＊0	加油。希望就在前方!!! 我们一路同行!!
未＊＊吗	加油,好好活下去。
楼主	朋友们,我很好,大家一起加油！

"y＊＊g"帖子标题以"CDC 确诊"为共同病友身份认同的基础和证据,借由

"A友们，来报道了"表达了一种希望能够加入病友团体，获得友伴支持的愿望。在帖子中，他进行了较为详细的确诊叙事，包括检测起因（长湿疹、瘀斑）、化验过程（血小板低、CD_4低）、HIV推断（朋友提醒、资料查找、高危事实）、初筛阳性、症状回溯（四肢发麻、食欲差、体力不支）、确诊（获得结果、医嘱、后续检查）等过程，讲述了有因有果、有血有肉的健康故事。

此外，"y ＊＊ g"也在字里行间流露了自己的心情与对病友的依赖。"晕晕乎乎不知道干什么"是初知坏消息的茫然；"老天呀，我没做什么坏事，一直是大家公认的好人"是对感染事实的不甘；"这么多年只有我和老妈相依为命，我该怎么告诉她"是对父母的愧疚与无措。

"y ＊＊ g"在帖子中还反复提到了自己对论坛的依赖，并希望得到回复。"每天看这个论坛，真想有朋友能抱着大哭一场"，"A友们，我心里好难受，欲哭无泪的感觉"，"我这几天一直在看这个论坛，今天开始要和大家一起努力了"无不体现了对在线社会支持的期待。

随着时间的推移、病情的进展，"y ＊＊ g"进行了为期两年多的表述。既保持与网友的互动，从而获得一种"我一直还在"的陪伴感，并在更新近况中咨询新的问题和请求新的支持："留了3个痰盒，结果3天出来，没见别的艾友说过，有人知道这是测什么的吗"，"今天拿到药了，开始吃药的日子了。不知道反应会不会很大"，"血小板还是很低，有一样的朋友吗"，"虽没什么大问题，可是皮肤总爱痒，不知其他病友是不是也有这问题"，"又过了3个月，我很好！你们呢"，"吃药整两年了，一切都好"。在表述中，楼主一方面希望获得一些过来人的经验指导，如"有人知道这是测什么的吗""不知道反应会不会很大"；一方面又试图找到与之有共同遭遇的病友进行交流，如"有一样的朋友吗""不知其他的病友是不是也有这问题"；此外他还希望通过"我很好，你们呢"等问候来引起互动和陪伴。

楼主所获得的社会支持包括各个方面。总的来说，信息支持较少，一些提问没有得到有效答复。"s ＊＊ g"首先很中肯地表达了"CD_4数量70真的有些危险"这一信息，使楼主引起重视和警醒，然后进行了有理有据的评价与安慰："不是完全没有希望……全世界有很多人在努力让希望早日实现"，并建议楼主保持乐观和锻炼，重新规划生活。"1 ＊＊ i"以自身的体会来劝解楼主："我们是同一天确诊的，……现在最重要的是如何面对以后的生活，快乐是一天，不快乐也是一天，A了，也不是世界末日"。"1 ＊＊ c"用自己和其他网友的经历告诉楼主情况不是那么糟，"CD_4数量70也不算很低，我确诊时只有58，小雨更厉害，只有6，现在都活蹦乱跳的"，并得到楼主的真心感激"看到你的鼓励好开心"。

另外一些情感支持如"最近多休息,多注意营养,不要那么灰心""希望就在前方""加油,好好活下去";另外一些陪伴支持如"w ** 4"与楼主交流了症状、"乌 ** 后"与之交流了是否要告诉家人的问题、"天 ** 生"与之交流了服药的问题、"妙 ** 乐"则希望能加楼主微信好友形成更频繁紧密的互动。

表 5.10　帖子"20120101 开始服药了,重启新的人生"(发帖人 l ** e)内容

发帖人	内容
楼主	2011 年 3 月出现皮疹,后来一直当皮疹治疗,10 月出现腹泻,一直到 12 月初吃了中药和西药都没好,后来无意网上查了下持续腹泻,结果跳出感染 HIV 的可能。到医院查 HIV,去取的时候放结果的地方没我的。护士说我要复查,我的心当时就凉了,差点没站稳,护士赶快安慰我,说现在阳性不代表一定是,说只是一个初筛。但是我知道我中了。 12 号出结果确诊了。我的资料转移到区疾控,然后和区疾控的人第一次见面,说了一些宽慰我的话,联系医院做了 CD$_4$,仅 16 个,医生要我马上服药,说很危险了。又是一次很大的打击,人都快崩溃了。因为出现了很多症状,可能是怕死吧,恐惧感很强烈。失眠,生怕睡着了看不到明天的太阳。 12 月 24 负责我的医生联系医院让我做了服药前检查。29 号结果出来了,当时就去疾控拿了药,医生跟我谈了很多,可能我特别怕死吧,老问还能活多久,也可能是希望能让余下的 N 年活得精彩点,完成一些自己想去完成还没完成的事情。医生说想活多久就能活多久,我半信半疑,但是这话对患者可能非常有效。
w ** y	很理解你的感受,无论如何,希望你能坚强,生活的长度固然受到了限制,但广度和每一天的价值都会变得更有含金量。既然无法左右结果,就尽量让自己过得开心些吧,做些能让自己哪怕开心一瞬间的事情。 我也知道,再多的安慰可能无济于事,但希望你能够时不时来这里和大家聊一聊,至少这里有大家的关心与宽慰,也许这并不能改变什么,但至少是一个可以抒发思绪的渠道!
	谢谢你的支持和宽慰,2011 最后一天能有这样的祝福很温暖很幸福。
k ** 6	一定要坚强下去,好好活着。 现在想开了,反正总是死,只是可能我会提前点,虽然失去很多东西,但是会让自己更淡定,更看得开了。希望吃药不要有很大的反应。我怕生不如死的生活。

续　表

发帖人	内容
h＊＊6	祝福楼主，我也是感染者，祝大家在新的一年万事如意！身体健康！
明＊＊旧	我懂得你的心情。生命既然走到这一步，就得在安排的命运中，度过值得的岁月。比起那些健康而浑浑噩噩之辈，你会有更多收获。
一＊＊世	楼主，我们是一样的，坚强下去，一切会慢慢好起来的，加油！
s＊＊n	加油楼主，这两天估计很难受吧，坚持就是胜利！
	服药第三天了，暂时没有出现很明显的副作用，有点瞌睡。
l＊＊c	一起加油。互相鼓励吧！我也在吃药，有空多交流。记得一定要多喝水，多吃水果，能够降低副作用。
	谢谢关心，嗯，多喝水。水果冬天太冷，吃得少。
	那就很好啊，加油加油！
	很强大哦，楼主，继续加油，今天是第9天了，另外，小提醒一下，每天都要准时服药哦。
s＊＊n	谢谢关心，今天第10天，副作用也慢慢出来了，再坚持！每天准点、准时吃药。
	你的副作用主要是什么方面呢？有没有吃点维生素？这个也许能减轻一些副作用，希望看到你回复已经没有副作用了。

"l＊＊e"在主帖中叙述了自己为期七个月的从出现症状（皮疹、腹泻）、HIV推测、初筛、确诊到服药的故事，因为其 CD_4 数目很低，在确诊后楼主必须立刻开始服药。此外在楼主的表露中还包含对死亡的恐惧。

网友们主要针对抗病毒和服药对楼主的表述进行了回应。

其中，信息支持方面较少，主要在于对如何降低服药副作用的建议："多喝水，多吃水果，能够降低副作用"，"有没有吃点维生素？这个也许能减轻一些副作用"。

情感支持方面，大多数人给予了简单的祝福，如"一定要坚强下去，好好活着"；一些网友则进行了耐心的开导："生活的长度固然受到了限制，但广度和每一天的价值都会变得更有含金量"，"在安排的命运中，度过值得的岁月，比起那些健康而浑浑噩噩之辈，你会有更多收获"。

陪伴支持方面，有些网友表达了"我与你一样"的共情感，如"祝福楼主，我也是感染者"，"楼主，我们都是一样的，坚强下去"，"我也在吃药，有空多交流"；另外一些网友表达了极大的友伴关怀，如针对服药以及副作用的关心"这两天估计很难受吧","每天都要准时服药哦"等。"w＊＊y"建议楼主"时不时来这里和大家聊一聊,至少这里有大家的关心与宽慰"。

楼主针对网友们的回复不吝于表达感激之情,如"谢谢你的支持和宽慰",这增加了回复者的成就感,促进进一步的互助。

可见,一方面,感染者能在论坛中寻找到病友,通过他们的诊疗经历、治疗过程来帮助自己了解病情,增强自身的参与能力和预知能力,寻求应对艾滋的医学手段和日常保健策略;另一方面,感染者能获得"同病相怜"的同情和理解,增强其战胜病魔的信心,消除负面情绪;再加之,病友之间的关怀、问候与病情交流,从一定程度上消除了现实社会中的孤单感,填补了极度缺乏的友伴支持。

三、结果:满足了吗?

当受到压力和面临不确定,感到个人无力控制的时候,支持就更加重要。健康问题最大的麻烦就在于身体的背叛、失序、失控,以及个人对未来的不确定感。所以患者尤其需要被给予各方面的支持来改善这种糟糕的局面。

"知艾家园"是一个能够联结感染者的网络虚拟社区,对类似艾滋病这种未有完全的治疗方法、又难以启齿的健康问题来说,在线社会支持能够在有相同境遇的人之间建立更紧密的关系,在现实社会中保持沉默的感染者可以在论坛中进行表达和交流。

对"落＊＊难"而言,参与"知艾家园"让他有一种"和自己人交流"的愉悦。

我的心态其实特别不好,很排斥和健康人交流,他们即使很善良,也总是有一种"啊,你怎么那么可怜"的优越感。但是在论坛里,大家都一样,聊聊天很轻松、自在。我们很多人成了朋友,我们彼此能够坦诚地交谈。(落＊＊难)

"知艾家园"将众多为艾滋病困扰的人们集合在一起,给他们提供了一个容身之地,使他们能够得到正常和尊重的对待。明显地,支持群体有助于让他人明白,他们并不孤独,有其他人分担他们的挫折。因为除非经历过,外人是不可能真正理解艾滋病的感受。

通过网络社区与他人进行疾病交流,大多患者原有的负面情绪会转变为积极情绪,他们发现很多经历过类似挑战的"前辈"都能管理好自己的疾病,享受较高的生活质量,这一点让他们对未来抱有更乐观的态度。Rodgers 和 Chen(2005)发现参与乳腺癌社区的病友在一段时间后心情明显改善;Attard 和 Coulson(2012)发现参与帕金森综合征论坛的成员能更从容地应对疾病带来的挑战。在受访者"3＊＊9"看来,每次诉说自己的病情都能收获很多鼓励,这让他的郁闷和恐惧得以部分消散，负面情绪得以宣泄。

　　确诊后第一次检查，CD$_4$ 只有不到 100，医生说我已经很危险了，我吓得以为自己真的快死了。但是网友们纷纷告诉我吃药了就没事了，CD$_4$ 会慢慢上升的；还有网友跟我说当时他 CD$_4$ 都跌破个位数了，现在仍然好好的，心情宽慰很多。既然有那么多人情况比我还糟糕，却依然活得好好的，那没有道理我就挺不过去啊。（3 ＊＊9）

　　可是，论坛参与真的完全满足了使用者的所有需求吗？几位受访者直言不讳，认为论坛虽然修补了一些社会支持，但毕竟不是万能的。根据受访者的反馈以及笔者对论坛的观察，至少有两个方面的社会支持是"知艾家园"无能为力或存在问题的。

　　首先，社区并非一派和谐之声，论坛成员之间常常爆发冲突。冲突一方面体现在感染者与"恐艾"者之间的矛盾上，如"彩虹部落"虽然被定义为感染者交流的版块，但无法阻止"恐艾"者的入内。在感染者抒发绝望心情的时候，"恐艾"者总是不仅不予以安慰，反而要求其详细描述感染原因和症状。另一方面，网络的虚拟化使彼此之间并不能产生绝对的信任，在感染者看来，只有确定感染身份才会被接纳为"自己人"，因此一些发帖人常会被回帖者要求出具检测单来证明自己的感染者身份，一旦发帖人拒绝就会遭受各种猜疑和攻击。

　　其次，在线社会支持很大程度上是单向度的。就"知艾家园"来看，信息支持亟须却缺乏，情感支持无效却泛滥，很多具体的问题咨询却只能收获一句"加油"。而鉴于论坛的虚拟特征，如工具支持等有形支持更是稀缺，感染者很难通过论坛获得物质和经济方面的帮助——这也是网络社会支持难以企及之处。

第四节　网络志愿者的利他实践

　　网络具有利他的土壤和传统，其初衷就是为了"让更多的计算机、更多的人能够互通有无、共享资源"（李伦，2002，pp. 12-13）。郭玉锦、王欢（2005）指出：网上的利他行为要多于现实生活中的助人行为。网民们通过网络提供信息支持、资源支持、技术支持、经济支持、情感支持，借由种种具体的利他行为来实践德行。

　　毋庸置疑，"知艾家园"中充斥着大量利他行为。论坛中的"加入我们"版块专门用于志愿者的申请。要成为论坛的正式志愿者，需要在"加入我们"中提出申请,论坛管理员根据申请理由和该用户在社区中的表现决定是否授予其志愿者的身份——如果被授予,该用户 ID 将会被标红并佩戴"志愿者勋章"。另外,用户也可以对论坛建设进行经济援助,"防艾赞助"版主会公告所有的捐助者名单(除非捐助者要求匿名)。

一、志愿者的人格、身份与助人资本

部分学者认为,有一系列的人格标准可以用来区分潜在的志愿者和非志愿者,如责任感、同情心、慷慨、博爱、感恩、忠诚等。Eisenberg 等(2002)将之称为利他人格,即一种在广泛的情境内助人的品格;Penner(2004)则称其为亲社会性格,包含同理心和助人性。

但对艾滋病论坛这样一个具有特殊讨论话题的空间而言,仅有利他或亲社会的人格可能依旧无法达成利他实践。至少,他们必须具备以下所列的一个或几个条件——具备艾滋病的相关知识、具有一定的空闲时间、掌握电子通信技术的使用技巧及与虚拟社区建设相关的技能——才能在"知艾家园"中将善心转化为善行。因此,助人者相应的身份和助人资本是决定志愿者资格的一个标准。

在"加入我们"这一志愿者征募版块里,版主置顶发布了申请规则:

1. 本论坛热烈欢迎每一位有爱心的人士加入我们的志愿者团队;2. 非医学专业背景的人士要成为志愿者,必须具备相应专业知识……;3. 我们热切盼望更多同行医生或者医学院学生加入我们的志愿者团队……(健 ** Q)

规则中所提到的"爱心",是对论坛志愿者人格要求的基本概括;有医学背景的申请者更受欢迎,可见对身份的偏好;而"具备相应专业知识",是对助人能力的要求。

(一)人格特质

我们会有一种直观的感觉,有些品德高尚的人总是乐于帮助他人,向深陷困境的人伸出援助之手;而自私者常常是袖手旁观者。显而易见,这种促使更多助人行为的人格并非单一的品质,而是诸多特质的集合。Bierhoff 等(1991)认为构成利他人格的因素包括移情、相信世界是公平的、社会责任、内控和低利己主义。

当然,普通人不会有如此学理的认识,他们往往将这些品质通俗地描述为热心、有同情心等美德,并认为这些美德能激发善行。一些申请者描述了自己的部分品质,将之作为申请的理由:

(我)有爱心、有责任感。(d ** n)

除此之外，申请者也会提起自己在现实生活中曾经的助人行为，来证明自己具备助人的特质：

我是广东青少年志愿协会活动组组长，参加公益活动一年半时间。（益＊＊心）

这类描述虽然没有涉及具体的人格特质，但却暗含了这样一个逻辑：助人是由一套稳定的人格所决定的，曾经有过的助人行为证明该个体具有利他人格，这种利他人格会在以后激发更多的助人行为。

从这些申请者对自身品质的评价和标榜中，虽然无从得知究竟哪些人格能够促使更多的利他行为，但至少可以证明一些美德对利他行为的影响力是被广泛认可的社会共识。

（二）身份偏向

艾滋病首先是一种医学疾病，且带有传染性，因此申请者常有医学背景，包括医生、研究者、医学院学生、心理咨询师等。

我是初筛实验室检验师，有四年的 HIV 检测经验。（川＊＊魔）

本人医学病毒学专业硕士在读，专业方向为 HIV 和肝炎，在 CDC 实习过较长时间，是 VCT 咨询的实习工作人员。（暖＊＊洋）

在职业身份之外，与艾滋病相关的身份最直接的是感染者及其家属，以及一些曾经因怀疑自己被感染而忧心忡忡的"恐艾"者。对他们而言，艾滋病不仅是一个医学上的概念，更是一个能够真切体会到的生活事件。

我昨天被查出已经感染，我没有绝望，我看了很多资料，积累了一定的经验，我不想怨天尤人，……我还有时间，我可以为家人为朋友多做些事情，希望我能成为志愿者。（1＊＊0）

在专业知识方面，感染者和"恐艾"者也许比不上专业研究者。但他们拥有一种休戚与共的切身体会，正是这种体会使其在论坛的利他实践中与求助者情感共通，同病相怜。

（三）助人资本

助人资本是利他者所引以为傲之处，因为他们可以凭借各种资本来为论坛做出贡献，向求助者施以援手。越丰富的资本意味着越高的助人能力，这是在主观的助人意愿之外，利他实践所必不可少的客观条件。

当然，受到社会分工的影响，每个人所占据的资本是不同的。对艾滋病的话题而言，知识资本是极为重要的资源，一个有利他之心的论坛参与者，如果掌握关于艾滋病检测、诊断、治疗等方面的知识，就足以为懵懂无知者指点迷津，为惶恐踌躇者提供指导。

掌握基础的艾滋知识是艾滋病论坛的志愿者必备的助人条件。若没有相应的知识,空有一腔助人之心,反而可能会"帮倒忙"。至于艾滋知识的掌握方式,专业学习、业余学习和通过其他便利条件的学习都能达到目的。

本科生物的学习,让我对 HIV 和 AIDS 有较系统地了解。(b ** 1)

我的这些知识,部分是来自于这个论坛,部分来自于专业书籍,更权威的则是来自于专业的医生,尤其是北京的地坛和佑安医院。(胡 ** 子)

本人有亲戚就是国内最早研究艾滋病的专家,1986 年赴国外研究艾滋病课题,所以本人对艾滋病的认识也很早。(m ** t)

除知识资本外,时间资本也是在论坛中必备的利他条件。拥有充足的时间意味着志愿者能够也愿意为论坛提供稳定的资源,及时和详细地回复求助者。

我是个私营业主,时间比较充足,我愿意加入志愿者,我有耐心当志愿者。(迷 ** 己)

此外,如果个人掌握某一技术专长,并愿意在这方面为论坛提供服务,同样能提升他在论坛中的助人资本。他所做的贡献可能不针对个人,却是在整个社区建设的层面。

我在美国,外语还不错,可以帮助大家找一些国外的一手资料并翻译。(爱 ** 4)

我专长于 web design,如果论坛要做一些图片,我会免费提供的。(n ** 7)

二、动机:从利他到利己

Batson 等(2002,p. 430)将动机看作"由与某人的价值观相关的威胁或机会所诱发的、由目标所指挥的力量"。从动机上看,利他行为可以分为是否包含有利己的目的。

如果将艾滋病论坛志愿者的助人动机置于从利他主义到利己主义这个连续变化的轴线上,位于最崇高的是纯粹利他行为,最实际的一端是完全以自我效用为出发点。我们试图在这一区间内区分不同的动机,并将之与艾滋病这一话题和虚拟社区这一场所相关联。当然,这一区分不带道德层面的高下评判,也不意味着实际效果上的显著差异。此外,值得注意的是,任何一种行为的发生显然不可能只是出于一种考量,人类的行为是由一系列复杂的心理所驱使的,我们在此只讨论最主要的动机,或者为志愿者自己所认识和陈述的动机。

（一）善心与价值观

学者普遍认为，利他和利己都可以合理地解释助人实践，但纯粹的利他主义被频繁地报告为引起利他实践的重要动机。帮助者愿意对他人伸出援助之手，"从善意出发帮助陌生人，不期待任何回报"（Sanghee，2012，p. 553）。在论坛中，有些志愿者的申请人阐述了这种纯粹利他的助人动机，他们推崇"善心"和"奉献"，认为个人的力量虽然渺小，却要"勿以善小而不为"。

明知自己做的是杯水车薪，依然义无反顾地甘愿奉献自己微薄的力量。（h ** g）

纯粹利他之外，其他的利他动机都带有一些额外的考量。比如当人们意识到"防艾"是一项自己愿意贡献力量的事业时，价值观就成为其重要的利他动机。

我只想通过我的努力，使人们不再那么歧视这些人群，能够坦然地拥抱他们，能够促使这个问题得到解决，至少能够有所为吧。（志 ** 飞）

（二）同情与回报

同情是另一个激发助人行为的情绪——有些人将之称为"移情"，即能够设身处地地理解求助者的苦痛。但对艾滋病这样一个意涵丰富的疾病来说，再感性的旁观者恐怕也无法真正体会深陷其中的焦灼和绝望。因此，在"知艾家园"中，同情的产生往往是建立在共同经历的基础上。他们在论坛中常常提到一个词：感同身受。很多志愿者从曾经的求助者发展而来，他们或者同病相怜，或者因为曾经的"恐艾"而深切体会到求助者的无助，因此更有助人的意愿和责任感。

感染 HIV 后有一段窗口期，这段时间对他们而言非常漫长，也有些人因为不确定窗口期的长短而反复检测，始终放不下疑虑。一位受访的志愿者从"恐艾"中走出来，因此对这些"后来者"的心情尤为理解：

"恐艾"的人在恐惧中是非常痛苦的，痛苦的来源就是这种不确定性，不确定性可以把人逼疯。……所以他只好四处求助。我是过来人，所以知道他们特别痛苦。这种感同身受，就是我不分性别、不分年龄地帮助他们的原因。（f ** 1）

除同情外，对曾经的"恐艾"者来讲，大多数助人行为也是一种善行的传递。他们曾受过帮助，对社区怀有好感，在"脱恐"之后愿意回报论坛，回馈后来的求助者。这一良性循环可以被称为"互惠"，这是一种相互义务感有关的重要利他动机。Kankanhalli 等（2005）发现互惠可以带来个人之间持续的支持和交换。基于回报心理的互惠行为使论坛成为一个有益的、温情的虚拟社区。

在恐惧的三个月内你们给了我很多安慰，我不想一走了之，我想把爱心传递

下去。（w＊＊8）

（三）赎罪与获益

根据佛教文化的"因果循环"，以及民间信仰的"报应"学说，具有高尚品格者会得到好报，品格低劣者将没有好下场，即所谓的"善有善报，恶有恶报"。从"恐艾"者发展而来的志愿者，往往因为商业性行为或其他高危行为而怀疑自己感染，因此怀有深深的愧疚感。有些人的利他行为实则是一种赎罪，是对既往过错的弥补。

我是个罪人，我想赎罪，来减轻罪孽。（我＊＊人）

还有一些志愿者坦言自己的利己动机，承认能够从论坛的利他实践中获益，并认为这些动机合理地解释了自己想要帮助他人的愿望。此前研究者充分关注了与助人行为相契合的利己需求，包括建立良好的声誉（Wasko 和 Faraj，2000），获得新知识（Lou 等，2013）和提高技能（Nov 等，2010）。在"知艾家园"中，一位受访者这样谈论他的助人收获：

我认为每一个求助者就是一个案例。他的心理状态是怎么样的？他遇到的问题是什么？也许我也要转而去咨询更专业的人士，那我就学到了新的东西。然后我再回答他，他得到了解脱，我也获得了知识，这是一个双赢的事。（完＊＊误）

对艾滋病相关的助人行为而言，另一实际的利己目的在于可以借此自我警醒和自我约束。在助人时，他们会感受到求助者的痛苦或恐慌，以此为戒来规范自己的行为。

看到那么多的网友因为这些问题担忧，对我自己也是一个警醒，不会再有复高的想法和行为了。（胡＊＊子）

三、加入与退出：志愿者对利他意味着什么？

诚如论坛成员所认识到的：即使我不能当上志愿者，也能留在这里帮助他们。既然如此，志愿者对利他而言究竟意味着什么呢？依照 Musick 和 Wilsom（2012，p.21）的观点：志愿服务是一种科层式的帮助，不能与非正式的帮助混淆——后者是人们给需要帮助的人提供的一种更加随意的非组织化的无偿服务。

我们可能都在群体成员聚集时体验到过超乎寻常的团结感和"群体之爱"。Singer（2012）描述了他在孩子学校的诗歌之夜晚会中，和其他家长并肩而立的时候，那种由众人合唱产生的强烈情感，让他体会到作为该社群一分子的重要性。

同样的效应也会在唱校歌和唱国歌的时候产生，也会在人们参与志愿者组织活动时得以强化。一位论坛中资深志愿者说：

论坛有时候也会存在一些风波，最有名的就是早些年所谓"阴滋病"。这促使我对艾滋病的知识进行重新学习和思考，最后与其他的志愿者一起形成一个坚固的阵线，对我们所认为的根本错误的言论进行打击。这时志愿者团队的组织力量显得尤其强大，我作为一个个体能够参与其中深感荣幸。（1 ** 1）

除组织所能带来的力量外，身为志愿者还能得到一种名望的满足。Poppendieck（1998，p.274）认为，一些人愿意要志愿者的身份而不要行动者的身份，是因为前者能够给他们带来更多的满足。但是，又有一些志愿者认为，他们所在乎的不是志愿者的身份本身所带来的荣耀，而是这种荣耀背后所隐含的权威性，能让助人行为更有力量。

我申请志愿者并非志愿者身份能够给我带来什么，毕竟它没有任何报酬，它也无所谓光环不光环。但是志愿者和普通的论坛成员相比，他回答的权威性要更大一些，我不是要这个权威性，而是我利用这种权威性能让更多的人放心。（m ** g）

那么，在成为志愿者之后呢？加入与退出都非异态。有些志愿者，申请加入也许一时兴起，事过境迁便慢慢淡忘；有些人由于自身生活工作的变化，不再有利他的时间和兴趣。很多曾经的志愿者，没有告别的仪式，只是其 ID 从此在论坛中绝迹。也有一些志愿者会在退出前留下只言片语，作为对论坛其他人的交代：

感觉有些疲劳，本来得到志愿者称号我该倍加珍惜，倍加努力，可我有点烦了，精力也不够了，尤其最近上班也紧张，离开吧，过过自己日子了。（f ** 4）

我们应该为新加入的志愿者而喝彩，却无须为"老人"的消失而沮丧。"老志愿者离开，新志愿者加入"，本身就是论坛志愿者队伍建构的常态。正是这种志愿者的更替，才使论坛保持着活力和斗志，使利他实践永远不会休止和厌倦。

自然，也有坚持下来的志愿者。对他们而言，利他成了一种习惯。一位资深志愿者发自肺腑的感受也许能引人深思：

我刚做志愿者那阵子，一开始的荣誉感和责任感可以让人废寝忘食地在论坛回帖，看到别人因为自己的回复而如释重负或者说谢谢的时候就像打了鸡血般兴奋。慢慢也会淡下来，不再那么亢奋。很多人都是在这个时候坚持不下去，渐渐也就不来论坛了。真的坚持过这一段，才会做得长久些。……上论坛好像成为生活的一部分，就像喝水、吃饭、呼吸一样自然。也没什么治病救人的崇高念头，也没什么头顶光环的自豪。志愿者，贵在坚持。（韩 ** 烟）

四、利他实践的日常惯习

诚如 Aristotle 所说：人因为实践德行而成为有德之人。具备助人的资本，找到合理的利他动机，拥有志愿者的身份之外，只有真正付诸实践，发生了实在的助人行为，与社区和求助者产生了互动和对话，才完成利他的完整过程。

Stockdill（2001，p. 214）指出日常生活中以社区为基础的"防艾"组织的多种工作：街道层面的预防工作、为艾滋病患者提供支持服务、协助处理相关的社会问题、提升男女同性恋者的积极形象，以及通过教育、游说和抗议的方式引导有关艾滋病的公共政策和民众舆论。其实在艾滋病的虚拟社区中，志愿者有多种不同的利他方式。一位志愿者这样描述自己在论坛上的日常助人行为：

一般来说，我上论坛之后会看一下论坛首页，看看有没有什么最新的帖子，比如对方有什么疑问我会耐心地看完然后系统地回复他。当然有的时候如果没有很多时间，我会只看看哪些帖子比较火爆，因为这可能是新的值得讨论的问题。……如果我了解到艾滋病这个领域有什么新的进展或变化，我会专门去论坛看一看，需不需要转载过去，是不是有人就这些变化产生了新的问题。（v＊＊s）

从方式来看，论坛志愿者会通过转发相关知识、新闻，发表观点和回答疑问等方式来进行利他实践。除此之外，一些人通过经济捐助的方式来支持社区建设，社区管理员将收到的赞助用于服务器升级、论坛宣传、黑客防范等。

论坛不仅是交往的场所，更是同病相怜者以及志愿者与受助者相识的平台。他们可能在论坛中建立友谊，并逐渐发展出线上其他渠道以及线下的交流，从而使利他实践在各个层面得以发生。

我 QQ 上有 400 多名患者，至少有 200 名是论坛认识的朋友，谢谢你们对我的信任，……我每天抱着电脑为大家在线奋斗着。（温＊＊暖）

五、艾滋病的道德认同

Precht（2013，Ⅷ）说："道德是我们彼此互动的方式。我们以道德去做判断，将世界分成两个部分：他所尊敬的世界，以及他所唾弃的世界。"按常理，我们乐于帮助我们所认同的人，却不愿意对那些我们鄙视的人施以援手；正如 Musick 和 Wilsom（2012，p. 15）所说："志愿服务并不是简单的无偿劳动，而是为了正确的理由而实施的无偿劳动"，"正确的理由"即人们所信奉的道德和价值观。Cohn 等（1993，p. 128）认为，对志愿者而言，物质激励远比不上他所认同的是非观念来得有吸引力。

那么，"知艾家园"的价值观是否对潜在助人者有足够的吸引力呢？情况似乎不容乐观。Schmidt 和 Weiner（1988）通过一系列的实验发现，人们会对那些不是由于个人错误而忍受困苦的人给予同情和关心，却对那些由于个人责任而导致问题的人感到愤怒和轻蔑。"知艾家园"中大多数人（怀疑）感染是因为进行了商业性行为——在 Schmidt 和 Weiner 看来，这是一个可控的原因，并且是由自我责任造成的，因此很难获得潜在助人者的帮助。

既然如此，为什么在这一论坛中还存在着为数不少的利他实践？或许，以下三种理由可以给予一定的解释。

（一）内群体

很多志愿者是感染者或曾经的"恐艾"者，他们不会对求助者带有道德偏见。究其原因，除了曾有同样的体会外，还有"内群体偏爱"的影响："个体对自身所属群体的过分认同，即使当群体有问题的时候也是如此"（迟毓凯，2009，p. 100）。

想当志愿者，帮助更多和我一样曾经走过弯路的人！（o ** p）

（二）人道主义

有些志愿者宣称，他们帮助艾滋病群体是出于"人道主义"的关怀。作为一种道德义务，人道主义要求我们平等地对待所有人。因此，一些社区志愿者认为他们的工作主要是帮助有需要的个体，搭救陷于危难之中的人——而不管受助者属于什么群体，由什么途径感染。志愿者们"有意表明他们的志愿服务不是政治行为，……仿佛艾滋病不过是另外一种疾病，同性恋者也不是唯一能染上艾滋病的人群"（Musick & Wilsom，2012，p. 17）。一位受访的志愿者声称自己反对同性之间的性行为，但是却同样会帮助这些群体中的感染者：

我反对同性恋和我怎么去对待同性恋是两回事。……这不涉及道德评价，……在面对一个同性恋的时候，我会照样给予帮助和回答。（3 ** h）

（三）政治意图

另一些志愿者却特别强调自己的利他实践是带有政治意图的。志愿服务本身就是人们实践价值观的一种手段。他们在日常助人之外，强调自己作为社会行动者对艾滋病问题的态度。对他们而言，少数团体的需求不应该被忽视；遏制艾滋病的传播不仅需要医学的进步，也需要社会的参与和政府的行动。

我想帮助他们不仅仅是为了帮助个体，还是为了能针对整个艾滋病的社会问题。艾滋患者也是社会一分子，抛弃他们就等于抛弃自己的良知。（v ** s）

利他实践——对带有政治意图的志愿者来说——是政治信仰的一种自然延

伸。他们的每次助人行为都是一种政治声明。一位志愿者的观点可以很明确地反映这种意图。

我清楚我作为一个志愿者,力量是非常渺小的。我的确在政治上有消除艾滋病歧视的企图;但是要达到这种企图,我只能从对每一个个体的关怀做起。(1 ∗∗1)

第六章 公共话语：
"去污名"的集体抗争

All the people like us are we,

and everyone else is they.

We live over the sea,

while they live over the way.

We eat pork and beef with cowhorn-handled knives.

They who gobble their rice off a leaf,

are horrified out of their lives.

Kipling, J.R. : We & They

Kipling 的这首诗描述了两个迥异的群体："我们"与"他们"，两者生活在泾渭分明的空间，有着截然不同的人生，各自产生强烈的自我认同和对对方的排斥。这多么像健康人与感染者的处境。主流话语把感染者粗暴地驱逐为"他者"，建构了一个话语压制下的艾滋病概念；感染者作为无法被"我们"接纳的"他们"，聚集在另一个空间里，通过各种微观的、非正式的、不起眼的话语实践，努力营造一个公共的、去道德的，甚至诗意的艾滋病话语体系。

语言的表征过程，就是身份的建构、争夺和呈现过程。所以，表面看起来，语言如同平静的湖面，其下却波涛汹涌。艾滋病话语容纳了性病话语、"他者"文化入侵话语、污染话语等。但是，话语实践既能产生"压制他者"的权力，也能为"他者"所用产生权力的抵制力量。感染者可以策略地利用这些话语进行斗争，使话语秩序得到重新表达。这也与 Foucault 倡导通过微观话语反抗主流话语霸权的愿望不谋而合。

网络社会的崛起与"他们"的群体凝聚和身份认同存在天然的契合性。Castells(2000)认为，互联网为那些在现实社会中受到压迫的群体提供了公开表达自己的机会；虚拟社区变成"一场反霸权运动，在社会上处于边缘化的群体能够在互联网上找到表达的空间，与有着相同目的的人自由言谈，休戚与共"(Lindlof &

Shatzer,1998,p.174)。当然,严格来说感染者从事的是话语层面的抗争,借由话语实践来推动社会实践。本章梳理感染者感受到的主流话语压制以及各种抵抗策略,研究弱势群体如何使用互联网进行身份认同和话语抗争。

第一节　建构"艾滋病"——主流话语的压制力量

你再有学问,也写不尽我们的辛酸。

——"知艾家园"元老成员

这是笔者第一次在"知艾家园"里袒露研究者身份时,一位"元老"的拒绝理由。他们一面忍受病痛带来的折磨——这是可以为药物所控制的;一面承受社会舆论若隐若现的指摘——也许,这才是艾滋病最可怕的敌人。现代医学努力将艾滋病还原为一种由病毒感染引起的免疫缺陷状态;但这一立场在生活世界里溃不成军。于是,科学话语让位于政治力量、媒体舆论、民间言谈——有时甚至沦为帮凶。艾滋病被赋予了诸多带有价值判断的意涵,被建构为面目可憎的"人民公敌"。

Foucault 认为哪里有话语,哪里就有权力,权力是话语运作无所不在的支配力量。在讨论主流话语对艾滋病的建构力量时,有很多概念可以被引用,如隐喻、污名、歧视、刻板印象、社会排斥等——从字面意义上就可以看出残酷的、压制的色彩。但是很多时候,这些词汇被杂糅地使用在一起。

从隐喻到污名再到社会排斥,是一个从学理层面到认知层面再到行为层面的逻辑脉络:对艾滋病的隐喻学理地奠定了这一疾病为人谈论的基调,加诸其上的种种污名建构了社会对感染者及相关人员心照不宣的舆论共识,当这种认知转化为行为上的排斥后,对他们的伤害才真正肆无忌惮地开始了。

当然,不管在哪一层面,艾滋病的话语压制都不止一个意涵(见图6.1)。在隐喻的学理体系中,艾滋病既被建构为"入侵"的意义,又存在"污染"的象征;在污名化认知里,"工具污名"和"符号污名"是不同原因引起的两种污名类型;在行为方面,社会排斥由"生理排斥"递进到"道德排斥"上。层层叠叠的话语压制力量,使那些试图反抗的人几乎没有战略上的招架之力。

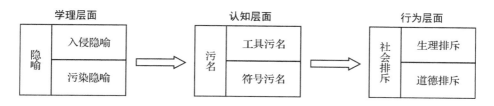

图 6.1　艾滋病话语压制模型

一、学理建构:"入侵"隐喻与"污染"隐喻

Sontag(2003,p.94)这样形容艾滋病:像癌症一样"入侵",却又像梅毒一样"污染"。其时,该病席卷世界的步伐刚刚开始,医学界直到 1986 年才确认其致病病毒并命名为 HIV。Sontag 将之比作癌症、梅毒,不仅简洁明了地解释了艾滋病的关键信息,还鞭辟入里地揭示了艾滋病的双重隐喻谱系。

这正是学界对疾病的建构——通过隐喻的方式。Sontag 虽然一直致力于破除隐喻的魔咒,呼唤以疾病的本来面目作为学理的建构逻辑,但她很乐意先通过这样两个看似十分自然和精妙的隐喻来以儆效尤。

隐喻(metaphor)是指用一种事物来谈论另一事物。当它被语言学家挖掘出来,赋予其超出修辞领域的含义时,它成为一种广泛存在于思维、行动、日常生活中的映射关系(Lakoff & Johnson,1980)。显而易见的,隐喻是一种狡猾的策略:它可以事半功倍地描述新事物,也可以悄无声息地传达话语倾向。

(一)疾病的隐喻

在健康领域,隐喻泛滥成灾。尤其是当一种疾病在流行之初,社会对其缺乏足够的认知,或者无从治疗时,这种疾病的内涵会膨胀、肆意蔓延。疾病原属于生理学,医学界或将之称为"诸器官的反叛"——健康被认为是"诸器官的平静状态"(Sontag,2003,p.41)。然而,疾病常常以隐喻化的面目被谈论。"疾病的隐喻"包含了两层含义:以隐喻的方式谈论疾病,又将疾病作为一种隐喻。在这个意义上,新媒体中频繁出现的"懒癌""直男癌"等词汇,无不是将"癌"这种病理学上的变态反应作为一种"无可救药"的语义来使用。也许,这是"癌"这一字眼如此触目惊心的原因,除了其可怕的致命性之外,还在于其反复的隐喻意义,诸如德行的亏损、上天的惩罚、死亡的判决。Sontag(2003)断定隐喻和神话能够置人于死地,因为"隐喻性的夸饰扭曲了患癌的体验,……妨碍了患者尽早地去寻求治疗,或妨碍了患者做更大努力以求获得有效治疗"(p.88)。

除此之外,疾病隐喻化的另一个后果是患病者及其亲属难以名状的羞耻感。"只要某种特别的疾病被当作邪恶的、不可克服的坏事而不是仅仅被当作疾病来对待,那大多数患者一旦获悉自己所患之病,就会感到在道德上低人一头"(Sontag,2003,p.7)。在一些关于健康与道德关系的命题中,健康常常被当作是道德的外化和映射,而疾病成了堕落的证据。《黄帝内经》中有"道德稍衰,邪气时至"之说,认为道德沦衰会引起气血不畅身体不健;更有人直接论证了"善行与健康、恶行与疾病之间所存在的因果性"(邹成效,1998,p.38)。这些观点是荒谬而危险的,但它却又有如此巨大的影响力。

Foucault(2012)在《疯癫与文明》中讲述了关于麻风病的社会意义:"在麻风病院被闲置多年之后,有些东西无疑比麻风病存留得更长久,而且还将延续存在。这就是附着于麻风病患者形象上的价值观和意象,排斥麻风病患者的意义,即那种触目惊心的可怕形象的社会意义"(pp.3-4)。Sontag(2003)谈到了疾病的政治隐喻和军事隐喻,既将疾病看作是一种"麻烦的公民身份"(p.5),又当作是"现代战争的敌人"(p.88)。杨念群的《再造病人》(2006)探讨了晚清以来中国人的"东亚病夫"这一被历史所建构的隐喻。凡此种种,学者早已对疾病的隐喻给予充分观照。当Sontag(2003)野心勃勃地呼吁要将疾病从各种隐喻意义的限制中释放出来时,Brandt(1988)不屑一顾,他认为疾病给人带来了脆弱和死亡,被赋予情感和社会价值,正因为此,疾病的社会建构是不可避免的;Larson等(2005)更现实地指出,面对不了解医学知识的门外汉,隐喻是宣传疾病知识所必须依赖的武器。

(二)艾滋病的隐喻

在历史的长廊里,麻风病、肺结核、癌症都曾被赋予过广泛的隐喻性。但是到目前为止,恐怕再没有一种疾病,像艾滋病那样意涵丰富——冲决一切民族、地域、政治、经济、文化、宗教的藩篱,席卷全球。Sontag专门在《疾病的隐喻》后补充了一篇《艾滋病的隐喻》,用以讨论附着在艾滋病之上的隐喻特征。

在艾滋病的建构过程中,清晰可见各种话语相互博弈的痕迹。在科学知识领域,也许现代医学取得了胜利——以"客观性"和"价值中立"为基础建构了艾滋病的概念体系;但在社会生活世界,显然道德价值提供了更有力的判断。

"知艾家园"的成员大多是艾滋病的受害者和假想受害者,他们在论坛里或详或略地诉说他们的患病故事,言语之间常常流露出他们对艾滋病的认知——这些认知的形成,无疑有患病体验的掺和,却也免不了社会舆论的灌输,并且当主流话语倾注进个人感知之后,浇铸出的是更深刻入骨的艾滋体验。

9月25日下午四时,准时抵达疾控中心看结果,显示结果 HIV 初筛阳性。……这基本上宣判了我的死刑,只不过缓期几年而已。抱怨不公平!? 有多少人放荡成性,而你即便是你性生活检点,偶尔的放纵依然可以让你抱恨终身。(2 ** 8)

他们不约而同地做了一个比喻:HIV 抗体阳性的检测结果等于一纸死缓的宣判书。这就是世人眼里的艾滋病——感染 HIV 者必死无疑。另外,宣判书还有另一层隐喻:罪犯为何会被判刑,因为他们犯了罪,罪无可赦;当人们将 HIV 抗体阳性看作是一种宣判时,就意味着感染者是咎由自取,因为他们"放荡成性""性生活不检点"而受到死刑的惩处——只不过判决的权力由法律让渡给了医学。Sontag(2003)曾一针见血地指出,疾病的隐喻会使患者认定"自己对患上疾病负有责任"(p.44)。

Sontag(2003,p.109)在她那个时代说"艾滋病无药可治,只能以缓和剂来苟延残喘"。然而,30 年过去了,差别只在于缓和剂种类更多、价格更低廉,艾滋病"无药可治"的事实仍没有改变。

那么,艾滋病是怎样完成隐喻的呢?与其亲密接触的感染者又是如何呈现自我感知和社会建构的疾病认知的呢?再次,我们不得不提到 Sontag,不得不感叹她的"像癌症一样'入侵',像梅毒一样'污染'"的隐喻的精妙。艾滋病通过体液交换入侵人体防线,随后寄居在体内等待占领新的领地;而占领的方式是人们所鄙夷的。以下,我们将详细地审视艾滋病的这两种学理建构方式:入侵隐喻和污染隐喻。

(三)入侵隐喻

疾病常常被视为一种敌对势力。Sontag(2003,p.88)谈到疾病可以表现为"军事的隐喻":"把那些特别可怕的疾病看作是外来的'他者',像现代战争中的敌人一样。"人们常常把健康的身体视为自我,疾病则是存在于身体内部和外部的异己之物。当它进入身体,占领某些系统或器官,它就是一个不折不扣的入侵者——我们要么选择打败它,要么走向灭亡。

病毒的入侵发生在显微镜意义下,肉眼自然无法目睹。但是,这不能阻止人们对其进行想象,栩栩如生地描述可怕的侵略行径。

数年前,我认识了一个女孩,……我的女朋友传给我一份致命的病毒拷贝,在我体内欣欣向荣,任意占据我的身体。(香 ** 系)

除了将艾滋病病毒比作敌人外,他们更将之形容成恶魔——这是一种更疯狂、更残暴的对手。敌人至少还是人,如果自身足够强大,可能还能势均力敌,甚至克敌制胜;但将艾滋病比喻为恶魔的时候,它就已经丧失理性,只管肆虐屠杀。

病魔开始发威了,它首先扭曲的是我的心灵。……刺心的肌肉跳疼,不时提醒我:那个恶魔开始享受它的大餐了。(s**q)

当然,艾滋病从来不是个体的事情,对于社会而言,艾滋病病毒的蔓延同样是一场入侵。于是,主流话语将艾滋病防治工作隐喻为"'抗击艾滋'、'艾滋病战役',公共卫生系统每年更新'死亡人数'与'新感染人数',以提醒人们'艾滋战役'的日益残酷"(张有春,2011,p.91)。

既然艾滋是一场入侵,那么不管是缴械投降者——受不了重压而自杀或放任自己堕落的感染者,还是叛变投敌者——为报复社会而将病毒传染给其他人的感染者,都是被鄙视和唾弃的;唯有坚强的抗争值得赞赏。与疾病抗争,不被它击倒,克服它带来的不幸,这在疾病叙事中一直是被称颂的精神。"那些饱受慢性病折磨的人尤其希望重振自身与疾病抗争的意义与力量"(Blaxter,2012,p.87)。因此,在论坛中,让感染者引以为豪的是他们与 HIV 不死不休的斗争故事,和未被击垮的求生意志与向善之心。

人的一生有很多场战争,但此时此刻应该是人生最后的战役!而我们就是一线的战士。……不管能不能亲眼看到这场战争的胜利,至少我们能战胜自己就不枉此生!(暖**生)

(四)污染隐喻

"脏",这是一个常被用于形容与艾滋病相关的人、事、物的字眼:感染途径是龌龊的,感染者是肮脏的,身体是不干净的。由此,艾滋病带上了污染和异变的隐喻——污染是病毒侵蚀身体的过程,也是病毒在人群间传递的方式,更是败坏的道德和不检点的性态度对社会生活的腐蚀象征。

艾滋病常被描述成为"来自身体外部的传染物",但当它占领了一个宿主之后,人体也成为一个充满污染的容器。

我吃着廉价快餐竖起大拇指说:怕什么地沟油、防腐剂、三聚氰胺,我们才是身体充满毒素的王者。(香**系)

感染者用"充满毒素的王者"来形容自己,身体已被艾滋病病毒所沾染,所以无须再精心养护,也无须小心提防其他毒物。在这些话语中,艾滋病成了人生中最大的污染源,带来的不仅仅是体质脆弱,还是污浊、泥淖、腐烂。

除此之外,艾滋病的污染更是道德的污染。诚然,当社会普遍将艾滋病道德化时,它的确能起到一定的规约效果。它告诫人们洁身自好,忠于性伴侣,远离性放纵和其他恶习(如吸毒);"对艾滋病的恐惧心理起了预防作用,它变成了精神卫士,代替国王派来看守的弓箭手,制止引起破产的放纵行为"(孙雯波、胡凯,2010,p.44)。由此,社会道德图式以污染之名完成了它的统治。

问题是,为什么单单是艾滋病会有如此深重的污染隐喻呢?若论它对健康的危害,虽然在目前的医疗条件下艾滋病是一个无解的难题,但从感染到致命会有一段平和稳定的时间,远不如一些烈性的疾病;若论它对社会的影响,HIV 的传染性自然不如借由空气传播的病毒那么残忍。有些人说,艾滋病"生活方式病"的特征是其为人不齿的缘由,但目前看来,这样的论断依然不能完全成立。因为很多现代社会中的疾病同样是由不良的生活方式引起的,如抽烟喝酒的瘾好、高盐多油的饮食习惯,但它们并未受到过多的道德指摘。

Sontag 提到艾滋病的污染隐喻时用了一个修饰语:像梅毒一样。那么,梅毒和艾滋病有什么共同点?虽然前者经过系统治疗可以痊愈,后者至今仍是不治之症,但它们的传播途径中都有一条主要的令人羞耻的渠道:性传播。与不洁性行为相挂钩,是艾滋病污染隐喻的主要指向,血液与体液成了污染载体。

性行为绝不只是一种现时体验:它要为未来负责——意味着可能孕育生命;也要与过去挂钩——与一个人交媾的同时,也相当于与其过去的性伙伴发生性关系,一旦链条中的任何一环被感染上性传播疾病,链条上的所有人都有危险。安全套的出现大大减弱了性行为与未来和过去的关联性,然而却并不十分稳妥。艾滋病的感染案例往往揭示这样一个道理,除长期稳定的性关系外,其他所有性关系都是危险的,带有污染性质的,也是可能受到疾病的惩罚的。

二、认知建构:工具污名与符号污名

隐喻经常带来污名化的后果,尤其是在健康与疾病的语境下。如果说谈到隐喻就不得不提 Sontag;那么当我们审视附着于艾滋病上的污名时,我们必须从 Goffman 说起。

很多时候,污名作为对某一个体或群体的印象趋向,或流传于悠悠众口之间,或沉淀在心理认知之中;但少数情况下,污名就那样赤裸裸、明晃晃地存在于表面——正如中国古代的罪犯脸上的黥字和古罗马帝国的奴隶身上的烙印——当事人无从掩盖,旁观者一见便知分晓。其实,这也是污名最早的意涵。Goffman(2009)对这一概念进行了学术阐发,将之定义为"受损的身份"体验:使人感到羞辱的特征或属性,如身体上的缺陷、品质的污点,或者是不受欢迎群体的成员资格。其后,研究者对这一概念进行演绎发展:Stafford 和 Scott(1986)认为污名是与社会规范相反的个人特征——社会规范是人们应该在特定的时间以特定的方式行动的共享的信仰。

那么,污名如何影响"我群"对艾滋病"他者"的认知?不管是在主流媒体对艾滋病的报道中,还是在"知艾家园"里人们谈论艾滋病时,有一个现象不容忽视——很多人并不是一视同仁地看待感染者,即使是其内部,也会有三六九等的区分。大家常常用两个词来对其进行区隔:无辜的受害者和罪有应得的人。前者主要指因使用血液制品和母婴传播而感染的人,当然有时候也包括被配偶传染的人;后者则指那些性放纵、性交易、同性恋、静脉吸毒的感染者。在他们身上,污名的程度轻重不一。

在讨论艾滋病的两种污名之前,本研究需要倚仗相关的田野考察,对疾病的污名和艾滋病的污名进行一个综述。

(一)疾病的污名

很少有人能在一生中避开所有的疾病;无论是能感知的机体不适还是单纯的保健预防,现代人似乎越来越热衷于跑医院、看医生、做检查。有一些微恙只如来去匆匆的访客,给患者造成短暂的困扰,却不会残留严重的损害;有一些恶疾却会潜伏在人生旅途中,伺机扑向毫无防备的人群,使其一生无法治愈,甚至就此拉开死亡的幕布。当我们指称其为恶疾时,有一些意味在暗流涌动:身体表面或某些器官的糟污,以及社会寓意的不详。疾病的污名在此放开手脚,肆意给苦痛的身体雪上加霜。

人们惯于用污名来定义他所恐惧和极力排斥的事物,话语构成了"一种'论述构建',用语言系统构建人类体验社会生活的能指方式"(姚国宏,2014,p.16)。疾病医学客观的概念就此让位给了社会话语的言说。

如果说患者在疾病的社会建构中一味处于劣势,那也不尽然。毕竟人类社会中同情弱者、关爱不幸的精神道义赋予了疾病患者一些额外的特权,一个最常见的例子是公共交通上的老弱病残专座;至于艾滋病领域国家推行的"四免一关怀",也是彰显社会道义的一项举措。但所有这些特权都要以身体的不适、残缺和污名化的认知为代价。

医学的不断发展,并没有消除与疾病相关的污名。在历史上,麻风病曾经如一个魔咒,与人类纠缠不休。由于病因成迷、病象奇特、预后不良,麻风病患者变成了罪人,残忍的统治者或教廷甚至百般迫害,以火烧、水淹、活埋等方式来加以惩处。最人道的处理方式可能是将麻风病患者放逐荒野、隔离在主流社会之外,任其生老病死、自生自灭。如国内 20 世纪五六十年代的"麻风村",属于严重污名化的社区。即使麻风病时至今日已经退散,污名仍在盘桓不歇。

取麻风而代之的是疯癫,现代医学指称其为精神病——因为这种异于"我们"的思维、言行的疾病是一种精神世界的病症。Foucault 讲过关于愚人船的故事,这种船载着那些神经错乱的乘客四处航行。然而,在愚人船的时代过去没多久,"疯人院"的题材便出现了,禁闭代替了航行,"大囚禁"的时代开始了。学者基本上用三种理论来解释对精神疾病的污名化:"权力主义"理论强调精神病人没有能力照顾自己,因而必须为其他人所控制;"社会限制"理论认为他们是危险的,应该被隔离;或者出于"仁爱"的考虑,精神病人是天真无知的,应该受到他人的照顾(Brockington 等,1993;Corrigan 等,2001;周松青,2013)。但无论以怎样的面目来矫饰对精神病的厌恶,对其污名的本质都不容否认。

在疾病的世界中,污名化是一种普遍现象,它不仅仅局限于致死性疾病、传染性疾病和精神疾病范畴,就算心脏病、高血压、糖尿病等也难逃污名的魔掌。但是在现代社会,艾滋病或许可以称得上是被污名化最严重的疾病。

(二)艾滋病污名

经验地看,几乎所有的疾病都会伴随一定程度的污名,但艾滋病的情况尤甚。以下四个条件被认为是导致疾病高污名的原因:疾病的产生被认为是患者的责任、疾病难以治愈甚至致死、疾病具有可传染性、疾病的症状能引起人们的厌恶和反感。这四个条件仿佛就是为艾滋病专门设置的一样,无怪乎它在出现之初就与污名和歧视息息相关,从未消减。

"知艾家园"中的陈述者其实很少直面现实社会中名声受损的羞辱,不过这也不是什么值得庆幸的事,因为他们免于污名的方法,不是以事辩理,不是据理通情,而是严严实实地隐瞒自己的病情。他们了解社会对艾滋病的污名之盛,所以他们保守着阳性的秘密。即使只是预想秘密暴露的后果都会让他们不寒而栗。

我的男朋友是公务员,要是哪天我的身份暴露了他情何以堪,我不希望家乡的父老乡亲对他指指点点,当然我更无力承担来自一个小县城人的异样眼光和舆论压力,背负着巨大的精神压力如惊弓之鸟一度过余生。(月 ** 岚)

"指指点点""异样眼光""舆论压力",这些都是感染者恐惧的噩梦,有时候这种恐惧甚至甚于身体的疼痛。所以他们有的背井离乡,在陌生的城市躲躲藏藏;有的虽然驻足在熟悉的社区,却对自己的病情守口如瓶,不管是体检、领药还是就诊都战战兢兢。如果没有对艾滋病污名的认知,感染者又何至于背上如此巨大的心理负担。

除了社会主流话语施加的污名外,污名更霸道的力量在于它能使被污名者本身也接受和内化这样的观点:他们是不同的、偏离的和无价值的——污名改变了个人看待自己的方式,使他们产生羞耻和自我厌恶。正如伦理学家 Hume (1980,pp.335-338)所说:"身体的痛苦和疾患本身就是谦卑的恰当理由,……对于传染别人或使人不快的那些疾病,我们感到羞耻。"

一位感染者在"知艾家园"中诉说自己要做小手术却因为 HIV 抗体阳性而被好几家医院拒绝的经历,网友纷纷给他出主意说可以向有关部门投诉。这位感染者却回答:

本来感染了,就很丢人。还怎么去投诉医院,怎么好意思去告医院。(r＊＊8)

可见,在一些感染者心中,污名已被内化,由此带来自尊和自我效能感的丧失。他们不能以感染为借口博取社会的援助、他人的同情,反而深深觉得自己低人一等,没有为自己争取应有权利的勇气。

诚然,艾滋病是一种目前尚无疫苗、病死率高且无法治愈的传染病。从这一点上来讲,恐惧无可非议。但是,除此之外,艾滋病与一些被界定为"不道德的行为"和"越轨的人群"相关联,这一认定催生了另一维度的污名。大多数感染者被认为是由于自己的偏差行为而得病,因而被认为是有罪的。

Herek 和 Capitanio(1998)根据污名的来源,将艾滋病污名划分为工具污名(instrument stigma)和符号污名(symbol stigma)。工具污名来自艾滋病的传染性和致死性,社会成员基于对自身风险的担忧而对感染者产生负面的认知;符号污名来自艾滋病所附加的社会意义,主要是对艾滋病患者的道德判断。依照惯例,以下将从"知艾家园"感染者的话语出发,讨论社会认知艾滋病的两种污名倾向:工具污名和符号污名。

(三)工具污名

不同于其他边缘群体,感染者的污名部分源于人们的"自我防卫"机制,虽然这种防卫大多属于杞人忧天、小题大做。在大多数人看来,感染者往往会给周围的人带来疾病的困扰、痛苦甚至性命之虞。

HIV 具有传染性,纵使比起借由空气传播的病毒,HIV 这种只能以血液和体液为渠道的入侵者要势弱几分,但"谈艾色变"者比比皆是,一则,医学知识的缺乏使他们高估了 HIV 的传染性;二则,即使大多数人已经知道了日常接触不会传播,自我保护意识仍使他们不敢与感染者接触,将感染者远远地划为"异类"严加防范。

由于传染性,感染者被污名为"危险人物""定时炸弹""洪水猛兽",即使他们心术良善,从未存害人之心,人们依旧害怕不经意间染毒上身。在这里,污名作为"我们"防身的武器——"我们"害怕的是病毒,却常常把染病的同胞当作了敌人。

但世界上绝非只有艾滋病一种传染病,撇开道德意义不论,为何其他更易传播的疾病没能激起如此广泛和深刻的污名呢? 客观地讲,很少再有一种传染病像艾滋病这样带给个人和社会如此巨大的慢性伤害。曾经席卷中国的 SARS,病程时间短,一旦感染几乎立刻就要面临"生存或死亡"的命运安排;病毒性感冒,几乎所有人在其一生中都会遭遇,但大多不会造成严重影响;肺结核,曾经肆虐一时,在现今的医疗水平下终于偃旗息鼓;乙肝——虽然从某种意义来看与艾滋病有些许类似——但至少部分感染者可以维持一生不发病,甚至不乏自愈的案例。

没有疫苗、无法治愈、高致死性、严重伤害,艾滋病的这些特征使其一再成为工具污名的帮凶。即使目前对抗 HIV 的药物不断取得进展,大多数人仍旧认为一旦被诊断为 HIV 抗体阳性基本上就等同于死亡。雪上加霜的是,由于 HIV 对免疫系统的渐进侵害,一些症状会慢慢出现在皮肤、口腔等体表,引起人们的厌恶和反感。尤其是发病之后,即免疫系统即将全线崩溃之际,个体的外形和精神会有极大的改变,引起周围人的污名认知。就算旁观者不会注意,感染者自己也会耿耿于怀,生怕因为外貌的改变被人窥出了端倪。

三年,人老了很多,27 岁的年龄,37 岁的样子,被虐得体无完肤,肌肉松弛,像发福了一样,头发掉了好多,现在前额头发快掉光了。(l ** d)

(四)符号污名

如果说工具污名是艾滋病病毒在人体内作怪所致,那么符号污名则是社会加诸艾滋病相关人群之上的道德污点。自 1981 年人类发现第一例艾滋病以来,感染者就与吸毒、性乱等污名紧紧联系在了一起,使艾滋病深陷道德的泥潭。这种意义上的符号污名,恐怕也是为什么人们会对其他传染病患者报以同情,却对艾滋病患者深恶痛绝的原因。

对艾滋病的污名是被医学和社会文化所共同建构的,在其中,新闻媒介要负一定责任的。主流媒体的报道给感染者贴上了各种负面的标签,在这些文字、图片和影像的描述下,感染者给公众留下了"可怜之人必有可恨之处"的印象。即使是以"讲述无辜患者故事"为框架的新闻,也逃不开对感染者的污名建构。

涛涛(化名),1998 年生,山西临汾市传染病医院红丝带小学 4 年级学生,因母婴传播感染艾滋病病毒。谈到妈妈,12 岁的他说印象已经模糊了。他依然记得的是,生他的时候,妈妈剖腹产失血过多需要输血,此时他仍未降生,结果输上坏人的血了,妈妈和他都感染了艾滋病。

——山西新闻网《艾滋病患儿涛涛和大家在一起》(2010 年 12 月 1 日)

诚然,在报道中的涛涛和妈妈都是无辜的,但他们感染的原因,文中明明白白地讲到:是输了坏人的血。为什么是坏人?因为他的血中带有 HIV,所以他是道德败坏的大恶之人。这就是污名实实在在的情况。

在上一则新闻中,两类感染人群浮现出来:因输血和母婴途径感染的人,以及坏人。不同的传播途径,造成了两种认知态度。人们往往对前者给予同情和帮助,对后者带有歧视和厌恶。这可能正是有些论坛参与者,即使在匿名的环境下,也要拼命澄清自己并非性乱而感染的原因。但是,当他们用"无辜者"来指称自己时,其实已经加入了污名艾滋病的队列。

感染途径的区分,划出的是一个个所谓"高危群体"的"他者",以及与之相连的不良行为。"艾滋病因此就成为一个范例,它表现了特定类型的行为(特别是性乱交和吸毒)怎样为特定的病毒提供机会,从而导致致命的疾病。"(Cockerham,2014,p.31)

在这一疾病刚进入人类视野之初,它被主流社会污名为"同性恋瘟疫",借此表示与"我们"毫不相关。随后,静脉注射吸毒者、性滥交者、性交易者等一个个群体被推到台前接受道德的鞭笞。对他们的歧视并非仅仅因为对方是一个感染者,更是因为感染途径标明了他们在品质上的污点。研究表明(蔡华俭等,2008):不同途径感染的艾滋病患者有着不同的符号含义,偏见和歧视多数时候只是指向那些由于自己的不负责任和不道德的行为而感染的艾滋病患者。

三、行为建构:生理排斥与道德排斥

艾滋病是身体的顽疾,也是社会的顽疾。在污名的认知和歧视的心理下,社会排斥成为大多数人对"他者"的实践策略。

当我们用社会排斥来形容感染者所面临的处境时,他们处处碰壁,众人避而远之的场景呼之欲出。在家里,夫妻关系如履薄冰,家人警惕地、战战兢兢地与之相处;在社区,邻里避如蛇蝎,远远看见就绕道而行,过后却又指指点点;在单位,感染者小心翼翼地保管自己的秘密,一旦曝光,或被疏离地孤立,或被客气地

劝退；在医院，他们很容易在血清检测后被拒绝住院、拒绝手术，他们不得不冒着被人发现的危险走进专业的传染病医院或疾控中心。

人们希望避开艾滋病，那就只能避开 HIV 的宿主；人们不屑性乱的行为，那就只能将这种道德的嫌恶对准因性乱而染病的人。主流人群在家庭生活、社区生活、职场、医院等各个场所排斥感染者，有些人甚至提议将他们隔离。

（一）疾病的社会排斥

"社会排斥"概念首先被用于指那些为国家的经济和社会发展排斥在外的人，随后这一概念的外延愈发扩张，涵盖了各种类型的社会不利处境。如果追究社会排斥的原因，糟糕的健康状况无疑是一项令人无奈的因素。当然，健康不单单只是命运的选择，得病也不仅仅只是人们所认为的"坏运气"使然。在健康与疾病的背后，性别、经济地位、教育、阶级，都是产生影响的变量，因为它们决定了生活方式，进而确定了疾病侵袭的可能性，以及发生健康危机之后可以得到的护理和治疗。

很多学者在社会排斥的表征和消除问题上投注了大量的心血，但鲜少关注社会排斥的产生机制。Silver（1995）提出，社会排斥可能是因个人和社会之间纽带的松弛；或群体差异否定了个人参与社会互动的权利；或由利益集团的垄断而引发的。由是看来，健康问题在每一种范式那里都说得通。患病之后，由于机体感觉不适，身体能力的不足，个人与社会间某些维度的联系势必减弱；某些疾病的感染者被划分为与"我们"有本质差异的"他们"，被拒绝参加各种社会互动；主流社会为了规避风险，免除责任，将患病者建构成为弱势群体，将其排除在利益诉求的门槛之外。种种实践行为，最终形成了对患病者的社会排斥。

（二）艾滋病排斥

艾滋病患者是弱势群体中很特殊的一类，因为他们受到的是包括身体在内的全方位排斥。向德平和唐莉华（2006）研究农村艾滋病患者发现，他们受到的社会排斥主要包括制度排斥、法律和政策排斥、经济排斥、社会关系排斥、社会文化排斥；与之类似的，吴玉峰（2005）从政治制度、经济、文化三个方面分析了艾滋病患者受到排斥的状况；聂开琪（2010）认为艾滋病患者受到的排斥类型包括社会普通群体的排斥、社会结构的排斥以及社会文化的排斥；周晓春（2005）则从场所的角度来区分社会排斥，包括：家庭排斥、社区排斥、教育排斥、医疗排斥和就业排斥。

艾滋病患者受到社会排斥，不能说完全没有自我的责任，也不能说纯粹是个人的过失。撇开被感染的途径不论——虽然这是大多数人认为个体应该承担全部责任的主要原因——社会排斥依旧是基于多因素。苏一芳(2005)归纳了五个方面：自我责任论，即艾滋病患者不参与社会而形成的自我排斥；社会结构生成论，社会结构有意无意地将患者排斥于正常的社会生活之外；社会政策创造论，社会政策系统化拒绝向患者提供资源；意识形态认可论，即道义的排斥；社会流动反映论，认为人们从劳动力市场"富裕"到"贫困"的流动反映了社会对艾滋病患者的排斥程度。的确，通过经验的观察，我们发现感染者所遭受的排斥其实更多的是一种基于自我责任的排斥，但也不能不说是现有制度安排的"弃婴"，制度"缺席"使感染者缺少保障，同时辅以经济生活上的"剥夺"和文化上的歧视。

由于受到社会排斥，感染者在忍受病痛的折磨和对未来的绝望之外，还会不可避免地成为边缘群体，无法如普通人一样公平地参与社会生活。而从社会层面看，社会排斥使社会联系的不稳定性增加，最终导致社会整合的危机。社会排斥的状态加大了在高危人群中进行艾滋病防治的难度；向德平和唐莉华(2006)提出社会排斥会在四个层面产生影响：其一，对艾滋病病患自身的影响最大，导致艾滋病患者丧失就业机会，陷入贫困，人际关系遭到破坏；其二，对患者的家庭产生影响，排斥不仅延及家庭成员，而且还会通过纵向传递对患者的后代产生影响；其三，对患者生活的社区的损害，影响了社区正常的生产和生活；其四，对艾滋病防治工作的影响，加剧了艾滋病患者身份的隐匿。

纵使学者认定社会排斥几乎有百害而无一利，却无力扭转日常生活实践中的各种排斥行为。尤其是在现实社区中，艾滋病患者的身份一旦为人所知，他就成为一个既弱势又危险的存在，人们难免在工具性上和价值性上同时削弱与其的交往动机。在医疗力量、行政力量、文化力量和社会力量的推波助澜下，患者被"推离"原有的身份，在"异端"身份上愈行愈远。

(三)生理排斥

生理排斥是非感染者在个体层次与感染者的社会互动特征，如空间距离的疏远，身体接触的避免等，这不是出于道德和生活状态的不认同，而单单是为了保护自己处于一个安全的环境内。在艾滋病知识没有得到普及之前，有些人担心打喷嚏、蚊虫叮咬会传播病毒，因此拒人千里之外；随着健康教育的普及，生理排斥相对减少，但依旧无法消免。毕竟，还是有很多过分谨慎的人宁愿远离危险。

由于社会排斥是一种行为层面的概念，单纯研究论坛的话语似乎不足以解释这一概念,因此,笔者与一位论坛成员"小暖"进行了深入日常生活的互动,试图以她的经历来描述感染者所体会到的社会排斥。"小暖"是"知艾家园"里一位小有名气的感染者,大约二十出头,在校大学生,检测出感染已经两年了,目前身体状况稳定,没有服药。

得病后,经过了一段混乱,妈妈给我打电话,让我依然住在家里,不然她和爸爸不放心。

我回了家,爸爸妈妈假装什么都不曾发生,我依然和他们一起吃饭,共用一个卫生间、一台洗衣机。不过家里多了一个消毒柜,我的碗筷、毛巾、茶杯全部换成了鲜艳的颜色,好像警告着别人不要触碰。

我还有个弟弟。暑假他去爷爷奶奶家玩了,开学了回来念幼儿园。他当然什么都不知道,跟我一样亲热。但是妈妈经常当着我的面告诫弟弟,不要碰到你姐。

有一次弟弟学骑自行车摔了,手掌和膝盖磕破了,我就下意识要跑过扶起弟弟。这时妈妈突然在后面喊:不要碰到他。爸爸冲过来将我用力扯开。

"小暖"讲到这里的时候眼眶有点湿,停了很久。后来她从家里搬了出来,爸妈给她租了一间离家不远的房子,她差不多每个礼拜回家一次。"小暖"相信她的父母是爱她的,也并非因为她感染而心存嫌恶。他们曾经也想跟她一起面对病魔。但是,这种勇气没敌过对病毒的恐惧。

可能确实有很多不抛弃、不放弃的故事,但另一些现实也这么残酷。家人可以原谅感染者一时的犯错,却不敢放下顾虑和芥蒂一如往常亲密。在相处中,家人掩饰不住对感染者的畏惧,他们可能选择降低与其相处的频率,缩短相处的时间,且刻意保持一定的身体距离。

通观论坛,与"小暖"同样遭遇的不知凡几。他们所面对的,都是至亲至爱的疏离与伤害。

男朋友说从现在开始我们只是朋友,他会帮助我,但是有个前提,相互肢体上不接触,这是同情吗,我很无奈,我想就算我真的快死了,我也需要爱而不是同情。(阿**雯)

我是2010年发现感染的。现在好孤单,不敢和儿女一起住,老伴又已经去世。活着好累。别人一家过节团聚,我只能默默祝福儿女。(6**g)

家庭之外,排斥更甚。于感染者而言,最致命的恐怕是医疗领域的排斥。感染者本身就是生理上的弱者,由于免疫力的下降比常人更可能患上各种疾病,理应得到医疗行业的重点服务和关怀。但现实情况是,医疗场景很容易造成血液和体液接触,医生和护士比其他人处于更危险的境况;更何况,医院又是最容易获知感染者携带 HIV 事实的机构,如果要做手术,感染者的病情无从隐瞒。因此,一旦面对感染者,一些训练有素的医疗专业人士也难免如临大敌。

当医院知道我有艾滋病时,马上建议我到别的医院去。我就这样被踢皮球一样踢到别的医院,如法炮制另外这家医院又建议我去别的医院咨询。(囡 ** 途)

(四)道德排斥

对卫道者而言,与艾滋病扯上关系的人是他们绝对不想亲近的——不管是感染者还是所谓的"高危人群"。他们不与之为伍,不仅仅是出于自我防御,更重要的是从道义上的抛弃。道德排斥,是在认可、身份、尊重方面的排斥,是感染者一种缺乏他人支持的状态。

感染者大多是同性恋者或静脉吸毒者这一事实,强化了社会排斥。这是一个恶性循环:感染者大多属于边缘群体,他们染病后愈加被排挤出主流社会生活,成为"社会弃儿"。感染,似乎既是一纸他生活放荡的证明,又是对他违反道义的惩罚。

说实话,我羡慕癌症患者,他们至少可以向周围的人说出他们的病! 不用在生命的最后时间里像我这样躲在阴冷的角落里,舔舐除了疾病以外的心灵孤独! (d ** t)

同样是致命的疾病。患癌者至少能为人陪伴、被人同情;艾滋者却形单影只,孤立无援。在传统道德观念看来,不管是性滥交、吸毒,甚至是卖血,都是不符合道义的,由此染病,也只能为自己的放纵行为承担后果。

第二节 去污名:逃离道德漩涡

对感染者的道德审判如同漩涡,任何靠近的人都会被吞噬。因此,那些所谓的"高危群体""桥梁人群"和感染者,都要背负根深蒂固的污名。而对其主要的道德指摘,几乎都来源于众所周知的感染途径。

HIV 是通过特定的社会文化行为传播的,包括无安全措施的性行为、吸毒者共用注射器、无卫生保障的卖血和输血、HIV 抗体阳性妇女的生产和哺乳中的垂直传播等。由此,艾滋病这一话语的符号意义是和性关系紊乱、同性恋以及吸毒这些"不道德行为"密不可分的。

追根究底,对艾滋病道德指摘的意义在于否认与艾滋病相关的生活方式;性乱、同性恋等价值取向,是难以为传统文化所包容和认可的。因此主流社会将艾滋病当作一种天谴、瘟疫,视其为肮脏和羞耻的象征。对感染者而言,要消除艾滋病承载的污名,就必须努力避开道德审判,逃离道德漩涡。

一、慢性病命名

命名是认识世界的开端。将一种疾病命名,表明了社会对其的基本认知和分类。早些年,包括媒体在内的主流话语常用"瘟疫"来指称艾滋病,这一命名时至今日仍然甚嚣尘上。瘟疫,既包含了大范围传播并致死的趋势,又象征了道德的毁灭和毒害——在"工具"和"符号"双重意义上将一种疾病妖魔化与污名化。艾滋病曾被认为是"同性恋瘟疫",但是自从人们认识到所谓的"同性恋瘟疫"并非只侵袭同性恋者时,瘟疫之名反而愈演愈烈,人们立刻联想到过去那些令人胆战和厌恶的流行病:霍乱、麻风、黑死病等。

随着时间推移,人们逐渐发现艾滋病并不会像瘟疫那样威力十足,至少,它是可防可控的。但不可否认,它是一种"传染病",其传染性足以让人人自危。人们"谈艾色变",工具污名仍然不可消减。

不管是"瘟疫"之名还是"传染病"之名,感染者都发现主流社会加诸其上的疾病命名不利于自己带病生存并重新融入社会生活;所以他们试图重新命名和界定艾滋病,改变旧话语,创造新话语,从而争夺话语边界。

文本是经过修辞组织而成的,而且可以提供关于世界的竞争性观点。语言的正当性并不在于它的真实性,而只在于它具备用新的方式言说旧言语的能力。在"知艾家园"中,很多感染者不约而同地将艾滋病定性为"慢性病",努力言说艾滋病的慢性病特征,弱化其他特性,以形成新的、利于自己的艾滋病知识体系。

我并不恐怖艾滋病,它只是一种慢性病,隐藏在我的体内罢了。我正常地过着我的小日子,上班、生活、恋爱、交友、走亲戚、逛街、追求时尚。我就是这样继续活着,跟以前不同的是,我每天早上9点和晚上9点各吃一组药丸,仅此而已!(s**n)

现在这病已经和糖尿病一样了。多休息、提高免疫力,到了吃药的阶段一定要吃药,只要保持 CD_4 在 300 以上,就永远和健康人没区别。(彩**组)

"慢性病"话语的命名和言说,刻意忽略的是其传染性和与越轨行为的相关性。借此,感染者希望将其建构成为一种类似于糖尿病的疾病:没有道德污名,没有传染风险,只要注意日常生活保养并遵医嘱就无异于健康群体。

事实上,艾滋病的确没有像人们担忧的那样大范围蔓延,感染者也未如他们所预料的那样迅速死亡。一方面,HIV 的传播具有局限性,另一方面,临床上已经有了一些控制病毒的方法。这为慢性病的命名提供了相当大的说服力。

以慢性病来命名艾滋病：对感染者而言需要确立"带病生存"的乐观信念；对非感染者而言需要适应与感染者长期相处的模式；社会则须制定长期的医疗保健策略，并保证能随时为感染者提供社会支持。

当艾滋病的解释框架从"瘟疫"转变为"传染病"再渐渐发展为"慢性病"时，其所承载的污名逐渐消减。在慢性病的框架中，重点考虑的是包含而不是消除。一旦这种命名的言说占据上风，感染者的生活境遇将得到极大的改善。

二、命定叙事

叙事是一个解构和归因疾病的强大工具。在"知艾家园"中，感染者常常将患病编织于命定的逻辑中，用"天注定"来解释自己感染的结果，以此弱化自己的行为责任，回避可能蒙受的道德指责。

头几天才去了几个朋友。一个是去灾区被掉下来的石头砸死的，还有一个战友过年因为喝酒离开了我们。生命充满了偶然。我不怪任何人，我的命运安排我会感染艾滋，我认了。这就是命运，天注定的。（w＊＊3）

这条帖子叙述了几位朋友的意外去世，由此将感染 HIV 也类比为生命中的偶然，仿佛一切只能归咎于命运，个人在其中完全无能为力，也没有过错。既然命运是注定的，那么感染 HIV 也是一件早已由上天安排好的事情。

研究表明，命运的观念受到文化的显著影响，在西方崇尚个人奋斗的个体主义文化背景中，个人更倾向于相信自己的努力可以战胜命运；而在东方文化背景下，个体更倾向于相信命运对人生的掌控力（Norenzayan & Lee,2010）。Zhang 和 Ding(2014)通过对一个美国艾滋病论坛和一个中国艾滋病论坛中帖子的叙事研究发现，美国论坛的帖子更多强调个人的责任，而中国论坛的帖子则往往以天命来解释感染。

天命是一种人们解释并使生活中的改变合理化的终极借口。遇到天灾人祸时，人们往往说：这就是"命"。因此，当感染者采用命定叙事时，就意味着他们对自己的生活无法控制也无须负责。

《论语·颜渊》中有言"死生有命，富贵在天"。天命也常与遗憾一起出现。在很大程度上，它是应用最广的自我安慰和平复情绪的工具。当感染者告诉自己或劝慰其他病友"这都是命运的安排"的时候，他们便不再对"为什么是我"耿耿于怀，也能对"自作孽"的悔恨多一些释怀。

在这个主题下，人们常常使用这样一个词语："鬼使神差"，指受邪恶的力量的驱使,无意中犯了"错误"。

> 我喝多了,想到了与我分手的女友,心里很懊恼,然后我鬼使神差地出去找小姐。做完后她跟我说,她有艾滋病,她已经是个废人了。我酒醒了好后悔,这就是命吧。真的是鬼使神差,完全不受控制地去了那种地方。(后 ** 3)

这条帖子强调了"鬼使神差"和"不受控制"。因为犯错是受鬼神引诱,因此是值得原谅的,无可厚非的。在一定程度上,这一主题不论从个人还是社会层面而言都摆脱了道德的审问。

三、性乱何错?

"性"是人类社会伦理道德体系的核心命题之一。所谓"万恶淫为首",在中国性乱一度被视为是对传统道德文明最恶劣的背离。Sontag(2003,p. 102)说过:"艾滋病的性传播途径,比其他传播途径蒙受着更严厉的指责。"同为疾病,举凡经过呼吸道或消化道传播的疾病总显得比经过性渠道传播的"下半身疾病"光彩得多。

现代社会,国人似乎已经可以正常地看待和谈论"性",在世俗的眼光中,性乱之错在于"乱"。"乱"意味着性关系形成一种链条,不仅联结着现时交媾的双方,还将双方过去的和将来的性伙伴一起联结在一个性网络中。Laumann 等(1994)提出"性的社会网络理论",认为具有多个性伴侣关系的个体,实际上是被他的人际性行为给网络化地组织起来了。

在性乱实践中,卖淫与嫖娼受到了猛烈的舆论攻击和道德蔑视。传统的性行为评价体系认为,受祝福的性行为应该是婚内的、一夫一妻的、生殖性的、非商业性的。显然卖淫与嫖娼绝非传统意义所认定的美好的性,受此波及,即使是不带金钱交易的性乱也逃不开舆论的漩涡。

面对性道德的指责,有的感染者悔罪自新,有的论坛成员却试图通过话语叙述证明性乱无错,至少可以被原谅。与主流文化相比,性乱应该算一种亚文化,它背离了正统的道德观念和社会规范,纵容性自由与本能,反对性压抑。

在一些论坛成员看来,性乱没有违背道德本身,因为与他人发生性关系是你情我愿,是正常欲望的发泄。

> 肯定有人想说我是活该,可是我真的有错吗? 我没害过一个人,没用下流手段骗女人上床,没去碰那些单纯的女孩。(3 ** 1)

> 难道说,一次去找小姐得了大病我就不是人了吗? 谁错了都有一定原因,起码他符合了一个人该有的欲望,是他忽略了安全。(w ** 3)

性是人类社会必不可少的存在方式。性的观念和制度经历了一个漫长的演变，从服务于生育到稳定家庭关系，再到满足个体需求，性观念呈现出逐渐开放和日益多元化的倾向。性观念的变化引发了性行为的改变，随之导致性关系的复杂化。论坛成员认为自己因为性传播途径感染艾滋病没有道义上的缺陷，在他们看来商业性行为——通俗地讲就是"找小姐"——只是一种性器官的商品化交易，一方付出金钱得到性满足，另一方付出肉体获得金钱，无关情感与人伦。

其他一些论坛成员认为性乱是对当前个人处境和社会环境的一种调适。

我是个刚毕业踏上社会不足一年的学生。由于摆脱了家里的束缚，在单位的宿舍里生活，又没有女朋友，多少想出去找点乐子，本来无可厚非。你看看中国的农民工有 1 亿～2 亿人，他们在外打工缺乏必要的性发泄途径。所以找小姐也是比较常见的一件事情，其实找小姐本身没错，食色，性也嘛。（b＊＊n）

不管是学生还是农民工，因为摆脱了家庭的束缚，又因为身边没有固定的性伴侣，缺乏必要的性发泄途径，所以在一些论坛成员看来，嫖娼"无可厚非"，毕竟"食色，性也"。在这样的话语建构下，性乱似乎显得合德、合理了。

人本主义理论把性自由视为人性自由的一种形式。所以部分论坛成员不仅不以性乱为错，反而将其宣扬为一种潇洒肆意的生活态度。

我是一个贪玩的人，活的时间长短对我来说没有任何的意义，活得精彩灿烂才是我的目的。我宁愿用老去的二十年时光来换年轻时一年时光，因为年轻可以做自己想做的事情，可以玩自己想玩的东西，随心所欲，精彩飞扬！（担＊＊死）

在这条帖子的话语建构中，性乱成了活得精彩灿烂、随心所欲的一种渠道，成为年轻的象征。所以，发帖人认为因性乱而感染 HIV 是自己对人生方式的选择——"用老去的二十年时光来换年轻时一年时光"，无关道德，也毋需悔恨。

还有一些人本着"法不责众"的观念，试图以统计意义上的"性乱人数之多"和"范围之广"来洗清性行为感染的污名。

我听防疫站的科长说现在得这种病的人真的很多，有干部、老师、学生，什么样的人都有。不一定说得了这种病的人一定就是坏人。（爱＊＊妃）

在这些表述中，嫖娼成为一个社会的普遍现象，涉足性乱亚文化圈的已不纯粹是传统观念中堕落的社会渣滓，还包括社会各阶层人士。他们列举了一系列传统意义上的成功人士和风骨之辈，如官员、经理、老师之流，以证明"得这种病的不一定就是坏人"。

四、同性恋何辜?

"如果 Dugas 不是同性恋者,也许艾滋病疫情最初就不会在同性恋人群中爆发。"几十年过去了,研究艾滋病的医学专家还在念叨。他们念念不忘的 Dugas,有全世界"001 号艾滋病患者"之称。由于最初报告的病例大多集中在男同性恋群体中,艾滋病一度被描述为"同性恋瘟疫",产制了 GIDS(同性恋免疫缺陷病)这一名称。

即便如今,男同性恋依旧无法摆脱艾滋病的"源头人群"和"高危人群"的标签。一方面,同性恋群体由于缺乏社会的认可和法律的保障,往往比异性恋人群更容易拥有多个性伴侣,增加了感染机会;另一方面,不安全的性交方式也是造成病毒传播的重要因子,男同性恋者之间的"肛交"行为容易使被动方直肠黏膜破损,从而提高了感染概率。

Butler(1990)认为,文化体制惯于把异性恋取向定义为"正常";在这一思维下,同性恋群体成为"他者",其性取向被定义为病态和偏差。"早期媒体报道涉及的艾滋病形象始终是有害的同性恋行为,因此传媒鼓励大家把艾滋病看成是应该疏远的和不会影响到'我们'的"(Mcallister,1992,p. 213)。"大多数人的利益"作为功利主义的判断标准在生活世界里发挥了非常深远的影响。在异性恋者居多的社会中,一切的价值判断标准都是按照异性恋的逻辑和利益建构起来的,同性恋很自然地被主流话语当作"异类""变态""心理扭曲"。在"知艾家园"中,同为感染者,异性恋者仍不免对同性恋感染者颇有微词,心怀歧视,甚至不惜用狠毒的语言予以攻击。

看你长那样子就知道你是同了,父母给了你一副男儿身,何必呢?(T ** p)

国家为什么要用纳税人的钱给这些死基佬吃药。(r ** l)

同性恋行为可以说是兽行,国家应该立法打击这些人群。(5 ** 7)

不难看出,在这些异性恋者的话语建构下,同性恋是一种有违伦常("父母给了你一副男儿身")、有违道义("用纳税人的钱给这些死基佬吃药")、甚至有违法度("国家应该立法打击这些人群")的行为。

但是同时,艾滋病话语并非总是压迫性的,男同性恋者也在利用艾滋病话语运作自己的权力,Foucault(2002,p. 135)称之为"补偿"话语:"同性恋利用人们在医学上贬低他的用词和范畴来谈论自己,要求人们承认他的合法性或自然性"。"男同性恋也利用艾滋病话语来为自己获取资源,凝聚更多的男同性恋者,发出自己的声音,表达自己的思想,争取正当的权利,建构男同性恋的共同体"(王凯,

2010,p. 201)。

网络作为一种交流平台对同性恋者的自我赋权和话语表述非常有益。"知艾家园"中的同性恋感染者努力建构符合同性恋群体利益的感染叙事。他们常常把"爱"作为身份叙述的主旨,强调性关系之外的真挚情感,与异性恋男女之间的感情没有差别。

从我们最初认识的时候,打算在一起的时候,恋爱到最火热的时候,和男生女生的爱情没什么两样。这是我一直想要的生活,想要的爱。他对我很好,也很爱我,和我一起计划未来,以后要如何过一辈子,如果告诉家里,应该怎么面对,所有的所有,我们都考虑过,这不是热恋的头脑冲动。

在我所知道的GAY里,很多人的爱情,也只是简单地在一起,吃吃喝喝爱爱,几个月就分开,或者有的吵一架就分开。很多时候,没有婚姻的承诺,没有社会的认可,感情变得很脆弱。（n ** n）

男同性恋者普遍不止有一个性伙伴。这条帖子没有回避这个事实,但却将这种现象归因于缺乏"婚姻的承诺"和"社会的认可",而非同性恋者感情生活的混乱不洁。在这名成员的叙述下,他们的爱情与"男生女生的爱情没什么两样",他们有爱、有对未来的憧憬,这分明是一种浪漫的、值得歌颂的情感,怎么会是龌龊的、变态的性关系呢? 同性恋者没有否认他们感染病毒的风险,但始终强调的是只要有宽容的社会环境,爱与忠诚就能够战胜病毒。

性取向是先天形成的还是后天习得的,似乎一直难有定论。但无论如何,绝大多数人现在都接受了一个事实:同性恋是很难随个人意愿而"纠正"的。李银河(2002)认为:同性恋现象是在人类历史上、在各个文化当中普遍存在的一种基本行为模式,无论是在高度发达的工业社会,还是在茹毛饮血的原始部落。

作为一个Gay,并非我愿,但我也无法改变什么。有时我会思考,很多人生本能的事物,无论作为一个族群,还是作为一个个体,我们所能改变的又有多少? 这就像去告诉一个黑人,你们这样的肤色是反人类的,你们得改。但他们又能改些什么呢? 这既不是他们选择的,也不是他们所能左右的。（w ** y）

这条帖子表述了两层含义:首先,成为同性恋是个人无法选择和改变的事实,正如肤色一般;其次,仅仅因为差异的存在而歧视个体和族群是荒谬的,正如告诉黑人他的肤色是反人类的一样诞妄。既然如此,就应该以开放的心态接受与大多数人不同的文化取向,包括性取向。

其他一些论坛成员描述了一个有修养、道德高尚的同性恋群体,借群体素质来增加族群所能获得的社会认同。

我认识的一些同志，有较好的文化修养，有正当的工作，他们对感情专一、并不性乱，内心单纯、善良、乐观。只是因为世俗的偏见而锦衣夜行。如果说道德，他们并不差。（m ** 2）

除了在性取向上他们与我们不同之外，其余方面，包括对日常事务的判断，对社会和自然的认识，并无特异。同性恋者中，出现过许多伟大的科学家、艺术家、文学家、诗人，和对人类文化事业建树卓著、推动社会文明进步的人士。（玻 ** 樽）

对同性恋者品质的彰显包括几个方面：一为对其判断与认知能力的认可；二为对其道德的赞美，包括感情专一、心性善良；三为对他们个人成就的肯定，他们"有正当的工作"，"出过许多伟大的科学家、艺术家、文学家、诗人"。只是"因为世俗的偏见"，大多数同性恋者"锦衣夜行"，难以获得其应有的社会支持和主体地位。不管是同性恋者的自我表述，还是支持这一群体的异性恋者的"仗义执言"，这类话语都将同性恋从道德审判中解放出来，将其建构为一种自然的、合德的文化现象。

第三节 诗意的抗争

De Certeau 试图用日常生活实践理论来"阐述庶民大众沉默抵抗的生活诗学"（吴飞，2009a，p. 181）。他相信一般人在日常生活中言谈的力量，并将之当作一种足以改变日常生活本身的微政治。人们在规训网络之中并非毫无抵抗能力：文化霸权者用"战略"宰制意识形态，"一般人"则用"战术"——如言说、阅读、行走、购物、烹饪等——伺机而动，在强者掌管的空间中迂回地渗入权力，"借由结合异质元素，不断操弄事件，将其转为机会"（De Certeau，1984，ⅪⅩ；转引自吴飞，2009a，p. 183）。

"弱者"用以战胜"强者"的艺术是带有诗意的，借用日常生活为素材，通过微小的抵抗来进行空间的实践和颠覆。Scott（2011）通过对一个马来西亚村庄的民族志调查，发现底层群体具有自己的生存伦理和反抗逻辑。他认为，以往那些关于农民革命的研究只聚焦于正式的、有组织的抗议行动，这显然是有缺陷的。实际上，大多数农民的抗争常常是隐蔽的、在日常实践中进行的，这是"弱者的武器"。

农民是弱者，感染者同样属于社会的底层。底层是如何在这个充满苦难、欺凌、屈辱和心酸的环境下有尊严地生活下去的？他们当然并非心悦诚服，但是几乎很少揭竿而起。他们采用了一种没有期限、没有旗号、没有组织和领导者的反抗形式。对农民而言,他们不会为了所谓神圣的理想把自己鲜活的生命投入到你死我活的残酷斗争之中,他们的反抗基于朴素的生存伦理,以精打细算的形式进行,包括"嘲笑、讽刺、磨洋工、开小差、装傻卖呆、小偷小摸、暗中破坏、流言蜚语等"(王洪伟,2010,p.221)的日常反抗。

弱者和边缘群体从来不缺少反抗的动机。"知艾家园"的抗争大多属于"软抗争"①,他们试图通过自我叙述来反抗主流话语规训,将杂多而零碎的词语根据其内在的逻辑和诉求的目标整合到一起,带来直接的对抗性动力。"在看似流动不安的网络文本中,存在着彼此功能性的联结需求,借由策略性地利用互联网情境,……实现自身传播目标或者行动诉求。"(邵培仁、王昀,2016,p.129)

按照 Habermas(1992,p.125)的观点,"语言和文化是生活世界的基本因素",生活世界是一种由文化传播和语言组织起来的解释性范式的贮存。De Certeau(2009,p.57)认为叙事是一种"说的艺术","当普通人变成叙述者的时候,当他确定了话语的场所以及话语展开的空间的时候,文化的临近便开始了"。从这一意义上来说,"知艾家园"中的成员在论坛中以话语为"弱者的武器",以诗意的方式反抗主流话语,从而达到消解、颠覆与解构的目的。

诗意是一种浪漫和释放的意蕴,也是生命力的彰显。当正式的抵抗不足以改变全局时,人们选择在日常生活世界中诗意地栖居、诗意地言说。"能用笔反映这些事情的人们,会把世界变成更适于居住的地方"(De Certeau,2002,p.15)。一个新的空间可能会由这些与"战斗"有密切关系的充满诗意的"词语"构成。

一、自我表述与文学创作

没有一种表述是绝对客观的,任何表达都是关于话语权力的建构。在传统的、主流的话语传播领域,我们鲜少能听到感染者自己的声音。一些"艾滋文学"以旁观者的姿态隔靴搔痒,无法真正触及感染者的内心深处。"只有底层的'自我表述'才能使底层所包含的内在的生存质感得到本真的叙述。"(滕翠钦,2010,p.148)所幸,在新媒体技术日益成熟的今天,感染者得到了自我表述的赋权。无论是在"恐艾"阶段还是在与病魔战斗期间,都有一些与艾滋病直接关联的个体尝试用文学作品来记录自我、抒情达意。

---

① 相比之下,中国另一个著名的病友论坛"肝胆相照"——一个聚集乙肝病毒携带者和乙肝患者的虚拟空间——带有更鲜明的抗争意识,病友为自身所受到的歧视和不公正待遇奔走呼告,甚至通过社会动员来维护权益,改善自己的生存境遇。

　　著名的艾滋病患者孟林在博客中记录了自己患病后的心路历程；朱力亚在《艾滋女生日记》中记叙了自己感染前后的一系列遭遇；赫赫有名的艾滋作品《最后的宣战》更是连同它的作者黎家明一起反复在论坛中被转载和讨论。这些作品"反映了艾滋病患者生活的经历和身份的改变，反映了他们与不体面身份抗争的过程，使不同文化群落的人能够在某种程度上看到、体会到艾滋病患者被疾病困扰着的生活的状态与意义"（罗慧，2014，p.74）。

　　疾病与文学之间本身就有深厚的关联，更何况艾滋病这样一个寓意丰富、影响深远的疾病。疾病叙事广泛存在于古今中外的文学作品中，如鲁迅的《狂人日记》、曹禺的《雷雨》、莎士比亚的《哈姆雷特》、塞万提斯的《堂吉诃德》等，疾病是一个世人都乐于观照的话题。病态甚至成为一种可供歌颂的"美"。

　　很多文人都品尝过疾病的痛楚，或者从某种意义上说可能是一些病痛成就了伟大的文学作品。司马迁《报任安书》有云："左丘失明，厥有《国语》；孙子膑脚，《兵法》修列。"一方面，患病是一种独特的生命体验和情感体验，疾病所带来的生理上的疼痛与缺陷，以及心理上的焦灼与恐慌，使人们看待和呈现世界的方式发生了改变。"时间和空间发生巨大变化，外部世界以陌生的方式冲击着病患的感官"（宫爱玲，2007，p.104）；"生病的体验代表着世界上一种不同的存在方式，这种方式典型地表现为整体性和躯体完整性的丧失，确定性的丧失和相伴而来的恐惧感、控制能力的丧失，以多种方式自由行动能力的丧失以及在此之前熟识世界的丧失"（Toombs，2000，p.112）。另一方面，疾病忽然拉近了与死亡的距离，使死亡成为可预见之物，人的生命意识因此变得强烈。"如果没有疾病的状态，关于死亡的哲学思考必是简短和浅浮的"（张玉龙、王景艳，2007，p.43）。诸如《死亡日记》《用力呼吸》等作品都是癌症病患者在步入生命末端时抽绎出的关于生死的终极情感。

　　此外，文学作品也是减轻病痛的一剂良药。首先，写作本身就是一项需要心无旁骛的工作，沉浸在文字中的人可以暂时从苦痛的人生中逃逸出来，陷入作家的"白日梦"里。丹麦作家 Kierkegaard（2002，p.70；转引自程桂婷，2012，p.115）说："我只有在写作的时候感觉良好。我忘却所有生活的烦恼、所有生活的痛苦，我为思想层层包围，幸福无比。假如我停笔几天，我立刻就会得病，手足无措，顿生烦恼，头重脚轻，不堪负担。"其次，文学具有宣泄的功效。陷入病魔之掌的人们内心孤苦憔悴，向往温情，写作随之成为一种发泄心绪和抚慰的方式，使人感到舒畅与自信。故而中国古人崇尚"文如针药"，刘勰在《文心雕龙》中亦指出："书者，舒也。"最后，文学使因疾病而自卑者能获得一定的自尊补偿。无论张海迪还是史铁生,文学成就使他们的坚强自信得以彰显。

日记是疾病文学的一个常用体裁,患者每日记录自己患病的点滴琐碎,"是患者之于病痛之域的旅游式的立此存照,是生命之足到达新地冒险的全新记录"(宫爱玲,2007,p.110)。"知艾家园"中也不乏各种日记体裁的文学创作,如"我＊＊生"的《我的恐艾日记》记录了其在发生高危行为之后的身体症状、"恐艾"缘起和对父母亲人的不舍愧疚,这些素材被安排在了线性的时间序列中。

一般而言,日记都是与自己对话,是一个表达自我认知和记忆的私密场所。但发表在论坛中的日记与出版的日记一样,预设了阅读者,并接受甚至期待互动,作者的病情与生活按照个人意愿并在匿名的庇佑下成了一个可知的秘密。

在疾病文学中,艾滋病文学恐怕是颇负意味的一类。它关涉个人病痛、家庭苦难、社区稳定,乃至政治、经济、社会、文化、伦理、法律、性别等各个方面。它既可以是最自我的私人遭遇,也可以映射最宏大的人生百态与价值取向。

Monette 的《借来的时间》讲述了作者与同性爱人感染 HIV 之后同生共死的经历;Sontag 的《生活之路》探寻了一位艾滋病患者与情人的微妙关系;阎连科的《丁庄梦》讲述了一个卖血致富却感染艾滋病的故事。纵观诸如此类的艾滋病文学,不管是虚构还是纪实性质,不外乎将艾滋病置于文艺与诗意的世界里,使其具有诗性品格和美学意蕴,同时也具有社会厚重感和反思性。

机缘巧合下,我认识了一个我很喜欢的女孩子,庆幸而又非常可怕的是,她也喜欢我。闲暇之余,我拉着她的手去逛街、看电影、吃饭……在酒吧夜店里曼妙的音乐中,杯盏交碰半醉迷蒙时,我不禁亲吻她,天啊! 这是多好的感觉啊!可是在亲吻她的同时却伴随着深深的罪恶感! 我以为我这辈子不会再有爱了,但她却不经意占据了我心里的每一个空间,我多想紧紧地把她拥在怀里啊! 每次她提及要真正和我在一起的时候,我就强逼自己冷漠下来,想办法去逃避。

喜欢一个人是不会想去伤害她的,我不想伤害她,我明明是一个没有未来的人,我们根本就是两个世界的人,但是,我又无法控制我自己,我只想体会一下这美好的感觉,哪怕是没有结果。

某一天的晚上,她喝醉了,跑来我住的地方,对我咆哮:你到底想怎么样? 你能不能给我一个答案,你知不知道这样很难受。我根本不知道该怎么回答,无言以对。她好像彻底醉倒了,我唯有扶她上去,房间没有开灯,她躺在我的床上,我坐在沙发里。手指里的香烟渺渺升起,不停扭曲变换着形状,然后消失在窄小的空间里,我一支接一支地吸着烟。

忽然,床头灯亮了起来,光线很迷离,她脸色绯红,带着羞涩的微笑,在床上坐起,慢慢地褪下了身上的衣服。我的心在狂跳不已。但我还是坐在沙发上,一动不动,深深地把自己埋进去,我脸色冷然,甚至带着一种不以为然的冷酷:"你干什么?"

无语的四目相对良久,她的眼神在慢慢地变冷,身体在慢慢变冷,心也在慢慢变冷,我感觉整个房间都是冰冷的,如同冰窖,此时此刻我已经成了一具冰雕般的尸骸,她一言不发穿上衣服,站起来走到我面前冰冷地看着我,这个时候,我根本无法正视她,我低着头,看见自己夹着烟的手在微微地颤抖。我希望她能狠狠地给我一个耳光,但是她没有。摔门的声音响彻楼道,急促的脚步逐渐消失,同时我的心也摔成了千百瓣的碎片。

我扯着自己的头发,跪在地上号啕大哭。我想用力地捶打坚硬的地板发泄,直至我的拳头鲜血四溅,但是我忍住了,我的血有毒,剧毒,致命剧毒,我不能害人啊!

那晚后我们没有再联系,过了数月,通过朋友才知晓,她嫁人了,神奇闪婚嫁去了外地。

每个人生都是一部形形色色的小说,对各位而言,以上就是一些由文字构成的故事而已,但对我而言,这就是一个难以承载的真实,现实生活里,我不能把自己的事情告诉任何人,但我还是希望能有人知道,这个世界上曾经有个不怎么幸运的家伙有过这样一段黑色的小经历。(香＊＊系)

这一篇据作者称是真实的个人经历。身为感染者,他遇到两情相悦的女孩,却要克制自己,因为"喜欢一个人是不会想去伤害她的","我的血有毒,剧毒,致命剧毒"。最终,他对自己的病情缄默不语,只是三番两次地拒绝,女孩嫁到了外地。这段原本浪漫的爱情故事因为 HIV 而化为泡影,令人唏嘘。

然而,这个故事所反映的难道仅仅是个人的生死遭遇与爱恨别离吗? 难道作者不是在以文字为经纬,编织一个由自我言说主宰的抗争空间吗? 他将之称为"黑色的小经历",一方面,其道德良知时刻提醒着他不能害人;另一方面,因为感染,他孤立无援、理想幻灭,无可奈何地退避到社会的边缘、舍弃爱欲。艾滋文学展示给我们的,正是感染者作为弱势群体,被他人排斥,被社会抛弃的生存困境。

二、英雄之名

感染之后,有的人怨天尤人、终日颓颓,有的人却走出阴郁、抗击病魔。坚忍不拔、不被疾病所击倒、克服它带来的不幸,是一种几乎人人赞赏的品质,是感染者喜欢建构和推崇的正面形象。这类具有寓言意义的事件在关于疾病的叙事中同样随处可见。美国的一篇普利策奖新闻报道 *AIDS in the Heartland* 记述了一对同性恋艾滋病患者,不过作者甚少着墨于身为病患的可怜可恨,而是歌颂了其顽强的生命力和不歇的斗志。

在这里,变得富有诗意的不再是文句与情怀,而是"一些专有名词,即活着的人"(De Certeau,2002,p.15)。用英雄的隐喻来表达情感,以英雄之名投入战斗,作为活着的、积极乐观的艾滋病患,本身就是一次满怀诗意的抗争。活着即是证明,病毒并不能那么轻易摧毁一个人,正如它无法在世界上横行一样。

就在得到消息的那天下午,我开车回家路上哭了一小会,眼泪也就到此结束了。真的没有那么多时间去后悔啊,难过啊,伤心啊,无助啊,为什么不快点儿抓紧时间和 HIV 这个病魔战斗呢?(﹏ ＊＊ ╲)

感染者希望重振自身与疾病抗争的意义与力量,所以他们鼓励自己抓紧时间投入战斗,用"绝望的和坚定的声音,誓要书写自己的劣势的不屈"(姚国宏,2014,p.297),包括个体如何不畏病魔,如何与疾病抗争到底,不死不休。

"s ＊＊ n"是论坛中的红人,他刚确诊时,CD_4 只有 6,免疫系统几乎丧失殆尽,处于极度危险的状态,但是他始终保持着昂扬的斗志,与病魔抗争,并贴心劝慰其他感染者。这种精神几乎为整个论坛的成员称道,很多感染者也会在帖子里满怀敬意地提到这位"斗士",决心向其学习。这位"英雄"在刚得知感染之初就在论坛中向病魔公开宣战。

我觉得要想死真的很简单,眼睛一闭就死了,可是,我不能这样,我要对得起父母,对得起爱我的人,即使 HIV 无法治愈,但是我要抗争,多活一天就会让我爱的人心里慰藉一天,如果明明还可以抗争,我却放弃,这是多么不负责任的做法。(s ＊＊ n)

与疾病抗争才算是在文化上获得一种直面疾病的权利,也唯有如此,感染者和身处艾滋漩涡之中的人们方能谱写一曲人类战胜病魔的乐歌。在这其中,个体需要承担的责任不仅是对自身生命的眷顾,还包括对家庭和社会责任,这样才能"对得起父母,对得起爱我的人"。Pollock 和 Duffy(1990)就曾经指出,保持健康不仅是对自己负责,也是对家庭、社会负责,甚至是对上苍的承诺。

三、治愈的想象

对现代医学无所不能的信仰,使很多感染者都存着被治愈的希冀。与病魔的战斗旷日持久,个体一面奋勇杀敌,一面等待着援军从天而降——一条艾滋病终得治愈的新闻。

纵观各种病患——尤其是那些身患绝症的人——无不在残余的人生中期待

着治愈的消息。"'治愈的神话'一般直到患者意识到医学无法治愈才会幻灭"（方静文，2011，p. 49）。"知艾家园"中的人们常常谈论起自己对治愈的期盼，他们相信这一日已经在不远处。当艾滋病成为一种可以被治愈的疾病，当有一种特效药可以像清除感冒病毒一样歼灭潜伏在人体内的艾滋病病毒，感染者的前景将是充满希望的。

一个人在家里，把电视机声音开到最大，调到中央台新闻频道，希望新闻里播报有什么艾滋病治疗的消息。（s ** n）

不仅如此，感染者还在频繁交换着其所能收集到的关于"治愈"和"特效药"的新闻。

今天的新闻就说澳大利亚已经研究出艾滋病病毒抗体了，福音啊，相信特效药也不远啦。（H ** U，2011-5-7）

坚持住，马上会出万能药的。美国麻省理工学院的科学家可能已经找到一种可以治疗从普通感冒、流感到艾滋病病毒和其他任何你能想到的病毒的"万能药"。（a ** 良，2012-5-30）

丹麦科学家进行临床试验，检验治疗 HIV 的一种"新策略"。该策略是将 HIV 病毒从人类 DNA 中取出，并被免疫系统永久消灭。（s ** n，2013-4-30）

从 2011 年至今，感染者们几乎从未停止过对"治愈"的想象。他们寄希望于国外科学团队的研究成果，期待着高新医学技术的攻克。这种想象充满诗意，是支持着感染者们相互扶持、继续向前的精神抚慰。

第四节　公共问题的讨论

艾滋病从来不只是私人遭遇，从一开始，它所承载的社会内涵就已远远超出其作为疾病的医学范畴，成为各种价值观念、权力关系、话语表达、社会制度和结构安排的表征。

如果超越个人境遇得失，在公共健康领域谈论艾滋病，一些社会问题随之浮出水面。公共健康是一个无所不包的概念，史军（2010，p. 39）认为，凡是与健康相关的问题都可以理解为公共健康问题，如社会医疗体系与制度、社会卫生体制与应急系统、医院与医生、卫生医疗和保健资源的分配、卫生状况、环境保护、流行病、健康教育等。艾滋病与社会福利、医疗卫生、生命伦理等问题挂钩，同时威胁着个体生存与社会稳定。它当然是一个值得在公共领域讨论的问题。

Habermas 和 Lennox(1974)认为,公共领域是指一个国家和社会之间的公共空间,在这个领域中,"公共意见得以形成"。一般而言,传统的公共空间往往是以公民组织为前提,但像感染者这样一个群体,大规模地在现实环境中聚集显然不现实。网络技术的发展成为他们构建公共空间和加强公共讨论的一个契机。Schneider(1996)认为,网络空间的诸多特性十分契合理想公共领域的型构条件。"知艾家园"为现实社会中缄默不语的感染者提供了一个就公共问题发表看法并交换观点的空间。虽然很难说这些声音在多大程度上能形成社会范围内的讨论,但起码,他们迈出了从关心私人健康到放眼公共健康的这一步。

一、对社会福利制度的评介

针对艾滋病在中国的传播状况和造成的社会问题,早在 2003 年中国政府在联合国艾滋病问题特别会议上就提出了"四免一关怀"政策,即国家实施艾滋病自愿免费血液初筛检测;对农民和城镇经济困难人群中的艾滋病患者实行免费抗病毒治疗;对艾滋病患者遗孤实行免费就学;对孕妇实施免费艾滋病咨询、复查和抗病毒药物治疗;将生活困难的艾滋病患者及其家庭纳入政策救助范围。

在公共健康史上,传染病患者通常是被社会所驱逐、歧视的对象,更毋论得到关怀和救治了,他们往往成为没有社群成员身份的"陌生人",这一方面加剧了疾病的扩散,另一方面也使患病的个人承受着严重的社会不正义。"四免一关怀"的提出基于一个善意、关爱、宽容、理性的出发点,虽然效果及在具体实践方面的矛盾尚需讨论。看似,这项政策的受益者仅为感染者,但实际上却是事关全民的举措。于感染者而言降低了医疗成本,改善了生存困境;与社会而言提高了潜在感染者的检测率,控制了疾病蔓延。

"知艾家园"的感染者或"恐艾"者几乎都熟知"四免一关怀"的具体涵义。大多数情况下,他们对这一政策心存感激,承认这些政策消解了他们抗病毒和治疗过程中的后顾之忧,提供了较大的社会支持和心理宽慰。

然而,一项政策的初衷与实际效果总有诸多不一致,"四免一关怀"也不能幸免。在这其中,最有发言权的除了卫生防疫人员之外,恐怕当属感染者。遗憾的是,很少有感染者能到传统话语平台中对现有政策进行点评,少数公开身份的感染者几乎都局限在私人话语的叙事上,不敢就公共问题发表见解。毕竟,作为政策的受益者,如果再对社会福利"指手画脚""挑三拣四",在世俗的眼光里难免有"知恩不报"之嫌。

我国目前与社会政策相关的利益表达机制尚不完善,政策的执行效果和评估容易得到忽视。理不辩不明,如果"四免一关怀"政策缺少了来自其主要对象的反馈,很多隐藏在表象之下的问题都难以得到解决,感染者心中的疑虑和不满也难以获得发泄的渠道。"知艾家园"作为一个网络论坛,在关于艾滋病公共话语的建构方面具有补阙之功。感染者就政策相对自由地发表他们的评论。

免费抗病毒药物的申请是众多感染者最关心的问题,目前大部分地区给感染者免费发放的药物为一线药,只有提供一线药耐药的证明,才考虑更换二线药物,免费领药的标准是 CD_4 指标低于 350(即免疫系统已经部分被摧毁),如果未低于这个标准仍希望服药,就需要自费。一些感染者对比国外的相关情况,质疑国内药物的先进性和用药的标准。

美国标准 CD_4 500 就可以吃免费药了,而且是新一代的药,副作用很低;泰国、菲律宾都用新一代药;中国香港澳门也是美标 500 用药;内地艾滋病患者吃的那些药,外面早就淘汰了,还要 CD_4 低于 350 才给你药,还得申请一个月拿到药。(h＊＊_)

还有一些感染者认为,"四免一关怀"的"四免"相对而言因为标准比较硬性,执行力度尚可;而"一关怀"则被认为是一项虚设的条目,政策没有强制力。从福利的实际效果来看,主要的精力集中于经济支援,对患者的"心理问题的解决、社会关系的恢复以及社会功能的增强等方面开展的工作较为薄弱"(向德平、李光勇,2010,p.122)。

HIV 让我们成了社会累赘。敢问,有谁真正关心我们?有谁真正的去了解我们?政府对我们的关照仅仅是免费吃药,能否想想,我们是否需要心理辅导?我们是否需要关怀?需要别人的善意?(等＊＊我)

另外一些高瞻远瞩的论坛成员跳出了感染者的视野,认为政府与社区应该加大对疾病知识的宣传和预防力度,唯其如此方能遏住传播之源,不让更多的人成为无知的牺牲品。

因为国家对艾滋的宣传力度不够,导致大多数人滥交而不采取措施,造成了病毒疯狂传播。我们在悲叹的时候,其实更应该反思,艾滋病预防力度应该加大,应该写进教科书,让孩子从小就懂得预防,这于国于民都是有益的,为什么中国的教科书对于性那么遮掩和羞涩呢。(心＊＊笔)

二、隐私的尺度

感染者需要隐私权,但问题并不这么简单。实际上,关于感染者的隐私保护具有广泛的讨论空间,不管是政策制定者还是个体都会面临各种各样的两难情况,比如要不要告诉配偶、要不要告诉医务人员、就业或手术前要不要检测、对某些群体要不要实行强制检测。这关涉到感染者与非感染者的生命、隐私、知情同意、婚姻、劳动等各项权利。艾滋病对我们这个世界在价值取向和规则上提出了挑战。

感染者对隐私权的注重恐怕不亚于生命权，有的论坛成员甚至认为"死没关系，重要的是不要传出去连累了自己和家人的名声"，将隐私权视为比性命更重要的东西。因此大多数人在现实生活中都策略性地隐藏了自己的疾病信息，在"不传染他人"的底线下，希望生活、工作、就业、交友等各个方面都尽可能与常人无异。

由于 HIV 的传播条件，普通的交往对他人没有风险，这时候感染者守口如瓶显然无可非议。自从人类开始用树叶遮掩身体的那一刻开始，隐私便伴随着羞耻感萌生了。王秀哲（2007，p.35）认为，隐私权是自然人对私人信息自我控制、不被非法利用，私人事务自主支配、不受侵扰和私人活动自主决定、不被侵犯秘密的自由权。

医生应保守患者的秘密，甚至不能因为患者是否已经痊愈或死亡而有所改变。这既是对患者人格和隐私权的尊重，也是医生职业道德的要求。我国《艾滋病防治条例》第三十九条规定："未经本人或者其监护人同意，任何单位或者个人不得公开艾滋病病毒感染者、艾滋病患者及其家属的姓名、住址、工作单位、肖像、病史资料以及其他可能推断出其具体身份的信息。"

在"知艾家园"中，成员"孤 ** 了"发表了一篇帖子：《艾滋孕妇，你的隐私谁来保护？》，控诉了医院对感染者隐私权的漠视。

我妻子怀孕了，我希望在母婴阻断的技术下，能拥有一个属于我和我妻子共同的健康的宝宝。

16 周满，我带妻子去了当地的妇保院做需要检查的各个项目。然后去找医生。我和妻子在外边等着，等人少的时候进去找医生。带着自己的隐私，总想要一切静悄悄进行，这是起码的自我保护意识。最后终于在人少的时候，妻子把已经出来结果的一些单子交给了医生。检查的项目里边有一份报告到了出单的时间，但是没取出来，医生判断说可能涉及 HIV 抗体阳性，检验科要确认，所以没出单子。然后办公室里另外一个女医生当着众多人的面，拿起手机打电话向检验科的人询问，说某某某，哪里人，HIV 抗体阳性的，已经在疾控治疗了的，化验结果不用再确认了，她拿着电话边打边走，直到走出办公室，到了外边走廊。拜托啊，小小的房间里已经有几个病人在了，外面走廊上等待的病人还不计其数，怎么可以这样？这不是北京，不是上海，不是杭州等地的一些专业性传染病医院,这只是一个地级市,一个小地方的妇保院而已,这里的人对艾滋病没有那么多了解,把 HIV 抗体阳性,传染病,名字,哪里人,这样大声挂在嘴边,叫人情何以堪?

感染了 HIV 的我们,原本就像鸵鸟一样,把头深深埋在土里,突然被人把头从土里拔出暴晒在强烈阳光下。我想说,那样的强光,很有杀伤力!

很多感染者就医之前心存疑虑。医生如果不能体会感染者的心情,恐怕就无法以己度人地保守秘密。当然这其中也有中国医疗资源供求之间矛盾的责任,诊疗场所并不一定是私密的,若干患者可能同时在场。这时候医生当众询问病情都会让感染者难以开口。更何况直接宣称"某某某,哪里人,HIV 抗体阳性",在一个小型的熟人社区里完全可能导致感染消息的泄露。对医生而言,可能是无心之失,但也反映了对感染者隐私权保护的漠然。

那么,什么情况下应该将感染者的信息告知他人呢? 隐私权不是绝对的,也可能与其他权利发生矛盾,这时候就必须权衡取舍。

最现实的一对矛盾是,保护感染者的隐私权与维护其他人的生命权(如配偶、医务人员)之间很可能难以两全,这时候是否要将艾滋信息告知相关者呢? 很多感染者承认,将感染信息告诉配偶,既符合道德的准则,也是法律所要求的。《艾滋病防治条例》第三十八条规定:"艾滋病病毒感染者和艾滋病病人应当履行下列义务:将感染或者发病的事实及时告知与其有性关系者;就医时,将感染或者发病的事实如实告知接诊医生。"

相对于生命权,隐私权算是次级权利,因此发生矛盾时,往往生命权更需要被优先考虑。HIV 毕竟具有传染性,对一般接触对象无碍,对与感染者可能发生体液交换的性伴侣或医务人员来说却具有风险。刘斌志(2011,pp.77-78)认为,"当艾滋患者的信息保密会导致他人健康和生命受到伤害的情况下,就必须权衡伤害的可能性及其程度是否足以对抗保密原则,而考虑采取信息有限度公开的方式保护第三者"。

一般而言,通知性伴侣的方式大约包括本人通知和医务人员通知,其中本人通知是优先的方式,有利于维系家庭关系或恋爱关系;但在实践中,患者可能由于种种顾虑而不愿告知,这时医务人员恐怕需要"越俎代庖",在尽可能不扩散隐私的情况下向其性伴侣说明。

那么,就医时需不需要向医生说明感染者的身份呢? 在实际情况下,能主动说明的感染者很少,毕竟病情的袒露可能带来拒诊。这是一个医患互相不信任的结果。正如一位论坛成员所言,"如果有一天我能确保我在告诉医生我有艾滋之后医生依然耐心、温和、毫无偏见地对待我,到那一天我当然会毫不犹豫地说出来"。

另外,该不该强制对某些群体进行艾滋病血清学检测也是一个值得考量的问题。一般来说,自愿咨询检测(Voluntary Counseling & Testing,VCT)是最主要的艾滋病检测模式,也因其对检测人意愿的尊重而最能受到伦理学的保护;除此之外还有一些强制性的筛查规定。对供血者、供精者和器官移植的供体进行强制性 HIV 筛查极少受到伦理上的质疑。其他的强制检测规定则都有较大的争议。

首先,是否应该对某些所谓的高危群体——如吸毒羁留人员、男同性恋群体、商业性行为者等——强制检测 HIV。论坛成员大多表达了反对态度,认为这种强制检测以健康之名,实则既剥夺了被检人员的知情权,更隐含了对感染者的道德蔑视和价值评判。

其次,医院手术需不需要强制检测 HIV。毕竟这种做法于医务人员而言既避免了职业暴露,又可以减少医疗纠纷。但论坛成员担心的是由于歧视并未止步于医疗卫生界,不排除医院查出患者感染之后拒绝手术,剥夺了患者应有的治疗权。

最后,就业体检需不需要包括 HIV 检测。HIV 不会通过普通接触传播,病毒对携带者体力等各方面影响也不大,因此除了一些特定职业外,在就业体检时进行 HIV 检测既没有意义,又有失公允。"知艾家园"中的很多感染者都表示自己因此失去了工作机会。

一方面,一些人以功利主义为出发点,认为个人权利应该让位给公共健康利益,并以此作为 HIV 强制检测的理由。这种谋求"最大多数人的利益"的观点与中国集体主义的主流价值观是相一致的。诚然在某些条件下,为了维护社会整体利益而牺牲部分个体的利益是必要的。如像 SARS 这种会通过空气和日常接触传播的急性严重传染病,感染者实际上很难确保自己的行为不会传染他人,这时对感染者实行隔离是容易得到伦理认同的。但对于像艾滋病这种只有当感染者实施了某些特定行为时才会传播的疾病,是否也必须要求其为了公共利益放弃自己的权利呢?

在公共健康史上经常发生对个人权利的粗暴侵犯,如隔离"麻风村"、设立"愚人船"等。在应对公共健康危机时,人们常常给予公共健康对个人权利的绝对优先权,认为为了保护公共健康而对个人权利施加任意限制是不证自明的。但是正如 Rawls(1988)所认为的,一个正义的社会中,有一些权利是以社会整体之名都无法侵犯和剥夺的。

从另一方面来看,自由主义者认为保护而非侵犯个人权利才能最大限度地实现公共健康,而采取强制性甚至惩罚性的预防措施只会导致感染者疏远计划、逃避检测。在 HIV 的信息保护与检测中，如果能够充分尊重个人的隐私权，就能够获取和维持人们对政府和医疗机构的信任，从而使预防计划颇有成效。

三、医患困境

感染者在获知感染的那一刻起，就意味着不可避免地常常要与医生打交道。医患关系不仅成为感染者必须面对和处理的问题，也是广受社会关注和讨论的议题。微观层面，医患关系是日常诊疗过程中至少涉及医生和患者双方的医患对话、决策制定、态度与说服；宏观方面，医患关系的当事人包括医学团体与社会，包括“围绕医疗卫生服务的法律法规、政策制度、道德规范、医疗技术与服务标准、医学人才培养等方面”（赵虹，2011，p. 58），主要关注医患关系情境（传播情境和社会情境）对医患传播效果的影响。

医患关系最重要的一个矛盾在于信任的缺失。很多感染者抱怨医学失去了温情，医生对他们的遭遇漠不关心，甚至恶语相加。感染者由于对自身情况的担忧与沮丧，愈发敏感并亟须关怀。Roter(2000)认为现代医学忽视了患者作为一个“人”的需求。Van 等(2004)提出医患之间的关怀是改善医患关系的良方，如情感融入的理解、高水平的信任与帮助。在感染者对医患关系的期待中，医生给予的同情和理解，以及由此产生的态度温和、语言亲切是必不可少的。然而现实的情况常常不尽如人意。

那个医生说话的态度是透着十二分的不情愿，口气生硬无比，好像我们就是洪水猛兽一样。（p ＊＊ y）

疾控中心的医生冷静得像一块冰，没有一丝微笑，也许他们看多了麻木了。其实笑一笑并不牺牲什么，给脆弱的心一点抚慰不是功德无量吗？（因 ＊＊ 艾）

在感染者看来，医生说话态度的生硬、神色的冷漠，都是医患关系失调的重要原因。然而对医生而言，这似乎又情有可原。一方面，很多医生始终坚持自己应该保持一种专业的姿态，即感情上的中立性，所以他们需要保持冷静。另一方面，正如“因 ＊＊ 艾”所言，“也许他们看多了所以麻木了”，医生的工作负荷重，同时存在感染风险，这些都会导致对患者的倦怠。Williams 等(2001)研究发现，医护人员是职业倦怠的高发群体；田国强(2009)通过调查发现，分别有 31.6%、36.4%、7.7%的医生存在轻度倦怠、中度倦怠和重度倦怠，另有 34.1%的医生呈情感衰竭，对患者消极、冷淡。

感染者对医患关系颇有不满的另一个方面集中于一些医生霸道“家长式”的行医作风。曾经，医生被认为在医患关系中占有当之无愧的主导地位，他们是疾病的管理者和专家,拥有处理疾病的绝对权威。然而近年来,随着网络对患者健康知识的赋权和患者权利意识的提高,这种医患关系受到了挑战。

> 我去医院检测的时候,问医生用的什么试剂、几代的。医生说这不是你关心的问题,你只要知道结果就行了。(啊＊＊星)

Szasz 和 Hollender(1956;转引自王林 等,2014,p.50)根据医患双方在医患关系中的不同地位、不同主动性以及疾病症状的严重程度等,将医患关系划分为三种基本的类型:主动—被动模式("父权模式")、指导—合作模式("师长模式")、共同参与模式("朋友模式")。一般来说,"父权模式"用于医生在处理危重患者时;以患者主动配合并执行医嘱为前提的"师长模式"也逐渐受到质疑;只有"朋友模式"适用于慢性疾病的预防和管理,患者主动与医生合作,参与诊治过程。网络时代,拥有信息检索技能的感染者具备关于 HIV 检测的基本知识,所以希望全面了解检测方案来判断自己的病情。他们会对医生"师长式"的诊断感到不快,特别是对医生不做任何解释便给出诊断意见的做法感到厌烦。

同时,我们不得不承认,网络传播对健康传播的影响也有消极的一面。在网络空间——如"知艾家园"——中浸淫太久的人总会因"知道过多"而"顾虑太多",以极度不信任的态度求医问药。一些医生对此极为反感。

> 在陈仕晓面前,一定不要反驳或者不要说在网上或者哪里听谁说的,她最不喜欢患者道听途说而不听她的,她会生气地告诉你:"看吧看吧,你们这些人,总是喜欢在网上或者在哪里听一些乱七八糟的,医生讲的就是不听!"(s＊＊n)

陈仕晓是一位国内著名的感染科医生,论坛中很多成员都对其诊疗态度和专业水平交口称赞,但同时也交流着这位医生对"自作聪明"的求诊者的不满。毕竟大众渠道的健康信息良莠不齐,现在患者拥有较多的知识并不等于拥有了更好的知识。医生对于带着从网上搜集来的信息前来问诊的患者会产生本能的反感,因为"医生的诊疗过程又多了一项解释工作,需要更多的时间以更严谨的医学知识来打破患者那些不切实际的想法或意见,这无疑为医患关系以及医患之间的沟通与交流增添了新的不确定性因素"(陈小申,2009,p.201)。

不过更值得注意的是,很多时候医患关系的矛盾其实只是社会矛盾的一个替罪羊。医疗资源的区域发展不协调、布局不合理、供求失衡,造成医生常常要同时应对多名焦急的求诊者,无力对每一位求诊者投入过多倾听的时间。

> 给我检查的医生还挺和蔼的,不时还有别的患者陆陆续续地找她看病,她一直上班到12:30才下班,然后1点多就又来了,一来又被好多患者围起来,医生真的好累。(从＊＊i)

第七章 结 论

对艾滋病的长期关注,使笔者对这一话题有了知微知彰的了解;为期两年多的网络田野,又让笔者得以与那些在传统研究中难以接触到的群体发生深刻的联系。话语是网状的、弥散的,尤其是关于艾滋病的话语,背后充斥着不同权力主体的交缠博弈,产制了变动不居的艾滋病概念体系。本研究从私人话语、互动话语和公共话语三个维度入手,并对艾滋病虚拟社区中的帖子、ID 和个体进行文本、话语实践和社会实践的研究,力图厘清主流话语压制下获得网络话语赋权的艾滋病群体的话语运作机理。虽然兜兜转转之间,那种话语的混沌依然不可避免地存在,但本研究仍可以为艾滋病研究和话语研究提供启示。

第一节 总结:"同病相怜"的三类话语

艾滋病从来不能被简单地归为微生物科学或医学,各种政治权力、经济利益、文化惯习、社会结构都别有用心地想要参与对艾滋病话语的建构——它们巧妙地掩藏自己的真实目的与运作原理,用一种人们无法觉察的方式争夺艾滋病话语的边界与内涵。

随着社会变迁和各种权力的博弈,关于艾滋病的话语不断发生流变。本研究站在建构论的立场,首先考察了以政治话语、媒介话语和学术话语为代表的主流话语在时间脉络上的呈现,力图突破意识形态的伪装。

虽然艾滋病在中国已经有三十余年的历史了,但是直到 2004 年前后,受到"非典"疫情的刺激,加之中国政府在国际上掷地有声地提出"四免一关怀"政策,关于艾滋病的言说才真正得到重视,相关的政府文件、新闻报道乃至学术研究数量骤增。图 7.1 显示了这三种话语三十年来的变化,虽然可见略微的不同步,但总体而言显示了较强的共谋关系。

除数量外,共谋还体现为艾滋病言说内容和方式方面的一致性。它们通过

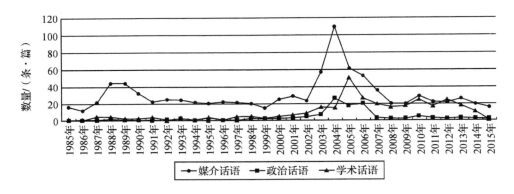

图 7.1　艾滋病媒介话语、政治话语、学术话语历年分布

配合——当然内部也存在博弈——建立了一套变动不居的"话语规范",决定哪些人可以说话,哪些话语是合时宜的,哪些倾向是被提倡的。

从主体上看,有一些机构或群体天然占据言说艾滋病的强势地位,包括政府机关、新闻媒体、学术精英等,而作为与艾滋病关系最密切的感染者却不在此列。在网络兴盛之前,感染者的声音是被主流话语所遮蔽的,虽然后来在专业主义和人道主义的修正下,新闻报道中出现了一些"说话"的感染者,但其所言说的内容仍是经过了主流框架的筛选,是为意识形态所规训的。他们要么扮演受助者的形象,对主流社会给予的同情与帮助感激涕零;要么"现身说法",成为自我污名的帮凶。

政治意图总是或明或暗地出现在艾滋病建构之中。主流话语介入艾滋病的初衷是对"改革开放成果将毁于一旦"的担忧。曾经,艾滋病被看作资本主义的象征物,在意识形态波动的 20 世纪 80 年代末 90 年代初,主流话语借艾滋病在西方国家的盛行来标榜社会主义制度的优越性。因此防范艾滋病的入侵不仅是一项医学责任,同时也是政治任务。但在这种紧张的制度对峙结束之后,关于艾滋病的政治色彩并没有随之消散,艾滋病被建构为对民族复兴的威胁,"防艾"成为践行执政党理念的具体举措。

与政治意图相比,至少在表面上,道德意味在话语变迁中逐渐流失。早期的主流社会将艾滋病的滋生归罪于道德堕落,呼吁以"洁身自好"筑造"防艾"壁垒;感染者也就此成为"作奸犯科者"。直到一些"卖血感染"的农民走到社会前台,以"无辜"的形象打破了艾滋病与道德的因果关联,话语才走出了道德谴责的范式,开始尝试以平等的视角和理性的态度讨论艾滋病问题。

由此带来的直接影响,是主流话语态度的转变。毕竟,在艾滋病传入早期,不管是政府还是媒体,都言辞尖锐地强调要严防死守、严格管控,将感染者作为需要隔离和制裁的"异己"。道德环境的宽松加上文化价值的多元化,使得关于艾滋的言说口吻从严厉变为温和。2006 年出台的《艾滋病防治条例》取代了1988 年颁布的《艾滋病监测管理若干规定》,成为国家艾滋病防控的纲领性文件,其中不仅取消了对感染者的"隔离措施"和"限制活动自由",而且强调了"禁止歧视"和"政府的关怀救治"。由此奠定了一个以关爱为基调的话语方向。媒体话语愈加以人性化的口吻报道感染者,学术话语也常以为感染者代言作为研究立场。但必须承认的是,"反歧视"直到今日仍然无法彻底落实到主流群体的话语实践和社会实践之中。

显而易见,感染者话语在传统语境下无法对公共话语形成倒逼。一方面,病耻感导致感染者羞于暴露身份,因此拒绝自我表述;另一方面,社会也极少赋予这些"他者"以话语空间。互联网的诞生改变了这种悲观的图景,统一的话语框架有望松动,被边缘化的个体得到了一定的反抗主流话语的赋权。具体到艾滋病问题上,一则,感染者有条件进行匿名的表露、互动和讨论,二则弱势群体有了更多表达的渠道。

在现有技术和社会文化的"纵容"下,感染者具备更强的话语意识,虽然往往这种意识并不表现为旗帜鲜明的抗争。他们展开病痛叙事、对话互助和身份认同,有意无意地改变原有的话语边界,构建符合自身利益的艾滋病话语体系。

本研究所考察的"知艾家园"正是这样一个为艾滋相关人群提供话语平台的在线论坛。在现实社会中保持沉默的群体因为艾滋病问题汇聚到一起,相对坦率地进行自我表述、资讯交换和情感互助。笔者主要关注论坛中的话语行为,并将其划分为私人、互动、公共三种话语形式,按照 Fairclough 的三维话语模式进行网络民族志和话语分析。不过必须承认,三种话语之间绝非全然隔绝,并且单个个体亦可能同时存在不同形态的话语诉求。因此,对三类话语划分的目的不是要将统一和交错的话语形态进行泾渭分明地切割,而是为了有条理地呈现论坛话语样貌,从而将个体与他人、个体与社会勾连起来。

关注以病情表露和疾病叙事为代表的私人话语是民族志研究的第一步。看似,这些极端个人的陈述缺乏公共性,但正是这些"喃喃自语"成为感染者在一个公开场合发出"另类声音"的第一步。这些声音彰显了叙事话语的力量,反映了他们与不体面身份抗争的过程。

在传统语境下,大多数感染者选择隐藏艾滋身份,以保护自己免受额外的伤害,甚至有些人因此选择悬置真相——有高危行为和临床症状但拒绝做血清学检查。但隐藏同时意味着他们无法释放压力,得到应有的社会支持。在这两难的矛盾中,虚拟社区成为"双全之计"。得益于匿名的保护机制和视觉线索的缺失,发帖人常常放下顾虑,表露私密的和负面的感染信息,包括行为、症状、病情和情绪。研究发现,"知艾家园"中的成员花最多的篇幅来表露与艾滋相关的行为——往往是性行为,但个体差异较大;相对而言,对症状的表露篇幅比较稳定。

在进行自我表露时,个体常常不自觉地进行基于自我认知的疾病叙事,通过有意无意地挑选、加工、组织和重新诠释材料,将艾滋病建构成为一个颇富个人意味的生活事件。感染既在个体的经历、环境和性格中有因可溯,同时又作为一项不可逆的遭遇,嵌入日常生活之中,中断了原有的生活情节和轨迹,威胁到为未来计划的能力。

有一类表露是以忏悔为主要线索的。艾滋病能够通过给人以惩戒的方式规训患者,树立起一套主流社会所认可的言行规范,感染者在此道德标准下进行忏悔,并希望借此得到原宥。感染者的忏悔集中在"禁欲""忠贞""安全套"三个层面,但也有一些忏悔同时夹杂着澄清和辩护。

还有一类特殊的表露是以"恐艾"为主题的。"恐艾"往往与三个因素息息相关:躯体症状的出现、窗口期长短的不确定以及道德压力的发酵作用。首先,在医学还来不及下定论和干预的时候,个体对身体的感知能力成为人们判断自己是否感染的经验标准;其次,由于窗口期长短的争议,一次血清检测不一定能够消除顾虑;最后以及最重要的是,道德压力加剧了对艾滋的恐惧。

互动话语从个体的表露走向人际的交流。"知艾家园"互助的力量大多是通过话语的方式得以彰显。往往前人在讨论公共性问题时,总会持一种二元对立的观点,将话语划分为私人的/公共的。笔者在两者中间,加入了互动性这一中介状态,从而让从私人到公共的视角连续起来,并与人内传播、人际传播和组织/大众传播进行对应。常规研究常常对网络公共空间持悲观态度,因为认为"自说自话"不能发挥影响力,公共话语却又普遍缺乏。本研究也许可以佐证这一结论,但没有一如既往地流于悲观。通过"互动"维度的加入,我们发现,互动的力量可以在公共话语不足的情况下成为一种搭建社会资本、重振公共空间的替代选择,通过联结一组一组的对话者,从而勾连了整个社会。

HIV感染者——这些身体脆弱、心理虚弱,因而需要更多社会支持的人——却常常处于一个破裂的社会网络之中。随着时间的推移,一个围绕"感染者"角色身份建立起来的社会网络取代了原本稳定的血缘、地缘和业缘网,为感染者提供社会支持。其中,与病友的交谈往往颇富成效,"同是天涯沦落人"的他们更能坦然表述问题,表达忧虑,分担挫折和感受,共同面对死亡的威胁。

　　然而现实环境很难为艾滋病友提供便利的互动条件。类似"知艾家园"等在线论坛以匿名和虚拟为保护伞,集结了跨地域的感染者。从"使用与满足"理论来看,感染者使用"知艾家园"这一网络论坛,是怀有某种"需求"的,或信息匮乏,或茫然无措,或孤独无援。他们在论坛上与病友进行交流与互助,最终获得了一定的"满足"——社会支持得以修补,社会资本得以重构。

　　考察"知艾家园"的互动框架可以发现,发帖的内容和方式显著影响了发帖人所能获得的在线社会支持的数量和类型。抒发情感类帖子最能引起论坛成员的参与,且感情色彩越浓烈,能得到的回复也就越多,反而是咨询类帖子被关注较少,在一定程度上显示了论坛的互动以情感互通为导向,缺乏专业知识的支撑。

　　各类社会支持能给发帖人带来一些实际的影响,就本研究而言,分别有9.5%和6.0%的个体自述在获得在线社会支持后有情绪改善和行为改变的效果。随着话语轮换、衍溢和转接,互动得以延续,发帖人倾向于向提供信息支持和陪伴支持的回帖进行感谢、追问或交谈;然而令人惊奇的是,楼主对情感支持的回复更可能选择视而不见,不予互动,可见有时候情感支持显得过于泛滥却无用。

　　志愿者的利他行为是论坛中一种特殊的互动形式。"知艾家园"以比较正式的形式招募志愿者,志愿者除了拥有亲社会的人格之外,还常有身份偏向并具备较高的助人资本。他们的助人动机涵盖了利他主义、利己主义以及中间地带,包括为了纯粹的善心、为了践行价值观、出于同情、回报社区、赎罪以及为了获得"防艾"知识并以此自我约束。

　　论坛中第三种维度的话语是集体抗争的公共话语。

　　首先,感染者在论坛中呈现了他们所感受到的话语压制。本研究从学理、认知和行为层面出发,将压制力量拆分为隐喻、污名、社会排斥三个维度。

　　在隐喻的学理体系中,艾滋病既被建构为"入侵"的意义,又存在"污染"的象征。一方面,HIV通过体液交换入侵人体防线,既被比喻为敌人,也被形容为恶魔。另一方面,病毒通过污染侵蚀身体,更通过不检点的性态度污染道德,造成对社会生活的腐蚀。

　　在污名化认知里,"工具污名"来自艾滋病的传染性和致死性,社会成员基于对自身风险的担忧而对感染者产生负面的认知;"符号污名"则来自艾滋病所附带的社会意义。

　　在行为层面,"社会排斥"由"生理排斥"递进到"道德排斥"。人们希望避开艾滋病,那就只能避开 HIV 的宿主,与之保持排斥的行为形态,如空间距离的疏远、身体接触的避免等;人们不屑性乱的行为,那就只能将这种道德的嫌恶对准因性乱而染病的人。

层层叠叠的话语压制,使那些试图反抗的人几乎没有战略上的招架之力。然而,在"知艾家园"这个感染者得到说话赋权的空间里,战术上的话语抵制仍然没有磨灭,甚至无处不在。当前的主流话语标榜关爱与反歧视,但有利的政策仍然不能彻底改善感染者的社会处境,所以他们大多摒弃旗帜鲜明的"维权"模式,通过微观的、非正式的抵抗来试图改变压制性的话语现状,努力营造一个公共的、去道德的,甚至诗意的艾滋病话语体系。

研究发现,关于艾滋病的在线话语抗争至少包含四种策略:第一,用"慢性病"替代"瘟疫"或"传染病"的命名,试图建构不带道德色彩的艾滋病知识体系;第二,将患病编织于命定逻辑中,弱化自己的行为责任,回避可能蒙受的道德指责;第三,强调"性乱"的亚文化特征,认为性自由是人性自由的一种形式;第四,为"同性恋"正名,以"爱"为线索,以"宽容"为口号,建构符合同性恋群体利益的感染叙事。

还有一些话语抗争手段更富诗意。包括以文学创作的方式来进行自我表述,编织一个由自我言说主宰的抗争空间;建构与病魔斗争的英雄形象,展现未被疾病击倒的求生意志与向善之心,重振自身的意义与力量;想象治愈的神话,诗意而理性地填充抗争的希望。

更有一些讨论超越了个人境遇,立足于公共健康层面。"知艾家园"为感染者提供了一个就公共问题发表看法并交换观点的空间。如对"四免一关怀"等社会福利制度的评介、对感染者隐私尺度的讨论、对医患困境的辨析等。虽然很难说这些声音在多大程度上能形成社会范围内的讨论,但起码他们迈出了从关心私人健康到放眼公共健康的这一步。

总的来看,不管是私人话语、互动话语还是公共话语,体现的都是一种"同病相怜"的在线话语抗争。在这其中,有的抗争意图昭然若揭,有的则隐藏在叙事和互动之中。情感能够联结个体,使人获得集体的力量,将分散在各个角落的、沉默的感染者"召唤"到一起,形成一个新的、特殊的弱势群体。他们在规训网络中并没有全然顺从话语的宰制,他们的言谈——不管是对病情的表露,在线的互助交流还是就艾滋相关的公共议题发表言论——都是一种足以改变日常生活本身的微政治。

然而,本研究毕竟只是关于艾滋病传播学研究的一个起点,存在一些不足,使笔者在著书前后经常感到稍许遗憾,幸而未来我有很大的可能在这一领域继续探索,弥补以下缺失。

首先,必须承认,虽然本书研究的是艾滋病的在线话语实践,但与感染者的现实接触是必不可少的,这有助于我们探知感染者的话语动因和背后的生活逻辑。出于研究时长的限制,以及感染者普遍的戒备、防范心理,笔者与感染者的实际接触仍然过少,使得研究没有办法更深刻地站在"他者"角度进行论述,失却了诸多感染者才能体会的质感与本真,难免有些"隔靴搔痒"。

其次,虽然"知艾家园"已经是一个相对草根的、去官方的国内艾滋病论坛,但论坛的创建者依然不是感染者本身,而是从事"防艾"工作的医务人员。这种权威的主导性会通过论坛的建设、版块划分、规则制定和日常管理等多种方式深刻影响论坛的话语走向。目前看来研究没有办法很好地避免。

再次,本研究将艾滋病在线话语做了"私人""互动""公共"三个层面的划分。这一划分方式虽与 Fairclough 的"文本—话语实践—社会实践"三维话语观相对应,且能观照网络公共性等宏观问题,却依然缺少清晰的理论证据;在这种看似能够自圆其说的框架背后,更深层的理论寓意仍有待挖掘。事实上,仅从微观视角出发,三种话语之间如何交错、勾连、互相影响,在特殊的医学情境和社会背景下(如"阴艾滋"谣言)怎样滋生、发酵,就是一个亟须后续关注的议题。

最后,本研究在研究伦理方面并非无懈可击。由于论坛是一个"来去匆匆"的场所,笔者对部分研究素材的引用无法获得发帖人的及时同意,为了研究的完整性和样本充分性,笔者默认两周时间不回复即为同意素材的使用。这在研究伦理方面并不能完全站得住脚,但除此之外别无他法。

第二节　批判的视角

行文至此,本书所描绘的大体是一个艾滋病虚拟社区中话语实践的美好图景,似乎社区的确给艾滋群体带来了莫大的帮助,抵制的力量真的能瓦解主流话语的统治。然而,笔者并不愿意一味盲目地大唱赞歌,毕竟有一些问题不容忽视。本节以批判的视角看待"知艾家园"中的话语实践。

一、单向度的社会支持

不论表露与否,一旦感染 HIV,那些原本稳定的社会关系就会发生断裂,无法供给感染者与疾病和平共处所需要的支持。这时候，他们寄希望于从病友组织和网络社区中获得补偿。但在线社会支持并不如想象的那般尽善尽美，"知艾家园"所能提供的社会支持存在明显的短板，主要表现为情感支持的泛滥且无用，其他支持的亟须却缺乏。

Tönnies 意义上的社区尤其强调人情味，从这个意义上，以感情为联结的"知艾家园"为那些焦虑彷徨、孤独无助的感染者提供了一个温情脉脉的空间，似乎正契合了社区的精神实质。但情感的充盈不足以应对艾滋病：一句简单的"加油"并不能给茫然的感染者带来太多改善；实际上，他们更需要的是诊疗指导、症状分析、报告单解读等专业信息；更需要"过来人"和"前辈"提供可信服的经验，避免他们走弯路。

诚然，艾滋病在目前的医疗水平下无法治愈，但这并不表示医学知识和医药信息毫无用处。当感染者准备接受带病生活的事实后，他们迫切地希望能参与对身体的自治，了解自身状况，掌握科研和保健信息，消除疾病带来的不确定感。这也是他们社区参与的重要动因。但研究发现在"知艾家园"中与其他支持相比，情感支持的数量遥遥领先，信息诉求类的帖子常受到冷落。讽刺的是，发帖人倾向于与信息支持和陪伴支持的提供者发生进一步互动，或感谢或追问或交谈；而对那些提供情感支持的人，却常视而不见。

在现实的互助小组中，有形支持是可以希冀的，如打扫卫生、照顾患者、帮忙取化验单、提供经济援助等，这些在虚拟社区中都成了奢望。网络不是万能的，不管是感染者还是研究者，都不会要求在线社会支持能全方位修补传统社会支持的缺失，尤其是在虚拟社区力不能逮之处。不过，信息的匮乏和情感的泛滥显然是"知艾家园"和其他一些在线论坛的一个问题，一旦情感充斥了社区，满怀祝福的话语随之显得廉价，成员的效能感和社区的专业性难以避免地降低了。

二、囿于私人健康的"喃喃自语"

"空间是一个被实践的地点"(De Certeau,2009,p.200)，以发帖、回帖为代表的话语实践，是型构虚拟社区边界与内涵的主要方式。无疑，大多数个体进入"知艾家园"是以关注私人健康为初衷的：咨询与艾滋病相关的问题，表述个人患病故事，宣泄恐慌、无助或其他情绪。这无可非议，毕竟人们对自己和亲友的健康关注很容易理解。但在此基础上，他们的健康意识是否能稍微"超出氏族的边界"(史军,2010,p.37)，形成公共健康观念呢？

公共健康要求从公共而非私人的视角探讨健康问题。艾滋病所承载的远非个人的疾困生死,它所能够含纳的是社会福利、医疗卫生、生命伦理等公共问题。对"知艾家园"这样一个以感染者为主角的虚拟社区,一些学者难免抱有更大的期待,希望它促进公众以艾滋为楔子展开对话,呈现一些另类的、被一度遮蔽的、但不可缺少的声音。

网络为实现电子民主、重构公共领域提供了可能。陆新蕾(2014,p.81)在研究同性恋社群时赋予了互联网以极高的地位,认为它极具身份抗争工具的潜力:既是抗争手段,又是抗争空间。患者权益组织可以在网络土壤里得到发展,这也是"肝胆相照"的"HBVER权益"版块为人津津乐道的原因。因此对"知艾家园"而言,理想的状况是,随着论坛参与的积累,以及对艾滋病问题了解的深入,原先囿于一己世界的感染者会逐渐突破个人得失的立场,关注公共健康,讨论艾滋病的社会问题,以完成身份联结和话语抵制。

可惜的是,"肝胆相照"不是可以轻易拷贝的案例,至少没有在"知艾家园"中得到实现。单从版块设立来看,"知艾家园"就始终以讨论病情为主要目的。考察论坛成员的话语实践也可以发现,从私人话语过渡到公共话语的案例寥寥无几。大多数成员始终停留在关注个体利益的"喃喃自语"层面。感染者等边缘群体是否能充分利用新媒体赋予的有限的说话权利,是需要打问号的。

De Certeau(2002,p.15)坚信"词语可以改变一切,能用笔反映事情的人们,会把世界变成更适于居住的地方"。诚然,私人话语无时不在进行符合自己利益的言说;公开表露病情、谈论与艾滋相关的日常生活,本身也是一种颠覆性的实践,但这些话语究竟在多大层面上具备了自主的抗争意识呢,还是说只是一种"集体无意识"?

过多的私人话语,势必挤占了公共言谈的空间。任何一个甫进入论坛的人,都会一下子被大量重复的、琐碎的和私人化的求助信息包围,要想从中找到感染者对主流话语的抵制痕迹并不容易,有心与病友讨论公共健康问题也甚少得到回应。话语的力量被减弱了,公共话语权被部分消解了。

另一个问题是,"知艾家园"无法保证其成员的稳定性。论坛的进出门槛很低,来去自由。在论坛中,更多的是一些希望"搭便车"的浏览者,以及如"昙花一现"般,只发表了若干帖子便再无音讯的ID;很多人在个人问题得到解决后,立刻对参与论坛失去了兴趣。

拥有一群起码的固定成员是社区凝聚力的前提,过分的流动性会使论坛丧失共有的话语背景和基础,深入的、充分的讨论更是无从谈起。因此,王依玲(2011)主张将这些论坛命名为"虚拟居所"而非"社区"。当言说的主体并不稳定,即社区中大多是来去匆匆的"过客"时,谁都无法保证身份联结和"同病相怜"能在多大程度上实现。

三、如果回归现实呢?

理论上讲,线上世界与线下现实不是可以截然分离的。我们确认了在虚拟社区中,感染者的确通过在线话语实践来表露自我、交流互助、公共言谈,从而争夺艾滋病的话语边界,构建更适合自己生存的疾病空间。那么,如果回归现实呢?

"知艾家园"是一个想象的共同体,参与者能够从中获得同病相怜的情感,增加与疾病乃至压制性话语抗争的勇气。但它对改善艾滋群体在主流社会中的弱势地位恐怕于事无补。当这些在论坛中声名鹊起的感染者离开电脑,回到现实社会时,他们中的大部分人依旧需要躲藏。他们的在线聚合与交往,是以身体缺席的、匿名为条件的互动,建立在现实缄默的基础上,显示了对主流社会结构的顺从和妥协。并且,论坛中大量正面的艾滋话语,也许会给感染者以一个假象,使那些沉溺于社区庇护中的成员,不能正确地、清醒地面对这个残忍的现实世界。

抛开个人视角,这些论坛中的在线抵制话语是否只在网络世界兴盛呢? 它有多大的可能对现有主流话语带来冲击?

严格来说,"知艾家园"中的在线抗争是基于话语层面的运动,但即使在遣词排句层面,论坛也是排外的。"网络俚语"来源于简易表达、避讳用语、即兴创造和约定俗成。这一方面形成了"我群"独有的语言特色,另一方面又在论坛与外部世界之间筑建起一道区隔的藩篱,形成一个内向化的边界,以庇佑内部成员,排除主流社会的伤害。不过,这同时也给跨群落的对话造成了障碍。

因此,"知艾家园"更像一个孤岛,以内卷的方式联结感染者群体,至于它对外部社会有什么影响力,恐怕还不能过于乐观。充斥其中的话语实践较少进入社会化的公共空间,也"不具媒体可见性与抗争冲突性"(张盈堃,2003,p.81)。

第三节　几个问题的讨论

在研究中,有几个意味深长的问题会不时地跳入视野,断断续续又彼此呼应、贯穿于本研究的前后章节。可惜的是,笔者虽然对此进行了片段式的论述,

并将之作为隐含在全书之下的主要立场与基本取向,却没有形成遍及时间逻辑
与空间逻辑(线上、线下)的、不同层面的和多元主体(非感染者、感染者)的话语
研究,因此有必要另辟此节进行讨论,同时也可成为本研究之后关于艾滋病传播
学研究的探索方向。

一、定义"艾滋":传染病还是慢性病

按照现代医学的观点,传染病是指细菌、真菌、病毒等病原微生物或寄生虫
感染人体的疾病,具有传染性和流行性。艾滋病毋庸置疑是一种传染病,可通过
性、血液和母婴渠道在人际传播,不然它就不会带来如此强烈的政治、社会和个
体恐慌,引发如此深刻的道德和文化联想。但同时,它又是一种进程缓慢的慢性
病,从感染到发病之间有一段较稳定的"带病健康体"状态。早在 20 世纪 90 年
代,Mann(1991,p.553)就提出了把艾滋病定义为"慢性传染病"的概念,并强调
"慢性"应在"传染性"之前,这一次序对卫生政策非常重要。

不过到了现实社会,传染病依然是艾滋病的长期主导话语框架。盖因相比
于慢性病的个体性和内群体性,传染病意味着更大的风险,这种风险直指尚未
"受害"的健康人士,乃至可能造成大规模的公共健康危机。主流话语及其背后
的权力结构惯于用艾滋病最危险的面目警示公众,以确保大多数人不受波及。

纵使与其他传染病相比,HIV 的传播条件相当苛刻,但艾滋病仍然是一种没
有疫苗、无法治愈、高致死性,并且可在人体间传播的疾病。雪上加霜的是,艾滋
病有较长的窗口期和潜伏期,社会上存在着大量带病却不知情的人,病毒的传播
可能在不经意间完成。当以传染病的框架来言说艾滋病时,我们其实是暗示需
要与带病体以及可能的感染者保持适当的距离。政治文件和主流媒体通过反复
的话语言说,将传染性从艾滋病的诸多属性中拖拽出来,放在了醒目位置。

在传染病的知识体系下,早期的话语强调要对感染者进行隔离,以保护"广
大人民群众"的生命安全;后来高压话语虽然消减,但那种源于"自我防卫"机制
的排斥意味犹在。甚至在感染者自身的话语演绎中,也常强调要避免与他人亲
密接触。

如果再细想一下艾滋病作为传染病的具体传播途径,更容易造成公众对潜
在感染者的反感。感染途径的区分划出了若干"高危群体",以及与之相连的"越
轨行为"。由此,艾滋病附带上了道德的污点,深陷其中的群体,不管是进行忏
悔,还是努力澄清,都是认可了主流话语对艾滋病的道义联想。

那么,慢性病的框架又是如何成立,并逐渐取代传染病知识体系的呢?最令

人瞩目的贡献来源于医学技术。充分的病毒学研究证实了传染的局限性,各种抗病毒药物的研发与推广有效地控制了感染者的病情,这为慢性病的命名提供了相当大的说服力。另一方面,自从"四免一关怀"的政策施行以来,主流话语转变了以往那种如临大敌的警惕态度,开始以关爱为导向,彰显人道情怀,这与传染病的危急话语不再匹配,慢性病的框架才逐渐走到前台。

按照 Bury(1982,p. 169)的观点,慢性病是日常生活中的一项破坏性事件。把艾滋病界定为慢性病时,话语强调的是这种疾病对个体稳定生活节奏的打扰,与此同时忽略艾滋病的传染性和与越轨行为关联性。为了迎合这一框架,包括主流媒体在内的艾滋病言说常以糖尿病、高血压等常见疾病作为类比,并添加了一系列"不会传播艾滋病"的附带话语来试图纠正传染病所引起的恐惧。

对感染者而言,"慢性病"框架为他们提供了更利于生存的环境和重新融入社会的机会。从时间逻辑和因果逻辑上,都无法判定是感染者的慢性病话语言说对主流话语形成了倒逼,还是主流话语的松动暗示了感染者的这一努力方向。但不管怎样,在诸如"知艾家园"之类感染者可以进行自我表述的空间中,他们都已经有意识地用慢性病定义艾滋病,并作为自我劝慰和劝解病友的方式。通过这种命名与界定,争夺原有的话语边界,从而改变旧话语,提供关于世界的竞争性观点,形成新的、利于自己的艾滋病知识体系。

一旦慢性病言说占据上风,感染者需要做好与疾病长期共存的准备,"他们可以利用各种资源、采用各种手段去适应病痛"(郇建立,2009a,p. 231)。尤其是,艾滋病意味着对人体免疫系统的渐进破坏,感染者必须时时关注自身的免疫状况(通常以 CD_4 细胞数为指标),在医学的指导下通过"改变不良行为习惯、注重日常生活保健、遵从医嘱按时服药"(刘斌志、沈黎,2011,p. 25)等方式提高免疫力。感染对他们来说不再是一个结局,而只是一段全新旅途的开始。

对社会而言,慢性病框架意味着一切与艾滋病相关的政策制定和新闻报道的立场都应该从"如何消除"转变为"如何包容"。主流话语要构建一个能容纳感染者长期生存的话语模式,包括更低的污名、更温和的态度、更有效的医疗保健和社会支持。

二、话语框架:从统一到多元

要说早期的艾滋病话语框架是统一、稳定的,那也不尽然,在艾滋病话语场域内,各种权力结构相互交织,使其一直呈现一种变动不居、暗流涌动的状态。但是大致在新世纪以前,不管是在医学、政治还是文化道德领域,总有一类话语占据主导力量,掩盖了其他微小的抗争话语。直至近年来,伴随着权威的消解,不同的社会群落登上了"公共竞技场",围绕艾滋病展开论辩,产制了艾滋病愈发多元的话语面貌。

医学的权威体现在专业的知识体系和无可置疑的医疗决策中。获得切身疾病感知的是艾滋病患者,但对疾病进行定义并对病情进行处理的往往是医务人员。分布在全国各地的疾病预防控制中心每天接待大量为艾滋困扰的人,为他们进行病毒抗体筛查,指导已确诊的感染者进行定期复查、用药,同时对其他医院转诊来的初筛阳性案例进行鉴定。他们通过控制患者认知和行为的方式行使社会权威。

医生,尤其是西医,习惯采纳一套科学的、系统的、程式化的诊疗体系:以疾病和治疗为中心,忽略患者的生活经验。所以他们所界定的艾滋病,往往是去主体的、充满范式的、缺乏感情色彩的。在这种医学权威的主导下,感染者没有机会围绕艾滋病建立一个基于体验的概念体系,对自己的身体无权置喙。

只有当感染者获得关于艾滋病的知识和表述自我的渠道时,医学的权威话语才有望为充满意味的疾病叙事所替代。网络信息的充盈赋予了患者更丰富的疾病知识,他们将这些科学化的知识进行加工,融入个人理解和文化观念,形成独特的解释模型。同时,他们也常常利用可匿名的网络来讲述自己的艾滋故事,并邀请他人一起加入语境中,共同梳理病痛经验,生产疾病话语,揭示艾滋病的逻辑脉络及其与社会更深的观照。

政治方面,多元化的发展趋势体现得更加明显。Foucault(2010)认为权力通过疾病防控管理来充实话语内涵。艾滋病在中国的初次登场,时逢政治局势的动荡,因此意识形态从一开始就用"维稳"的国家话语言说艾滋病,将其建构为资本主义的象征。为了维护社会主义的阵线,关于艾滋病的一些有预见性的讨论被扼杀了,话语呈现统一的、压制性的面目。而当意识形态不足以充当"防艾"武器时,实现民族复兴的政治意图接过了主导艾滋话语的指挥棒。

但是所有这些宏观的国家话语并不能完全压制围绕艾滋病不断涌现的社会矛盾。艾滋病与社会福利、医疗卫生、生命伦理等问题挂钩,同时威胁着个体生存与社会稳定。从不同的视角,不同的群体利益出发,出现了许多值得讨论的公共健康问题。网络为群体对话提供了一个公共空间,多元化的艾滋话语出现了,一些被忽略的议题、被弱化的观点和被遮蔽的人群得以呈现在公众视野内。

一个最直观的例子是,感染者的隐私权和他人的生命权要如何分配?感染者需要隐私,但是当保护隐私可能会危及他人的健康时,又该如何取舍?确切地说,这包含了要不要告诉感染者配偶(何时告知、由谁告知、如何告知),需不需要在某些情况下(如术前、入职前)或对某些群体(如性工作者、吸毒羁留人员)强制检测等问题。从这些问题出发,其实有一些更宏大的命题等待讨论:公共健康是否有对私人健康的绝对优先权? 个人权利是否或者在多大程度上应该让位给公共利益?

政治之外,文化也从未缺席对艾滋病的言说。文化与艾滋病的关联性最初体现为对感染者和"高危群体"的道德审判。从客观上看,同性恋、性乱、吸毒等行为取向的确会增加艾滋病的传播风险,艾滋病因此被认为是对这些"越轨行为"的惩罚,是对行为规范的规训。主流话语常呼吁要通过强化洁身自好的道德教育来筑造"防艾"壁垒。

不过当这些曾经被认为背离传统文明的行为被贴上"亚文化"的标签时,统一的道德范式走向瓦解。一方面,权力部门对部分群体采取了一种更为宽容的态度,以发放安全套、提供针具交换和美沙酮替代疗法等"干预"方式代替"打击"与"压制";另一方面,感染者也会利用艾滋病的"补偿"话语运作自己的权力,进行符合自己利益的艾滋病叙事,如强调性自由是人性自由的一种形式,要求社会以开放的心态接受性取向的差异。

三、关注个体、关注微观、关注日常

早期的主流话语常常高屋建瓴地谈论艾滋病,却极少关注个体。每当具体的一个感染者出现在主流视域之内时,他都会被当作一个典型的案例,或违法乱纪,或感激涕零。可是,难道那些仍然谨慎地与艾滋病周旋的患者和感染者可以被统一为一个国家防控体系所需要的疫情报告吗? 难道他们的感知与体验不应该得到关注吗?

感染常常被建构为一种社会问题(如贫富不均、阶层流动、性别差异等),却很少被作为一个生活事件。有些人会将日常生活贬斥为琐碎和无意义,但 Lefebvre 不这么认为,在他(1992,p. 97)看来"日常生活是一切活动的根基和纽带"。对感染者来说,艾滋病的发生和影响都嵌入在日常生活之中。艾滋病不会无缘无故地降临到某个个体头上,一旦它选定了对象,就会打乱其原有的生活轨迹和计划。当感染者进行个体病痛叙事的时候,他其实是在寻找被疾病困扰的生活的意义。

对艾滋病牵涉到的宏观社会问题的讨论固然可贵,但个体和微观也值得被关注,因为"日常生活构成了整个社会关系和社会结构的基础"(王晓东,2005,p.

39），只有厘清了个体的境遇，我们才有在更大层面讨论问题的资格。

通过前文对艾滋病主流话语变迁的研究，我们可以确证，虽然早期的艾滋病话语是充满偏见的，甚至疾言厉色的，助长了艾滋病的污名，但是随着时间的推移，我们可以感受到来自制度层面的善意。随即，一个问题呼之欲出：既然宏观层面的艾滋病话语越来越温和，越来越鼓励多元价值，为什么时至今日感染者仍然需要躲躲藏藏，仍然要背负道德的指摘，仍然为民间言谈所厌弃？为什么"反歧视"的立场没有自上而下地落实，制度的善意迟迟无法在日常生活中得到表达？

在最后，也许笔者可以提供这样一个解释：艾滋病不是形而上的概念，社会总是在一个充盈着政治和文化意味的生活世界里谈论艾滋病、感受艾滋病的。因此，与其期待通过主流话语一蹴而就地完成艾滋病的"去污名"，我们似乎更应该寄希望于个体话语、微观话语和日常话语的"水滴石穿"，那些来自感染者的看似不经意的一次叙述、一次求助、一次诉求，可能都会带来一点希望。

参考文献

英文部分

[1] Abrahamson, J. A., Fisher, K. E., Turner, A. G., et al. Lay Information Medicare Behavior Uncovered: Exploring How Nonprofessionals Seek Health Information for Themselves and Others Online[J]. Journal of the Medical Library Association, 2008, 96(4): 310-323.

[2] Altman, I. & Taylor, D. A. Social Penetration: The Development of Interpersonal Relationships [M]. New York: Holt, Rinehart, and Winston, 1973.

[3] Arnston, P. & Droge, D. Social Support in Self-help Groups: The Role of Communication in Enabling Perceptions of Control[M]// Albreeht, T. L. & Adelman, M. B. Communicating Social Support. Newbury Park, CA: Sage, 1987: 148-171.

[4] Attard, A. & Coulson, N. S. A Thematic Analysis of Patient Communication in Parkinson's Disease Online Support Group Discussion Forums[J]. Computers in Human Behavior, 2012, 28(2): 500-506.

[5] Ayers, S. L. & Kronenfeld, J. J. Chronic Illness and Health-seeking Information on the Internet[J]. Health, 2007, 11(3): 327-347.

[6] Baelden, D., Audenhove, L. V. & Vergnani, T. Using New Technologies for Stimulating Interpersonal Communication on HIV and AIDS[J]. Telematics and Informatics, 2012, 29(2): 166-176.

[7] Bambina, A. Online Social Support: The Interplay of Social Networks and Computer-Mediated Communication[M]. NY: Cambria Press, 2007.

［8］ Barrera，M. & Ainlay，S. L. The Structure of Social Support：A Conceptual and Empirical Analysis［J］. Journal of Community Psychology，1983，11(2)：133-143.

［9］ Batson，C. D.，Ahmad，N. & Tsang，J. Four Motives for Community Involvement［J］. Journal of Social Issues，2002，58(3)：429-445.

［10］ Baytiyeh，H. & Pfaffman，J. Volunteers in Wikipedia：Why the Community Matters［J］. Journal of Educational Technology & Society，2010，13 (2)：128-140.

［11］ Beaulieu，A. Mediating Ethnography：Objectivity and the Making of Ethnographies of the Internet［J］. Social Epistemology，2004，18(2-3)：139-164.

［12］ Bellamy，C. & Taylor，J. A. Governing in the Information Age［M］. Hong Kong：Open University Press，1988.

［13］ Berkman，L. F. & Glass，T. A. Social Integration，Social Networks，Social Support and Health［J］. International Encyclopedia of the Social & Behavioral Sciences，2000，51(6)：14327-14332.

［14］ Bierhoff，H. W.，Klein，R. & Kramp，P. Evidence for the Altruistic Personality from Data on Accident Research［J］. Journal of Personality，1991，59(2)：263-280.

［15］ Bing，E. G.，Burnam，M. A.，Longshore，D.，et al. Psychiatric Disorders and Drug Use among Human Immunodeficiency Virus-infected Adults in the United States［J］. Archives of General Psychiatry，2001，58 (8)：721-728.

［16］ Blank，T. O.，Schmidt，S. D.，Vangsness，S. A.，et al. Differences among Breast and Prostate Cancer Online Support Groups［J］. Computers in Human Behavior，2010，26(6)：1400-1404.

［17］ Bollier，D. & Firestone，C. M. The Future of Community and Personal Identity in the Coming Electronic Culture［M］. Washington，D. C.：The Aspen Institute，1995.

［18］ Bourdieu，P. The Forms of Social Capital［M］//Richardson J. G. Handbook of Theory and Research for the Sociology of Education. CT：Greenwood Press，1986：241-258.

[19] Brandt, A. M. AIDS and Metaphor: Toward the Social Meaning of Epidemic Disease[J]. Social Research, 1988, 55(3): 413-432.

[20] Brockington, I. F., Hall, P., Levings, J., et al. The Community's Tolerance of the Mentally[J]. British Journal of Psychiatry, 1993, 162(1): 93-99.

[21] Brodie, M., Harmel, E., Brady, L. A., et al. AIDS at 21: Media Coverage of the HIV Epidemic 1981-2002[J]. Columbia Journalism Review, 2004, 42(6): 1-8.

[22] Brown, G. & Yule, G. Discourse Analysis[M]. Cambridge: Cambridge University Press, 1983.

[23] Buis, L. R. & Whitten, P. Comparison of Social Support Content within Online Communities for High-and-Low-Survival-Rate Cancers[J]. Computers Informatics Nursing, 2011, 29(8): 461-467.

[24] Bukatman, S. Terminal Penetration[M]. Bell, D. & Kennedy, B. M. The Cybercultures Reader. London: Routledge, 2000: 149-174.

[25] Bundorf, M. K., Wagner, T. H., Singer, S. J., et al. Who Searches the Internet for Health Information? [J]. Health Services Research, 2006, 41(3): 819-836.

[26] Burchardt, T., Le, J. R. & Piachaud, D. Degree of Exclusion: Developing a Dynamic, Multidimensional Measure[M]. Hills, J., et al. Understanding Social Exclusion. Oxford: Oxford University Press, 2002: 30-43.

[27] Burgoon, M. Strangers in a Strange Land: The Ph. D. in the Land of the Medical Doctor[J]. Language and Social Psychology, 1992, 11(1-2): 101-116.

[28] Bury, M. Chronic Illness as Biographical Disruption[J]. Sociology of Health and Illness, 1982, 4(2): 167-182.

[29] Butler, J. Gender Trouble: Feminism and the Sub Version of Identity [M]. New York and London: Routledge, 1990.

[30] Campbell, C. A. Women, Families and HIV/AIDS: A Sociological Perspective on the Epidemic in America[M]. Cambridge: Cambridge University Press, 1999.

［31］ Carter, D. Living in Virtual Communities: An Ethnography of Human Relationships in Cyberspace[J]. Information, Communication and Society, 2005, 8(2): 148-167.

［32］ Cawyer, C. S. & Smith-Dupre, A. Communicating Social Support: Identifying Supportive Episodes in an HIV/AIDS Support Group[J]. Communication Quarterly, 1995, 43(3): 243-258.

［33］ Chandra, P. S., Deepthivarma, S. & Manjula, V. Disclosure of HIV Infection in South India: Patterns, Reasons and Reactions[J]. AIDS Care, 2003, 15(2): 207-215.

［34］ Chen, R. & Sharma, S. K. Self-disclosure at Doctoral Networking Sites: An Exploration through Relational Capitals [J]. Information Systems Frontiers, 2013, 15(2): 269-278.

［35］ Clark, D. What If You Meet Face to Face? A Case Study in Virtual/Material Research Ethics[M]//Buchanan, E. Readings in Virtual Research Ethics: Issues and Controversies. London: Information Science Publishing, 2004: 246-261.

［36］ Clark, J. N. Cancer, Heart Disease and AIDS: What Do the Media Tell Us about the Diseases? [J]. Health Communication, 1992, 4 (2): 105-120.

［37］ Cobb, S. Social Support as a Moderator of Life Stress[J]. Psychosomatic Medicine, 1976, 38(5): 300-314.

［38］ Cohen, S. & Mckay, G. Social Support, Stress and the Buffering Hypothesis: A Theoretical Analysis [J]. Handbook of Psychology and Health, 1984(4): 253-263.

［39］ Cohen, S. & Wills, T. A. Stress, Social Support, and the Buffering Hypothesis[J]. Psychological Bulletin, 1985, 98(2): 310-357.

［40］ Cohn, S. F., Barkan, S. E. & Whitaker, W. H. Activists against Hunger: Membership Characteristics of a National Social Movement Organization[J]. Sociological Forum, 1993, 8(1): 113-131.

［41］ Corrigan, P. W., Edwards, A. B., Green, A., et al. Prejudice, Social Distance, and Familiarity with Mental Illness[J]. Schizophrenia Bulletin, 2001, 27(2): 219-225.

[42] Cotton, S. R. & Gupta, S. S. Characteristics of Online and Off-line Health Information Seekers and Factors that Discriminate between Them [J]. Social Science & Medicine, 2004, 59(9): 1795-1806.

[43] Coulson, N. S. Receiving Social Support Online: An Analysis of A Computer-mediated Support Group for Individuals Living with Irritable Bowel Syndrome[J]. Cyberpsychology Behavior, 2005, 8(6): 580-584.

[44] Coulson, N. S., Buchanan, H. & Aubeeluck, A. Social Support in Cyberspace: A Content Analysis of Communication within a Huntington's Disease Online Support Group[J]. Patient Education and Counseling, 2007, 68(2): 173-178.

[45] Coursaris, C. K. & Liu, M. Analysis of Social Support Exchanges in Online HIV/AIDS Self-help Groups[J]. Computers in Human Behavior, 2009, 25(4): 911-918.

[46] Cozby, P. C. Self-disclosure: A Literature Review[J]. Psychological Bulletin, 1973, 79(2): 73-91.

[47] Crichton, S. & Kinash, S. Virtual Ethnography: Interactive Interviewing Online as Method[J]. Canadian Journal of Learning and Technology, 2003, 29(2): 101-115.

[48] Croog, S. H., Lipson, A. & Levine, S. Help Patterns in Severe Illness: The Roles of Kin Network, Non-Family Resources, and Institutions[J]. Journal of Marriage and Family, 1972, 34(1): 32-41.

[49] Czaja, R., Manfredi, C. & Price, J. The Determinant and Consequences of Information-seeking among Cancer Patients[J]. Journal of Health Communication, 2003, 8(6): 529-562.

[50] Das, V. Critical Events: An Anthropological Perspective on Contemporary India[M]. Delhi: Oxford University Press, 1995.

[51] Davison, K. P., Pennebaker, J. W. & Dickerson, S. S. Who Talks? The Social Psychology of Illness Support Groups[J]. American Psychologist, 2000, 55(2): 205-217.

[52] De Certeau, M. The Practice of Everyday Life[M]. Berkeley: University of California Press, 1984.

[53] Deacon, H., Stephney, I. & Prosalendis, S. Understanding HIV/AIDS

Stigma: A Theoretical and Methodological Analysis [M]. CapeTown: HSRC Press, 2005.

[54] Dearing, J. , Roger, E. M. & Chang, S. AIDS in the 1980s: The Agenda-setting Process for a Public Issue[J]. Journalism Monographs, 1991, 12(6): 1-47.

[55] Derlega, V. J. , Metts, S. , Petronio, S. , et al. Self-discloure[M]. London: Sage Publication, Inc. , 1979.

[56] Derlega, V. J. , Winstead, B. A. , Greene, K. , et al. Reasons for HIV Disclosure/Nondisclosure in Close Relationships: Testing a Model of HIV-disclosure Decision Making[J]. Journal of Social and Clinical Psychology, 2004, 23(6): 747-767.

[57] Devito, J. A. The Interpersonal Communication Book(8th Ed.)[M]. New York: Longman, 1998.

[58] Eisenberg, N. , Guthrie, I. K. , Cumberland, A. , et al. Prosocial Development in Early Adulthood: A Longitudinal Study[J]. Journal of Personality and Social Psychology, 2002, 82(6): 993-1006.

[59] Emirbayer, M. Manifesto for a Relational Sociology[J]. American Journal of Sociology, 1997, 103(2): 281-317.

[60] Evers, K. E. EHealth Promotion: The Use of the Internet for Health Promotion[J]. The Art of Health Promotion, 2006, 20(4): 1-7.

[61] Fergus, T. A. & Valentiner, D. P. Reexamining the Domain of Hypochondriasis: Comparing the Illness Attitudes Scale to other Approaches [J]. Anxiety Disord, 2009, 23(6): 760-766.

[62] Finn, J. An Exploration of Helping Processes in an Online Self-help Focusing on Issues of Disability[J]. Health and Social Work, 1999, 24(3): 220-231.

[63] Flickinger, T. E. , Debolt, C. , Waldman, A. L. , et al. Social Support in a Virtual Community: Analysis of a Clinic-affiliated Online Support Group for Persons Living with HIV/AIDS[J]. AIDS & Behavior, 2017, 21(11): 3087-3099.

[64] Ford, L. A. , Ray, E. B. & Ellis, B. H. Translating Scholarship on Intrafamilial Sexual Abuse: The Utility of a Dialectical Perspective for

Adult Survivors[J]. Journal of Applied Communication Research, 1999, 27(2): 139-157.

[65] Fox, S. Health Information Online: Eight in Ten Internet Users have Looked for Health Information Online, with Increase Interest in Diet, Fitness, Drugs, Health Unsurance, Experimental Treatments, and Particular Doctors and Hospitals. Pew Internet and American Life Project (2005)[EB/OL]. [2015-09-03]. www. pewinternet. org/PPF/r/156/report_display. asp.

[66] Freeman, L. C. The Development of Social Network Analysis: A Study in the Sociology of Science[M]. Vancouver, B. C. (Canada): Empirical Press, 2004.

[67] Freund, P. E. S. , Mcguire, M. & Podhurst, L. S. Health, Illness, and the Social Body: A Critical Sociology (3rd ed.)[M]. Upper Saddle River, NJ: Prentice Hall, 1999.

[68] Gabbiadini, A. , Mari, S. & Volpato, C. Virtual Users Support Forum: Do Community Members Really Want to Help You? [J]. Cyberpsychology, Behavior, and Social Networking, 2013, 16(4): 285-292.

[69] Gaysynsky, A. , Romansky-Poulin, K. & Arpadi, S. "My YAP Family": Analysis of a Facebook Group for Young Adults Living with HIV [J]. AIDS & Behavior, 2015, 19(6): 947-962.

[70] Gilovich, T. & Medvec, V. H. The Experience of Regret: What When and Why[J]. Psychology Review, 1995, 102(2): 379-395.

[71] Greene, K. & Serovich, J. M. Appropriateness of Disclosure of HIV Testing Information: The Perspective of PLWAs[J]. Journal of Applied Communication Research, 1996, 24(1): 50-65.

[72] Habermas, J. The Theory of Communicative Action[M]. Boston: Beacon Press, 1992.

[73] Habermas, J. & Lennox, F. The Public Sphere: An Encyclopedia Article[J]. New German Critique, 1974, 3(3): 49-55.

[74] Haggerty, K. D. Ethics Creep: Governing Social Science Research in the Name of Ethics[J]. Qualitative Sociology, 2004, 27(4): 391-414.

[75] Hargie, O. & Dickson, D. Skilled Interpersonal Communication: Research,

Theory and Practice (4ᵗʰ Ed.)[M]. New York: Routledge, 2004.

[76] Hawkins, R. P. , Pingree, S. , Gustafson, D. H. , et al. Aiding Those Facing Health Crises: The Experience of the CHESS Project[M]. Street, R. L. , Gold, W. R. & Manning, T. Health Promotion and Interactive Technology. Mahwah, New Jersey: Erlbaum, 1997: 79-102.

[77] Herek, G. M. & Capitanio, J. P. Symbolic Prejudice or Fear of Infection? A Functional Analysis of AIDS-related Stigma among Heterosexual Adults[J]. Basic and Applied Social Psychology, 1998, 3(1): 230-241.

[78] Herek, G. M. , Capitanio, J. P. & Widaman, K. F. HIV-related Stigma and Knowledge in the United States: Prevalence and Trends[J]. American Journal of Public Health, 2002, 92(1): 371-377.

[79] Hine, C. Virtual Ethnography[M]. California: Sage Publications, 2000.

[80] Hirata, S. , Watanabe, M. & Katsuno, S. AIDS in the Japanese Mass Media: Content Analysis of Articles about AIDS from 1982 to 1992 in the Japanese Newspaper[J]. Japanese Journal of Health & Human Ecology, 2010, 61(1): 2-15.

[81] Horvath, K. J. , Danilenko, G. P. , Williams, M. L. , et al. Technology Use and Reasons to Participate in Online Social Networking Websites for People Living with HIV in the US[J]. AIDS & Behavior, 2012, 16(4): 900-910.

[82] Hutchinson, P. L. , Mahlalela, X. & Yukich, J. Mass Media, Stigma, and Disclosure of HIV Test Results: Multilevel Analysis in the Eastern Cape, South Africa[J]. AIDS Education & Prevention Official Publication of the International Society for AIDS Education, 2007, 19 (6): 489-510.

[83] Institute of Medicine. Speaking of Health: Assessing Health Communication Strategies for Diverse Populations[M]. Washington, D. C. : National Academies Press, 2002.

[84] Jackson, L. D. Information Complexity and Medical Communication: The Effects of Technical Language and Amount of Information in a Medical Message[J]. Health Communication, 1992, 4(3): 197-210.

[85] Jesmin, S. S. , Chaudhuri, S. & Abdullah, S. Educating Women for

HIV Prevention: Does Exposure to Mass Media Make Them More Knowledgeable? [J]. Health Care for Women International, 2013, 34(3-4): 303-331.

[86] Joinson, A. N., Paine, C., Buchanan, T., et al. Measuring Selfdisclosure Online: Blurring and Non-response to Sensitive Items in Web-based Surveys[J]. Computers in Human Behavior, 2008, 24(5): 2158-2171.

[87] Jourard, S. M. The Transparent Self (2ⁿᵈ Ed.)[M]. Tokyo: Litton Educational Publishing, Inc., 1971.

[88] Jung, M. Framing, Agenda Setting, and Disease Phobia of AIDS-related Coverage in the South Korean Mass Media[J]. Health Care Manager, 2013, 32(1): 52-57.

[89] Kankanhalli, A, Tan, B. Y. & Wei, K. K. Contributing Knowledge to E-lectronic Knowledge Repositories: An Empirical Investigation[J]. Mis Quarterly, 2005, 29(1): 113-143.

[90] Kastenbaum, R. J. & Aisenberg, A. D. An 0mega Interview[J]. Omega, 1972, 27(2): 97-103.

[91] Katz, A. H. & Bender, E. I. The Strength in Us: Self-help Groups in the Modern World[M]. New York: New Viewpoints, 1976.

[92] Katz, E., Blumler, J. G. & Gurevitch, M. Utilization of Mass Communication by the Individual[M]. Blumler, J. G. & Katz, E. The Uses of Mass Communications: Current Perspectives on Gratifications Research. Beverly Hill, CA: Sage, 1974: 19-32.

[93] Katz, J. E. & Rice, R. E. Concluding Thoughts[M]. Katz, R. E. & Rice, R. E. The Internet and Health Communication: Experiences and Expectations. Thousand Oaks, California: SAGE, 2001: 417-429.

[94] Keimmalpass, J. & Steeves, R. H. Talking with Death at a Diner: Young Women's Online Narratives of Cancer[J]. Oncology Nursing Forum, 2012, 39(4): 373-378, 406.

[95] Kim, A. J. Community Building on the Web[M]. San Francisco: Peachipit Press, 2000.

[96] Kiwanuka-Tondo, J., Albada, K. F. & Payton, F. C. Media Ownership and News Framing: An Analysis of HIV/AIDS Coverage by Ugan-

dan Press[J]. African Journal of AIDS Research, 2012, 11(4): 361-371.

[97] Kleinman, A. The Illness Narratives: Suffering, Healing, and the Human Condition[M]. New York: Basic Books, 1988.

[98] Knowlton, A., Wei, H. & Latkin, C. Social Support among HIV Positive Injection Drug Users: Implications to Integrated Intervention for HIV Positives[J]. AIDS and Behavior, 2004, 8(4): 357-363.

[99] Kothari, A. Signifying AIDS: How Media Use Metaphors to Define a Disease[J]. Ecquid Novi African Journalism Studies, 2016, 2, 19-39.

[100] Kozinets, R. V. The Field behind the Screen: Using Netnography for Marketing Research in Online Communities[J]. Journal of Marketing Research, 2002, 39(1): 61-72.

[101] Krippendorff, K. Reliability in Content Analysis[J]. Human Communication Research, 2004, 30(3): 411-433.

[102] Lackey, G. F. Feeling Blue in Spanish: A Qualitative Inquiry of Depression among Mexican Immigrants[J]. Social Science & Medicine, 2008, 67(2): 228-237.

[103] Lakoff, G. & Johnson, M. Metaphors We Live By[M]. Chicago: University of Chicago Press, 1980.

[104] Lamberg, L. Online Empathy for Mood Disorders: Patients Turn to Internet Support Groups[J]. Journal of American Medical Association, 2003, 289(233): 3073-3077.

[105] Langer, R. & Beckman, S. C. Sensitive Research Topics: Netnography Revisited[J]. Qualitative Market Research, 2005, 8(2): 189-203.

[106] Larson, B. M. H., Nerlich, B. & Wallis, P. Metaphors and Biorisks: The War on Infectious Diseases and Invasive Species[J]. Science Communication, 2005, 26(3): 243-268.

[107] Laumann, E. O., et al. Social Organization of Sexuality[M]. Chicago and London: The University of Chicago Press, 1994.

[108] Laurenceau, J., Feldman, L. B. & Pietromonaco, P. R. Intimacy as An Interpersonal Process: The Importance of Self-Disclosure, Partner Disclosure, and Perceived Partner Responsiveness in Interpersonal Exchanges[J]. Journal of Personality and Social Psychology, 1998, 74(5):

1238-1251.

[109] Leder, D. The Absent Body[M]. Chicago: University of Chicago Press, 1990.

[110] Lefebvre, H. Critique of Everyday Life (Volume I)[M]. London: Verso Press, 1992.

[111] Levy, L. H. Self-help Groups: Types and Psychological Processes[J]. Journal of Applied Behavioral Science, 1976, 12(3): 310-322.

[112] Lindlof, T. R. & Shatzer, M. J. Media Ethnography in Virtual Space: Strategies, Limits and Possibilities[J]. Journal of Broadcasting and Electronic Media, 1998, 42(2): 170-189.

[113] Link, B. G. & Phelan, J. C. Conceptualizing Stigma[J]. Annual Review of Sociology, 2001, 27(1): 363-385.

[114] Lipset, D. Gregory Bateson: The Legacy of a Scientist[M]. Englewood Cliffs, N. J.: Princeton Hall, 1980.

[115] Lou, J., Fang, Y., Lim, K. H., et al. Contributing High Quantity and Quality Knowledge to Online Q & A Communities[J]. Journal of the American Society for Information, Science, Technology, 2013, 64(2): 356-371.

[116] Lyons, R., Sullivan, M. & Ritvo, P. Close Relationships and Chronic Health Problem[M]. Thousand Oasks, California: Sage, 1994.

[117] Lysloff, R. T. A. Musical Community on the Internet: An online Ethnography[J]. Cultural Anthropology, 2003, 18(2): 233-263.

[118] Macias, W., Lewis, L. S. & Smith, T. L. Health-related Message Boards/Chat Rooms on the Web: Discussion Content and Implications for Pharmaceutical Sponsorships[J]. Journal of Health Communication, 2005, 10(3): 209-223.

[119] Maman, S. & Medley, A. Gender Dimensions of HIV Status Disclosure to Sexual Partners Department of Gender and Women's Health[M]. Geneva: WHO.

[120] Mann, J. M. Global AIDS: Critical Issues for Prevention in the 1990s[J]. International Journal of Health Services Planning Administration Evaluation, 1991, 21(3): 553-559.

[121] Mansergh, G. , Mark, G. & Simoni, J. M. Self-Disclosure of HIV Infection among Men Who Vary in Time since Seropositive and Symptomatic Status[J]. AIDS, 1995, 6(9): 639-644.

[122] Mcallister, M. P. AIDS, Medicalization, and the News Media[M]// Edgar, T. , Fitzpatrick, M. A. & Freimuth V. S. AIDS: A Communication Perspective. Hillsdale, New Jersey: Erlbau, 1992: 221-248.

[123] Mo, P. K. & Coulson, N. S. Exploring the Communication of Social Support within Virtual Communities: A Content Analysis of Messages Posted to an Online HIV/AIDS Support Group[J]. Cyberpsychology & Behavior, 2008, 11(3): 371-374.

[124] Mo, P. K. & Coulson, N. S. Are Online Support Groups Always Beneficial? A Qualitative Exploration of the Empowering and Disempowering Processes of Participation within HIV/AIDS-related Online Support Groups[J]. International Journal of Nursing Studie, 2014, 51(7): 983-999.

[125] Moreno, J. Who Shall Survive? [M]. New York: Beacon Press, 1934.

[126] Morris, D. B. Illness and Culture in the Postmodern Age[M]. Berkeley: University of California Press, 1998.

[127] Murphy, D. A. , Steers, W. N. & Stritto, M. E. D. Maternal Disclosure of Mothers' HIV Serostatus to their Young Children[J]. Journal of Family Psychology, 2001, 15(3): 441-450.

[128] Nambisan, P. Information Seeking and Social Support in Online Health Communities: Impact on Patients' Perceived Empathy[J]. Journal of American Medical Association, 2011, 18(3): 298-304.

[129] Norenzayan, A. & Lee, A. It Was Meant to Happen: Explaining Cultural Variations in Fate Attributions[J]. Journal of Personality and Social Psychology, 2010, 98(5): 702-720.

[130] Nov, O. , Naaman, M. & Ye, C. Analysis of Participation in an Online Photo-sharing Community: A Multidimensional Perspective[J]. Journal of the American Society for Information, Science, Technology, 2010, 61(3): 555-566.

[131] Parker, R. Sexuality: Culture and Power in HIV/AIDS Research[J].

Annual Review of Anthropology, 2001, 30(30): 163-179.

[132] Parks, M. R. & Floyd, K. Making Friends in Cyberspace[J]. Journal of Communication, 1996, 46(1): 80-97.

[133] Parlinton, A. The Linguistics of Political Argument[M]. London: Roulledge, 2003.

[134] Parsons, J. T., Vanora, J., Missildine, W., et al. Positive and Negative Consequences of HIV Disclosure among Seropositive Injection Drug Users[J]. AIDS Education and Prevention, 2004, 16(5): 459-475.

[135] Paxton, D. S. The Paradox of Public HIV Disclosure[J]. AIDS Care, 2002, 14(4): 559-567.

[136] Peñapurcell, N. Hispanics' Use of Internet Health Information: An Exploratory Study[J]. Journal of the Medical Library Association, 2008, 96(2): 101-107.

[137] Pennebaker, J. W. Emotion, Disclosure, & Health[M]. Washington DC: American Psychological Association, 1995.

[138] Penner, L. A. Volunteerisms and Social Problem: Making Things Better or Worse? [J]. Journal of Social Issues, 2004, 60(3): 645-666.

[139] Pollock, S. E. & Duffy, M. E. The Health-related Hardiness Scale: Development and Psychometric Analysis[J]. Nurse Research, 1990, 39(4): 218-222.

[140] Poppendieck, J. Sweet Charity? Emergency Food and the End of Entitlement[M]. New York: Viking, 1998.

[141] Putnam, R. D. Making Democracy Work: Civic Traditions in Modern Italy[M]. Princeton: Princeton University Press, 1993.

[142] Rafaeli, S. & Sudweeks, F. Networked interactivity[J]. Journal of Computer-mediated Communication, 1997, 2(4): 53-75.

[143] Rana, A. I., Van, J. J., Lamy, E., et al. Using a Mobile Health Intervention to Support HIV Treatment Adherence and Retention among Patients at Risk for Disengaging with Care[J]. AIDS Patient Care and STDs, 2016, 30(4): 178-184.

[144] Reidpath, D. D., Chan, K. Y., Gifford, S. M., et al. He hath the French Pox': Stigma, Social Value and Social Exclusion[J]. Sociology

of Health and Illness，2005，27（4）：468-469.

[145] Ren，C.，Hust，S. J. T. & Zhang，P. Chinese Newspapers' Coverage of HIV Transmission over a Decade （2000—2010）：Where HIV Stigma Arises[J]. Chinese Journal of Communication，2014，7（3）：267-284.

[146] Rheingold，H. The Virtual Community：Homesteading on the Electronic Frontier[M]. Massachusetts：MIT Press，2000.

[147] Richardson，L. & Grand，J. L. Outsider and Insider Expertise：The Response of Residents of Deprived Neighbourhoods to an Academic Definition of Social Exclusion[J]. Social Policy & Administration，2002，36（5）：496-515.

[148] Rodgers，S. & Chen，Q. Internet Community Group Participation：Psychosocial Benefits for Women with Breast Cancer[J]. Journal of Computer Mediated Communication，2005，10（4）：353-376.

[149] Roger，E. M.，Dearing，J. & Chang，S. AIDS in the 1980s：The Agenda-setting Process for a Public Issue[J]. Journalism Monographs，1991，12（6）：1-47.

[150] Rogers，C. R. The Necessary and Sufficient Conditions for Therapeutic Personality Change[J]. Journal of Consulting Psychology，1957（21）：95-103.

[151] Rogers，E. M. The Field of Health Communication Today[J]. American Behavioral Scientist，1994，38（2）：208-214.

[152] Rogers，E. M. The Field of Health Communication Today：An Up-to-Date Report[J]. Journal of Health Communication，1996，1（1）：15-23.

[153] Rosenberg，H. J.，Rosenberg，S. D.，Ernstoff，M. S.，et al. Expressive Disclosure and Health Outcomes in a Prostate Cancer Population[J]. International Journal of Psychiatry in Medicine，2003，32（1）：37-53.

[154] Roter，D. The Enduring and Evolving Nature of the Patient-physician Relationship[J]. Patient Education and Counseling，2000，39（1）：5-15.

[155] Said，E. W. Orientalism[M]. New York：Vintage Books，2003.

[156] Sanghee，O. The Characteristics and Motivations of Health Answers for Sharing Information，Knowledge，and Experiences in Online Environments[J]. Journal of the American Society for Infomation Science

and Technology，2012，63(3)：543-557.

[157] Schement，J. R. Beyond Universal Service：Characteristics of American without Telephones[J]. Telecommunications Policy，1995，19(6)：477-485.

[158] Schmidt，G. W. & Weiner，B. An Attribution-affect-action Theory of Behavior：Replications of Judgments of Helping Giving[J]. Personality and Social Psychology Bulletin，1988，14(3)：610-621.

[159] Schneider，S. M. Creating a Democratic Public Sphere through Political Discussion[J]. Social Science Computer Review，1996，14(4)：373-393.

[160] Schuklenk，U. AIDS：Bioethics and Public Policy[J]. New Review of Bioethics，2003，1(1)：127-144.

[161] Schwartz，G. E. & Kline，J. P. Repression，Emotional Disclosure，and Health：Theoretical，Empirical，and Clinical Considerations[M]// Pennebaker，J. W. Emotion，Disclosure，and Health. Washington：American Psychological Association，2002：177-193.

[162] Scrambler，G.，Carlisle，C.，Mason，T.，et al. Stigma and Social Exclusion in Healthcare[M]. London：Routledge，2001.

[163] Sharf，B. F. Communicating Breast Cancer Online：Support and Empowerment on the Internet[J]. Women & Health，1997，26(1)：65-84.

[164] Shoham，A. Flow Experiences and Image Making：An Online Chatroom Ethnography[J]. Psychology and Marketing，2004，21(10)：855-882.

[165] Silver，H. Reconceptualizing Social Disadvantage：Three Paradigms of Social Exclusion[M]// Rodgers，G.，Gore，C. & Figueiredo，J. B. Social Exclusion：Rhetoric，Reality，Responses. Geneva：International Institute for Labour Studies，1995：55-80.

[166] Simoni，J. M.，Mason，H. R. C.，Marks，G.，et al. Women's Self-Disclosure of HIV Infection：Rates，Reasons，and Reactions[J]. Journal of Consulting and Clinical Psychology，1995，63(3)：474-478.

[167] Stafford，M. C. & Scott P. R. Stigma Deviance and Social Control：Some Conceptual Issues[M]// Ainlay，S. C.，Becker，G.，Coleman，L. M.，et al. Stigma，Justice，and the Dilemma of Difference. New York：

Plenum Press, 1986: 77-91.

[168] Stevens, R. & Hornik, R. C. AIDS in Black and White: The Influence of Newspaper Coverage of HIV/AIDS on HIV/AIDS Testing among African Americans and White Americans, 1993-2007[J]. Journal of Health Communication, 2014, 19(8): 893-906.

[169] Stevens, R. & Hull, S. J. The Colour of AIDS: An Analysis of Newspaper Coverage of HIV/AIDS in the United States from 1992-2007[J]. Critical Arts, 2013, 27(3): 352-369.

[170] Stockdill, B. Forging a Multidimensional Oppositional Consciousness: Lessons from Community-Based AIDS Activism[M]// Mansbridge, J. & Morris, A. Oppositional Consciousness: The Subjective Roots of Social Protest. Chicago: University of Chicago Press, 2001: 204-237.

[171] Stocking, G. W. Observers Observed: Essays on Ethnographic Fieldwork[M]. Madison, Wis.: University of Wisconsin Press, 1984.

[172] Szasz, T. S. & Hollender, M. H. A Contribution to the Philosophy of Medicine: the Basic Models of the Doctor-patient Relationship[J]. Archives of Internal Medicine, 1956, 97(5): 585-592.

[173] Taylor, S. E., Kemeny, M. E., Reed, G. M., et al. Psychological Resources, Positive Illusions, and Health[J]. American Psychologist, 2000, 55(1): 99-109.

[174] Tian, Y. & Robinson, J. D. Incidental Health Information Use on the Internet[J]. Health Communication, 2009, 24(1): 41-49.

[175] Tonn, B. E., Zambrano, P. & Moore, S. Community Networks or Networked Communities? [J]. Social Science Computer Review, 2001, 19(2): 201-212.

[176] Turner, J. W., Grube, J. A. & Meyers, J. Developing an Optimal Match within Online Communities: An Exploration of CMC Support Communities and Traditional Support[J]. Journal of Communication, 2001, 51(2): 231-251.

[177] Van, C. M., Van, O. P., Marwijk, H., et al. A Patient-doctor Relationship Questionnaire (PDRQ-9) in Primary Care: Development and Psychometric Evaluation[J]. General Hospital Psychiatry, 2004, 26

（2）：115-120.

[178] Walters, L. M. & Walters, T. N. Environment of Confidence: Daily Use of Press Releases[J]. Public Relations Review, 1992, 18（1）：31-46.

[179] Wang, C. C. & Wang, C. H. Helping Others in Online Games: Prosocial Behavior in Cyberspace[J]. Cyberpsychology & Behavior, 2008, 11（3）：344-346.

[180] Wasko, M. M. & Faraj, S. It is What One Does: Why People Participate and Help Others in Electronic Communities of Practice[J]. Journal of Strategic Information Systems, 2000, 9(2-3)：155-173.

[181] Wellman, B. Studying Person Community[M]. Marsden, P. V. & Lin, N. Social Structure and Network Analysis. Beverley Hills: SAGE Publications, 1982：70.

[182] Wellman, B. & Wortley, S. Brother' Keepers: Situating Kinship Relations in Broader Networks of Social Support[J]. Sociological Perspectives, 1989, 32(3)：273-306.

[183] Werner, O. & Schoepfle, G. M. Systematic Fieldwork: Ethnographic Analysis and Data Management （Vol. 2）[M]. Newbury Park, CA: Sage, 1987.

[184] Williams, E. S. , Konrad, T. R. & Schelder, D. P. Understanding Physicians' Intentions to Withdraw from Practice: the Role of Job Satisfaction, Job Stress, Mental and Physical Health[J]. Health Care Management Review, 2001, 26(1)：7-19.

[185] Winkelman, W. J. & Choo, C. W. Provider-sponsored Virtual Communities for Chronic Patients: Improving Health Outcomes Through Organizational Patient-centered Knowledge Management[J]. Health Expect, 2003, 6(4)：352-358.

[186] Young, S. D. & Rice, E. Online Social Networking Technologies, HIV Knowledge, and Sexual Risk and Testing Behaviors among Homeless Youth[J]. AIDS & Behavior, 2011, 15(2)：253-260.

[187] Zhang, J. W. & Ding, H. L. Constructing HIV/AIDS on the Internet: A Comparative Rhetorical Analysis of Online Narratives in the United

States and in China[J]. International Journal of Communication，2014，
8(8)：1415-1436.

[188] Zhang，Y.，Li，X.，Qiao，S.，et al. Information Communication Technology Use among PLHIV in China：A Promising but Underutilized Venue for HIV Prevention and Care[J]. International Journal of Information Management，2018，38(1)：27-33.

[189] Zhuang，J. & Bresnahan，M. HIV/AIDS Stigma in Chinese Internet forums：A Content Analysis Approach[J]. Chinese Journal of Communication，2012，5(2)：227-242.

中译文部分

[1] Austin. 如何以言行事[M]. 杨玉成，译. 北京：商务印书馆，2012.

[2] Barley. 天真的人类学家[M]. 何颖怡，译. 桂林：广西师范大学出版社，2011.

[3] Beck & Greenberg. 焦虑症和恐惧症：一种认知的观点[M]. 王爱娟，译. 重庆：重庆大学出版社，2010.

[4] Blaxter. 健康是什么？[M]. 王一方，徐凌云，译. 北京：当代中国出版社，2012.

[5] Brown. 社会人类学方法[M]. 夏建中，译. 北京：华夏出版社，2002.

[6] Brown. 福柯[M]. 聂保平，译. 北京：中华书局，2014.

[7] Castells. 网络社会的崛起[M]. 夏铸九，等译. 北京：社会科学文献出版社，2003.

[8] Cockerham. 医学社会学[M]. 高永平，杨渤彦，译. 北京：中国人民大学出版社，2012.

[9] Cockerham. 医疗与社会：我们时代的病与痛[M]. 高永平，杨渤彦，译. 北京：中国人民大学出版社，2014.

[10] De Certeau. 多元文化素养：大众文化研究与文化制度话语[M]. 李树芬，译. 天津：天津人民出版社，2002.

[11] De Certeau. 日常生活实践[M]. 方琳琳，译. 南京：南京大学出版社，2009.

[12] Fairclough. 话语与社会变迁[M]. 殷晓蓉，译. 北京：华夏出版社，2003.

[13] Fetterman. 民族志：步步深入[M]. 龚建华，译. 重庆：重庆大学出版

社,2013.

[14] Foucault.知识考古学[M].谢强,马月,译.北京:三联书店,1998.

[15] Foucault.性经验史[M].佘碧平,译.上海:上海人民出版社,2002.

[16] Foucault.18世纪的健康政治[M]//汪民安.福柯读本.赵文,译.北京:北京大学出版社,2010:88-100.

[17] Foucault.疯癫与文明:理性时代的疯癫史[M].刘北成,杨远婴,译.北京:三联书店,2012.

[18] Giddens.社会的构成[M].李康,等译.北京:生活·读书·新知三联书店,1998.

[19] Goffman.污名——受损身份管理札记[M].宋立虹,译.北京:商务印书馆,2009.

[20] Hamelink.赛博空间伦理学[M].李世新,译.北京:首都师范大学出版社,2010.

[21] Hardt.传播学批判研究——美国的传播、历史和理论[M].何道宽,译.北京:北京大学出版社,2008.

[22] Hume.人性论[M].关文运,译.上海:商务印书馆,1980.

[23] Katz & Rice.互联网使用的社会影响:上网、参与和互动[M].郝芳,刘长江,译.北京:商务印书馆,2007.

[24] Kierkegaard.克尔凯戈尔日记选[M].晏可佳,等译.上海:上海社会科学院出版社,2002.

[25] Kiley.Internet医学信息检索指南[M].马费成,杨颖,刘兴君,译.沈阳:辽宁科学技术出版社,2003.

[26] Martin,Ray, & Sharf.健康传播:个人、文化与政治的综合视角[M].龚文庠,李利群,译.北京:北京大学出版社,2014.

[27] Mul.赛博空间的奥赛德:走向虚拟本体论与人类学[M].麦永雄,译.桂林:广西师范大学出版社,2007.

[28] Musick & Wilsom.志愿者[M].魏娜,等译.北京:中国人民大学出版社,2012.

[29] Precht.不自私的艺术[M].林宏涛,译.北京:电子工业出版社,2013.

[30] Rawls.正义论[M].何怀宏,等译.北京:中国社会科学出版社,1988.

[31] Schensul,Schensul,Lecompte.民族志方法要义:观察、访谈与调查问卷[M].康敏,译.重庆:重庆大学出版社,2012.

［32］ Scott. 社会网络分析法［M］.刘军,译.重庆:重庆大学出版社,2007.

［33］ Scott. 弱者的武器［M］.郑广怀,张敏,何江穗,译.北京:译林出版社,2011.

［34］ Singer. 生命,如何作答:利己年代的理论［M］.周家麒,译.北京:北京大学出版社,2012.

［35］ Sontag. 疾病的隐喻［M］.程巍,译.上海:上海译文出版社,2003.

［36］ Tönnies. 共同体与社会［M］.林荣远,译.北京:商务印书馆,1999.

［37］ Toombs. 病患的意义:医生和病人不同观点的现象学探讨［M］.邱鸿钟,陈蓉霞,译.青岛:青岛出版社,2000.

［38］ Wolinsky. 健康社会学［M］.孙牧虹,译.北京:社会科学文献出版社,2002.

［39］ Van Dijk. 话语·心理·社会［M］.施旭,冯冰,译.北京:中华书局,1993.

中文部分

［1］ NCAIDS,NCSTD,China CDC.2018 年第 3 季度全国艾滋病性病疫情［J］.中国艾滋病性病,2018,24(11):1075.

［2］ 安晓璐.浅析虚拟社区中的利他行为［J］.传媒观察,2005(3):43-44.

［3］ 白冠男,钮文异.某网站贴吧"艾滋病吧"一个月帖子的内容分析［J］.中国健康教育,2012,28(8):649-452.

［4］ 白芸.质的研究指导［M］.北京:教育科学出版社,2002.

［5］ 边燕杰,丘海雄.企业的社会资本及其功效［J］.中国社会科学,2000(2):87-97.

［6］ 卜玉梅.虚拟民族志:田野,方法与伦理［J］.社会学研究,2012(6):217-236.

［7］ 蔡华俭,伍秋萍,邓赐平.对由不同途径感染的艾滋病患者的区别性反应及中介分析［J］.心理学报,2008,40(1):54-63.

［8］ 陈丹.中国媒介的大众健康传播——1994—2001《人民日报》"世界艾滋病日"报道分析［J］.新闻大学,2002(3):29-32.

［9］ 陈琦.边缘与回归:艾滋病患者的社会排斥研究［M］.北京:社会科学文献出版社,2009.

［10］ 陈小申.中国健康传播研究:基于政府卫生部门的考察与分析［M］.北京:中国传媒大学出版社,2009.

［11］ 程桂婷.疾病体验与文学创作的发生［J］.山西师大学报(社会科学版),

2012,39(4):112-116.

[12] 迟毓凯.亲社会行为启动效应研究——慈善捐助的社会心理学探索[M].广州:广东人民出版社,2009.

[13] 董天策,刘姝伶."艾滋女"事件真相大白后的思索[J].新闻记者,2010(1):83-86.

[14] 杜骏飞,巢乃鹏.认同之舞:虚拟社区里的人际交流[J].新闻大学,2003(夏):51-54.

[15] 杜骏飞.存在于虚无:虚拟社区的社会实在性辨析[J].现代传播,2004(1):73-77.

[16] 方静文.体验与存在——一个村落长期慢性病人的病痛叙述[J].广西民族学学报(哲学社会科学版),2011,33(4):46-51.

[17] 费孝通.《盘村瑶族》序[M]//胡起望,范宏贵.盘村瑶族.北京:民族出版社,1983.

[18] 高耀洁.中国艾滋病调查[M].桂林:广西师范大学出版社,2005.

[19] 高一飞.艾滋病预防研究中的医学人类学述评[J].广西民族大学学报(哲学社会科学版),2008,30(3):56-62.

[20] 高一飞.滇西某大型筑路工地流动人口艾滋病风险分析[J].人口研究,2010,34(2):96-106.

[21] 高云,王曙光.艾滋病干预实践中社会理论的鉴别分析[J].社会科学研究,2005(1):116-121.

[22] 耿柳娜,赵群.QQ群互动对大学生艾滋病污名的影响[J].中国特殊教育,2013(10):46-51.

[23] 宫爱玲.现代中国文学疾病叙事研究[D].山东师范大学中国现当代文学专业,2007.

[24] 郭玉锦,王欢.网络社会学[M].北京:中国人民大学出版社,2005.

[25] 韩纲.传播学者的缺席——中国大陆健康传播研究十二年[J].新闻与传播研究,2004,11(1):64-70.

[26] 何明升,白淑英.虚拟世界与现实社会[M].北京:社会科学出版社,2011.

[27] 胡春阳.话语分析:传播研究的新路径[M].上海:上海人民出版社,2007.

[28] 胡雁,黄晓燕,陆箴琦,等.网络支持干预对乳腺癌术后患者疾病不确定感的影响[J].中华护理杂志,2010,45(1):13-16.

[29] 郇建立.慢性病与人生进程的破坏[J].社会学研究,2009b(5):229-241.

[30] 郇建立.中国艾滋病的社会科学研究20年[J].社会科学,2009b(11)：83-91.

[31] 郇建立.乡村慢性病人的生活世界——基于冀南沙村中风病人的田野考察[J].广西民族大学学报(哲学社会科学版),2012,34(2):69-77.

[32] 黄佩.网络社区:我们在一起[M].北京:中国宇航出版社,2010.

[33] 黄少华.网络空间的族群认同[D].兰州大学民族学专业,2008.

[34] 黄卫星,康国卿.受众心理视角下的网络谣言生成与治理——以"艾滋女"事件为例[J].中州学刊,2011(2):255-258.

[35] 景军.艾滋病与乡土中国[J].市场与人口分析,2005,11(2):37-39.

[36] 景军.泰坦尼克定律:中国艾滋病风险分析[J].社会学研究,2006(5)：123-150.

[37] 李传俊.防治艾滋病与性道德[J].中国医学伦理学,1994(6):3-5.

[38] 李春梅.从虚拟到现实:艾滋病人歧视环境的演变逻辑[J].青年研究,2008(6):38-43.

[39] 李光勇.互助小组对艾滋病病毒感染者社会资本构建的作用——以湖北艾滋病病毒感染者互助小组为例[M]//向德平,等.需求与回应:艾滋病患者的社会支持研究.北京:社会科学文献出版社,2009:175-190.

[40] 李红涛,黄顺铭."耻化"叙事与文化创伤的建构:《人民日报》南京大屠杀纪念文章(1949—2012)的内容分析[J].新闻与传播研究,2014(1):37-54.

[41] 李琥珀.对"艾滋女结婚事件"报道的几点反思[J].新闻实践,2003(4)：52-53.

[42] 李继群.亲密与信任:吸毒人群艾滋病高危行为的社会文化意义分析[M].沈梅梅.医学人类学视野下的毒品,艾滋病与边疆社会.昆明:云南大学出版社,2010:106-120.

[43] 李林英,徐会昌.大学生自我表露与人格特征,孤独,心理健康的关系[J].中国心理卫生杂志,2003,8(10):666-668.

[44] 李伦.鼠标下的德性[M].南昌:江西人民出版社,2002.

[45] 李强.社会支持与个体心理健康[J].天津社会科学,1998(1):66-69.

[46] 李婉君,向振东.对疾病隐喻的意识建构[J].理论界,2013(6):74-76.

[47] 李希光,周敏.艾滋病媒体读本[M].北京:清华大学出版社,2005.

[48] 李霞,马颖,李绍奎,等.艾滋病患者的社会支持系统[J].医学与哲学(人文社会医学版),2007,28(6):28-29.

[49] 李银河.同性恋亚文化[M].北京:中国友谊出版公司,2002.

[50] 梁晓燕.网络社会支持对青少年心理健康的影响机制研究[D].华中师范大学发展与教育心理学专业,2008.

[51] 林聚任.论社会网络分析的结构观[J].山东大学学报(哲学社会科学版),2008(5):147-153.

[52] 刘斌志.艾滋患者信息公开的伦理困境及其社会工作出路[J].学术论坛,2011,34(11):75-80.

[53] 刘斌志.艾滋病防治的社会工作研究[M].北京:中国社会科学出版社,2013.

[54] 刘斌志,沈黎.艾滋患者免疫观的社会工作提升策略及其伦理考量[J].华东理工大学学报(社会科学版),2011,26(1),24-29.

[55] 刘丹鹤.赛博空间与网际互动——从网络技术到人的生活世界[M].长沙:湖南人民出版社,2007.

[56] 刘鹤玲.所罗门王的魔戒——动物利他行为与人类利他主义[M].北京:科学出版社,2008.

[57] 刘华芹.网络人类学:网络空间与人类学的互动[J].广西民族学院学报(哲学社会科学版),2004,26(2):64-68.

[58] 刘旭.底层叙述:现代性话语的裂隙[M].上海:上海古籍出版社,2006.

[59] 刘迅,张金玺.从角落到头版:1985—2003 人民日报艾滋报道的框架研究[J].中国传媒报告,2005,4(4):65-81.

[60] 刘永青."高危人群","艾滋病"与"安全套":对女性性工作者艾滋病防治干预工作的反思[M]//沈梅梅.医学人类学视野下的毒品,艾滋病与边疆社会.昆明:云南大学出版社,2010:139-168.

[61] 刘增雅,李林英.SSCI 中自我表露研究的计量分析[J].心理科学进展,2007,15(3):476-481.

[62] 陆亨.使用与满足:一个标签化的理论[J].国际新闻界,2011(2):11-18.

[63] 陆新蕾.从话语再现到身份抗争:大众媒介与中国同性恋社群的互动研究[D].复旦大学传播学专业,2014.

[64] 罗慧.艾滋病意义生产的媒体传播偏向及其修正策略[J].国际新闻界,2014(5):64-78.

[65] 吕英杰.网络健康社区中的文本挖掘方法研究[D].上海交通大学管理科学与工程专业,2013.

［66］聂开琪.论社会排斥的法律消解——以艾滋病病人社会排斥问题为核心［J］.云南大学学报法学版,2010,23(5):112-117.

［67］潘绥铭,侯荣庭.中国艾滋病防治事业的价值理念［J］.云南师范大学学报（哲学社会科学版）,2014,46(4):113-119.

［68］潘绥铭,黄盈盈,李楯.中国艾滋病“问题”解析［J］.中国社会科学,2006(1):85-95.

［69］彭焕萍.媒介与商人:1983—2005《经济日报》商人形象话语研究［M］.北京:华夏出版社,2008.

［70］彭兰.网络社区对网民的影响及其作用机制研究［J］.湘潭大学学报,2009,33(4):21-27.

［71］彭现美.艾滋病的社会学思考［J］.南方人口,2004,20(2):58-63.

［72］彭小川,毛晓丹.BBS群体特征的社会网络分析［J］.青年研究,2004(4):39-44.

［73］屈勇.网络人际交往对中国人际关系模式的影响［J］.社会心理科学,2008(5):46-50.

［74］任珺.身体的在场:网络民族志的性别反身性［J］.新闻大学,2014(2):63-71.

［75］邵京.记录与思考:农村有偿献血与HIV感染［J］.广西民族学院学报（哲学社会科学版）,2005,27(2):58-63.

［76］邵培仁,王昀.社会抗争在互联网情境中的联结性动力——以人民网,南方网,新浪微博三类网站为案例［J］.河南大学学报（哲学社会科学版）,2016,56(3):120-129.

［77］史军.权利与善:公共健康的伦理研究［M］.北京:社会科学文献出版社,2010.

［78］书勤,哲普.艾滋病与性道德［J］.道德与文明,1990(2):24-26.

［79］宋琳琳,刘乃仲.论网络媒体的使用与满足［J］.新闻爱好者,2009(12):50-52.

［80］苏春艳.病痛的重量:一项对“未知病毒感染者”的人类学考察［J］.北方民族大学学报（哲学社会科学版）,2014(6):86-91.

［81］苏一芳.艾滋病与社会排斥［J］.中国青年研究,2005(11):43-47.

［82］孙伟红.诗与真——关于卢梭自传作品的一种解析［M］//杨国政,赵白生.传记文学研究欧美文学论丛（第四辑）.北京:人民文学出版社,2005:

202-226.

[83] 孙雯波,胡凯.疾病的隐喻与疾病道德化[J].湖南师范大学社会科学学报,2010,39(6):44-46.

[84] 孙咏莉.贫困,道德与焦虑——新疆萨阿代特社区中的艾滋病[D].中央民族大学人类学专业,2007.

[85] 滕翠钦."底层经验"的表述与被表述:论争背后的话语策略分析[J].内蒙古社会科学,2010,31(2):148-152.

[86] 田国强.职业倦怠对医患关系的影响[J].医学与社会,2009,22(6):57-58.

[87] 王殿卿.寻求艾滋病的真正克星[J].道德与文明,2000(6):35-40.

[88] 王洪伟.当代中国底层社会"以身抗争"的效度和限度分析——一个"艾滋村民"抗争维权的启示[J].社会,2010,30(2):215-234.

[89] 王杰文."在场"与"生成"——反思"实验的民族志"[J].中国农业大学学报(社会科学版),2011,28(3):49-56.

[90] 王凯.同志圈:AIDS政治下昆明男同性恋人群的共同建构[M]//沈梅梅.医学人类学视野下的毒品,艾滋病与边疆社会.昆明:云南大学出版社,2010:169-201.

[91] 王林,沈坤荣,唐晓东.医患关系内涵及模式:基于社会交换理论的研究[J].医学与哲学,2014,35(3):49-51.

[92] 王陇德.中国艾滋病流行与控制[M].北京:北京出版社,2006.

[93] 王曙光.艾滋病的社会学发现:亚文化易感与适宜干预策略[M].成都:四川科学技术出版社,2005.

[94] 王霞.网络社会支持研究现状:一个文献综述[J].黑河学刊,2009(7):133-135.

[95] 王晓东.日常交往与非日常交往[M].北京:人民出版社,2005.

[96] 王秀哲.隐私权的宪法保护[M].北京:社会科学文献出版社,2007.

[97] 王依玲.网络人际交往与网络社区归属——对沿海发达城市网民的实证研究[J].新闻大学,2011(1):82-92.

[98] 王怡红.传播学中的一个边缘课题[J].现代传播,1996(6):7-9.

[99] 吴飞."空间实践"与诗意的抵抗——解读米歇尔·德塞图的日常生活实践理论[J].社会学研究,2009a(2):177-199.

[100] 吴飞.传播学研究的自主性反思[J].浙江大学学报(人文社会科学版),2009b,39(2):121-128.

［101］吴猛.福柯话语理论探要［M］.北京:九州出版社,2010.

［102］吴猛,和新风.文化权力的终结:与福柯对话［M］.成都:四川人民出版社,2003.

［103］吴玉峰."双重弱势群体":对艾滋病人及感染者生存状况的描述［J］.广西社会科学,2005(5):170-172.

［104］吴尊友.全球及中国艾滋病流行现况与发展趋势［J］.疾病控制杂志,1997(12):7-12.

［105］行红芳.熟人社会的污名与污名控制策略——以艾滋病为例［J］.青年研究,2007(2):37-43.

［106］夏国美.论中国艾滋病"问题理论"的视角——与"中国艾滋病'问题'解析"一文商榷［J］.湖南社会科学,2006(3):69-74.

［107］夏学英,刘永谋.层级与离散:BBS话语权力结构特征［J］.兰州学刊,2006(10):173-175.

［108］向德平,程玲.自助小组的建立,运行及作用——以艾滋病感染者自助小组为例［J］.社会工作,2007(1下):5-10.

［109］向德平,李光勇.社会工作:艾滋病患者救助实践的新路径［J］.河南社会科学,2010,18(1):122-125.

［110］向德平,唐莉华.农村艾滋病患者的社会排斥——以湖北农村的调查为例［J］.华东师范大学学报(哲学社会科学版),2006,38(6):36-42.

［111］肖明.传播学视角下的艾滋病议题［M］.北京:中国传媒大学出版社,2007.

［112］徐美苓.健康传播研究与教育在台湾——"传播"主体性的反思［J］.西南民族大学学报(人文社科版),2007,28(10):148-153.

［113］徐美苓.艾滋病与媒体［M］.上海:上海译文出版社,2008.

［114］徐晓军.病情与人情:乡村艾滋病人的双重压力与自杀风险［J］.华中师范大学学报(人文社会科学版),2008,47(5):9-14.

［115］徐晓军.断裂,重构与新生:鄂东艾滋病人的村庄社会关系研究［M］.北京:中国社会科学出版社,2010.

［116］徐晓军,胡觅.疾病状态与社会生活的"半融入"——乡村艾滋病人互动关系结构的演变逻辑［J］.中南民族大学学报(人文社会科学版),2013,33(3):95-100.

［117］许正林,祁晨阳.我国报纸艾滋病报道18年历程与价值取向演变［J］.新闻

记者,2007(1):50-53.

[118] 杨慧琼.烙印,他者和道德化色彩——中国艾滋病报道(2003—2009)话语分析[J].国际新闻界,2009(11):55-59.

[119] 杨立雄.赛博人类学:关于学科的争论,研究方法和研究内容[J].自然辨证法研究,2003,19(4):68-72.

[120] 杨念群.再造病人:中西医冲突下的空间政治(1832—1985)[M].北京:中国人民大学出版社,2006.

[121] 杨晓霖.医学与叙事的互补:完善当代医学的重要课题[J].医学与哲学,2012,33(6):12-14.

[122] 杨义.中国叙事学[M].北京:人民出版社,1997.

[123] 杨正润.论忏悔录与自传[J].外国文学评论,2002(4):24-25.

[124] 姚国宏.话语,权力与实践:后现代视野中的底层思想研究[M].上海:三联书店,2014.

[125] 姚星亮,王文卿.AIDS在中国的污名化:一种政治移情的理论视角[J].云南师范大学学报(哲学社会科学版),2014,46(4):120-126.

[126] 余文斌.网络社区中的同性恋身份认同[J].安徽大学学报(哲学社会科学版),2013,37(1):144-148.

[127] 俞文敏,陈芳,尹璐,等.不同病种网民健康知识需求在线调查分析[J].解放军医院管理杂志,2010,17(10):977-878.

[128] 曾国屏.赛博空间的哲学探索[M].北京:清华大学出版社,2002.

[129] 张春生.基于BBS的青年群体形态研究[J].青年研究,2006(9):18.

[130] 张明新.后SARS时代中国大陆艾滋病议题的媒体呈现:框架理论的观点[J].开放时代,2009(2):131-151.

[131] 张淑美.死亡学与死亡教育[M].高雄:复文图书出版社,1996.

[132] 张文宏,阮丹青.城乡居民的社会支持网[J].社会学研究,1999(3):12-24.

[133] 张晓虎.国内艾滋病问题的研究现状评析[J].医学与哲学(人文社会医学版),2009,30(4):26-27,35.

[134] 张晓虎.艾滋病问题的双向建构[M].北京:知识产权出版社,2013.

[135] 张盈堃.网络同志运动的可能与不可能[J].资讯社会研究,2003(4):53-86.

[136] 张有春.污名与艾滋病话语在中国[J].社会科学,2011(4):87-92.

[137] 张羽,邢占军.社会支持与主观幸福感关系研究综述[J].心理科学,2007,30(6):1436-1438.

［138］张玉龙,王景艳.疾病的文化意义［J］.医学与哲学(人文社会医学版), 2007,28(8):42-44.

［139］张自力.论健康传播兼及对中国健康传播的展望［J］.新闻大学,2001 (秋):26-31.

［140］张自力.媒体艾滋病报道内容分析:一个健康传播学的视角［J］.新闻与传播研究,2004(2):45-51.

［141］张自力.健康传播研究什么——论健康传播研究的9个方向［J］.新闻与传播研究,2005(3):42-49.

［142］张自力.健康传播学:身与心的交融［M］.北京:北京大学出版社,2009.

［143］赵虹.医患关系不和谐因素的研究进展［J］.医学与社会,2011,24(7): 58-60.

［144］赵凌.媒介·话语·权力·身份·农民工:话语考古与身份生产研究［D］. 浙江大学新闻传播学专业,2013.

［145］周林刚.社会支持理论:一个文献的回顾［J］.广西师范学院学报(哲学社会科学),2005,26(3):11-20.

［146］周如南,周大鸣.情境中性的社会网络与艾滋病风险——凉山地区通过性途径传播艾滋病的风险研究［J］.开放时代,2012(2):145-158.

［147］周若辉.虚拟与现实——数字化时代人的生存方式［M］.长沙:国防科技大学出版社,2008.

［148］周松青.西方疾病社会学研究综述［J］.人文杂志,2013(10):122-128.

［149］周晓春.社会排斥,社会工作与艾滋病防治［J］.中国青年政治学院学报, 2005,24(3):6-9.

［150］朱凌飞,孙信茹.走进"虚拟田野"——互联网与民族志调查［J］.社会, 2004(9):61-63.

［151］庄孔韶.人类学通论［M］.太原:山西教育出版社,2004.

［152］邹成效.论疾病与道德的关系［J］.中国医学伦理学,1998(4):38-39.